뇌전증
발달장애

뇌전증 발달장애
기적의 근본치료법

초판 1쇄 발행 2018년 5월 24일

지은이 김성철
펴낸이 장길수
펴낸곳 지식과감성#
출판등록 제2012-000081호

디자인 윤혜성
편집 이현, 이다래
교정 이주영
마케팅 고은빛

주소 서울시 금천구 가산동 60-5 갑을그레이트밸리 B동 507호
전화 070-4651-3730~4
팩스 070-4325-7006
이메일 ksbookup@naver.com
홈페이지 www.knsbookup.com

ISBN 979-11-6275-146-6(13510)
값 15,000원

이 도서의 국립중앙도서관 출판예정도서목록(CIP)은 서지정보유통지원시스템
홈페이지(http://seoji.nl.go.kr)와 국가자료공동목록시스템(http://www.nl.go.kr/kolisnet)에서
이용하실 수 있습니다. (CIP제어번호 : CIP2018015481)

홈페이지 바로가기

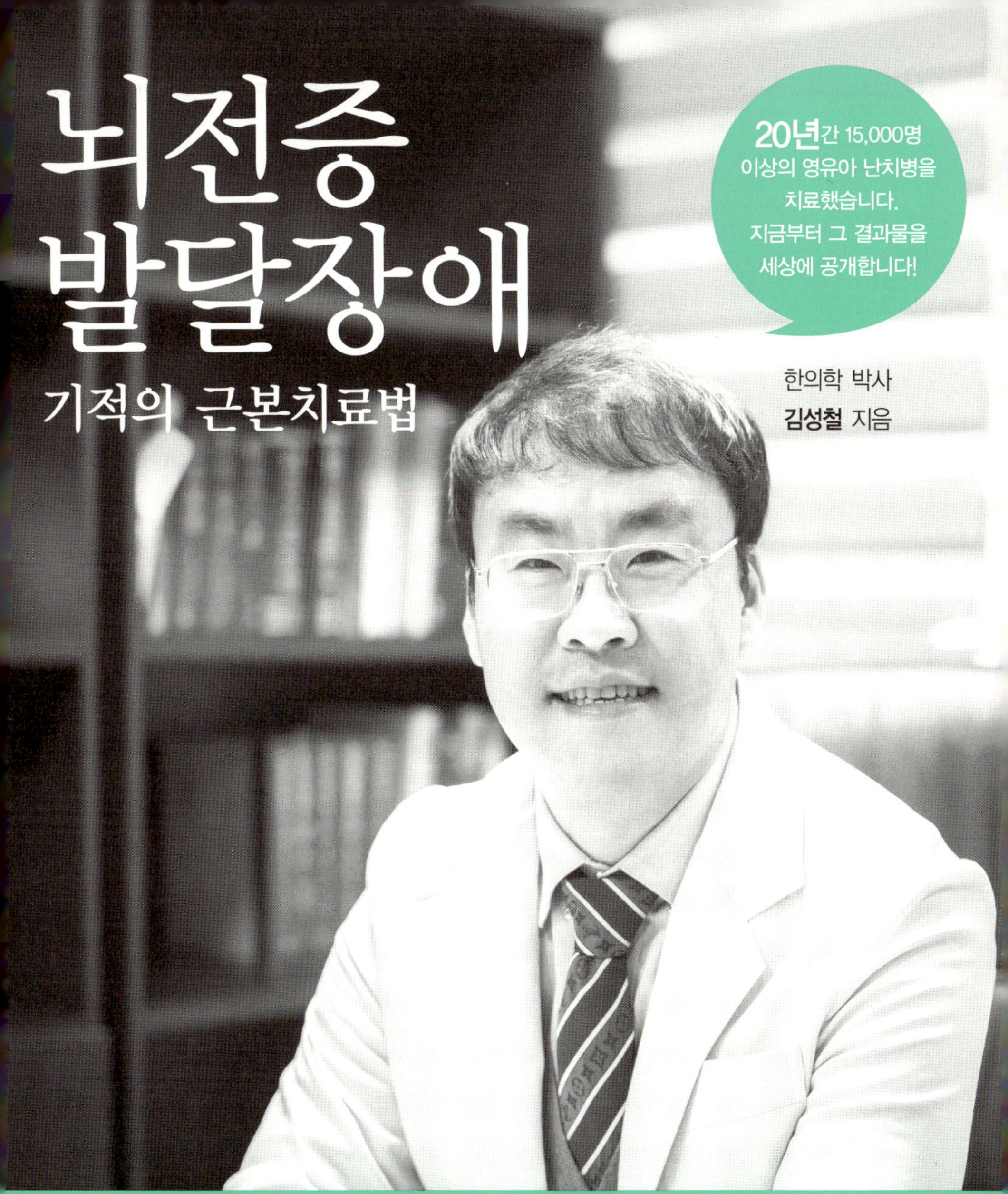

뇌전증 발달장애

기적의 근본치료법

20년간 15,000명 이상의 영유아 난치병을 치료했습니다. 지금부터 그 결과물을 세상에 공개합니다!

한의학 박사
김성철 지음

뇌질환 근본치료의 선구자
성모아이 한의원 김성철 박사 !

20년간 해외 12개국 및 전국각지에서 내원한
소아뇌질환의 치료경험과 통계를 세상에 공개합니다

도서출판 since1999 성모아이

목차

CHAPTER 3 발달장애 • 129

CHAPTER 4 진료후기(나잇대별) • 167

CHAPTER 5 성모아이 한의원의 한약 • 367

CHAPTER 6 T브레인 학습클리닉 • 387

| 프롤로그 |

소아와 한의학의 만남

성모아이 한의원이 해외 12개국 및 전국 각지에서 소아간질, 발달장애, 뇌성마비, 염색체이상, 틱, ADHD 등 소아 뇌질환을 치료해 온 지도 어느덧 20년이 훌쩍 넘었습니다.

1999년, 당시 성모아이 한의원은 한의계에 생소했던 소아 뇌질환 진료를 최초로 시작하였습니다. 본원은 2000년대 초반까지 소아간질, 틱, ADHD 등을 인터넷에 검색하면 유일하게 검색되던 한의원이었습니다. 2003년부터는 치료 사례를 홈페이지를 통해 공개하여 다양한 정보를 함께 나누고자 하였습니다. 소아 뇌질환을 다루는 한의원은 성모아이 한의원이 유일했기에 많은 시행착오를 겪어야 했지만, 다른 분들은 그러지 않기를 바라는 마음에서 시작한 일이었습니다. 최근에는 많은 한의원에서 뇌질환을 다루고 있어 처음 그 길을 시작해 저변을 확대하는 데 일조했다는 뿌듯한 마음을 느끼고 있습니다.

수년간 소아간질, 발달장애, 틱, ADHD 영유아, 청소년들의 상태를 확인하고, 부모님들의 애환을 현장에서 생생하게 들으며 환아를 치료해 왔습니다. 그 결과 소아뇌질환의 서양의학적 한계와 한의학적 가능성을 정확하게 알게 되었습니다. 그리고 10만 건 이상의 처방경험을 통해서 뇌전증, 발달장애에 탁월한 임상처방을 발견하면서 수많은 뇌전증 환아들의 뇌전증 증상 완화와 항경련제의 부작용 극복이라는 두 가지 숙제를 동시에 풀게 되었습니다.

먼저 소아뇌질환의 서양의학적 한계는 무엇일까요? 바로 소아뇌질환을 뇌에 국한된 문제로 본다는 데 있습니다. 서양의학에서는 소아청소년이 갑자기 의식을 잃으면 MRI, CT촬영으로 뇌혈관(중풍)의 문제나 뇌종양 유무를 살펴보고, 뇌파검사를 통해서 뇌세포의 이상흥분 여부를 살핍니다. 그리고 뇌전증이라고 진단합니다. 즉, 뇌의 이상 흥분으로 의식을 잃으며, 뇌의 반복적인 흥분은 뇌의 기능을 떨어뜨린다고 생각합니다. 따라서 중추신경계의 흥분을 완화하는 항경련제를 처방합니다.

하지만 항경련제는 일시적으로 증상을 완화시킬 뿐 오히려 소아의 체질에 따라 많은 부작용이 동반되고 있습니다. 실제로 항경련제를 수년간 복용한 후 내원한 아이들은 오히려 발작이 악화되고 더불어 언어장애, 발달장애까지 동반한 경우가 많았습니다. 화학약품은 결코 근본 처방이 될 수 없습니다. 평생 화학약품에 의존해 산다는 것은 어불성설일 뿐 아니라, 그 독성에 따른 수많은 부작용 또한 만만치 않기 때문입니다.

서양의학은 뇌전증이라 명명하여 뇌로 국한된 문제로 인식하여 증상의 완화를 목표로 하지만, 성모아이 한의원에서는 경기, 간질이라는 전통적인 한의학적 표현을 통해 심장 기능이 약한 영유아가 면역력이 떨어졌을 때 나타나는 혈액순환장애로 정의를 내리게 되었습니다.

그 증거로 실제 경련 시에 말초혈액순환장애로 수족냉증, 수족 뻣뻣, 진전, 얼굴 창백, 얼굴 청색 등이 나타나는 것을 확인할 수 있습니다. 본원에서는 경련 시에 반드시 지압과 사혈(손끝, 발끝, 얼굴의 인중, 승장, 인당혈을 출혈시킴)을 권합니다. 그럼 응급실을 가지 않더라도 경련을 완화시킬 수 있었다고 합니다.

따라서 항경련제의 장기간 복용으로도 낫지 않는 뇌전증을 국소적인 뇌의 문제가 아니라 심장이 체질적으로 약하게 태어난 사람이 면역력이 저하되었을 때 나타나는 혈액순환장애로 바라본다면 근본치료의 길이 열릴 것이라 확신합니다.

실제로 대부분의 소아 뇌질환 아동은 수면장애, 잦은 감기, 비염, 아토피, 야뇨, 소화불량, 장염, 변비 등의 증세가 같이 나타나는데 본원에서 뇌전증이 완치된 환아들은 대부분 위의 질환도 함께 근본치료되었습니다.

내부 장기의 혈액순환 촉진은 뇌혈액순환 촉진으로도 이어지게 됩니다. 이를 통해 뇌의 문제는 결과일 뿐, 근본적인 원인은 몸에 있다는 것을 알 수 있습니다. 따라서 영유아 소아간질은 심장의 안정을 통하여 뇌혈액순환을 개선하고, 몸의 면역력 증강을 통해서만 근본적으로 치료할 수 있습니다.

성모아이 한의원에서는 항경련제를 장기간 복용했는데도 증상의 개선이 없는 소아, 수많은 부작용으로 투약을 중단한 소아, 증상은 개선되었지만 여러 부작용이 생기게 된 소아 등이 내원하여 치료받고 있습니다. 수많은 영유아의 증상을 치료하며 얻은 확고부동한 하나의 진실은, "근본적인 소아 뇌질환과 항경련제 부작용에 대한 치료는 소아의 체질에 맞는 몸의 면역력 증강에 있다"는 것입니다.

서양의학은 환자가 가진 증상을 완화하는 것이 목표이지만, 성모아이 한의원에서는 증상 자체가 아니라 '증상을 가진 사람'에 주목합니다. 인체의 증상들을 각각 따로 보는 것이 아니라 입체적으로 바라보며 근본 치료에 주력하고 있습니다.

본원에 내원하는 많은 환아들이 수년간 복용하던 항경련제를 줄여나가고 심지어 완전히 끊었는데도 경련증상이 오히려 완화되고 눈빛, 인지, 보행, 표현력 등 성장이 촉진되는 것을 확인했습니다. 오히려 면역력이 증진되어 활력이 생기고 눈빛, 표정, 잦은 감기, 식욕부진, 수면장애에서 벗어났습니다.

2018년이면 국내 최초 소아난치병을 표방한 지 20년이 됩니다. 지난 20년간 대부분 뇌전증, 발달장애만 치료하다 보니 이 질환의 현재와 미래를 이해할 수 있게 되었습니다.

끝으로 수년간 항경련제의 복용으로 발달장애, 경련의 악순환에 빠졌던 많은 소아, 청소년들이 항견련제를 모두 끊고도 수년간 경련 없이 뇌전증과 감기, 성장 모두 개선되는 공통된 결과가 있었습니다.

뇌전증은 뇌만의 문제가 아니라 우리 몸 전체의 문제이며, 현재 항생제, 항히스타민제, 진해거담제 등을 많이 복용하고 있다면 뇌전증에도 많은 영향을 끼치고 있을 것입니다. 뇌의 문제는 결과일 뿐, 근본적인 원인은 몸에 있다는 것을 한 번 더 강조합니다. 그러므로 근본적인 치료가 답입니다.

많이 부족하지만 20년간의 뇌전증 경험을 이 지면에 남김으로써 뇌전증, 발달장애로 고생하고 있는 수많은 가정에 희망이 되었으면 하는 작은 바람입니다.

성모아이 대표 원장

김성철

"항생제, 항경련제로도 낫지 않던 열성경련, 잦은 감기, 발달장애가 모두 호전되다."

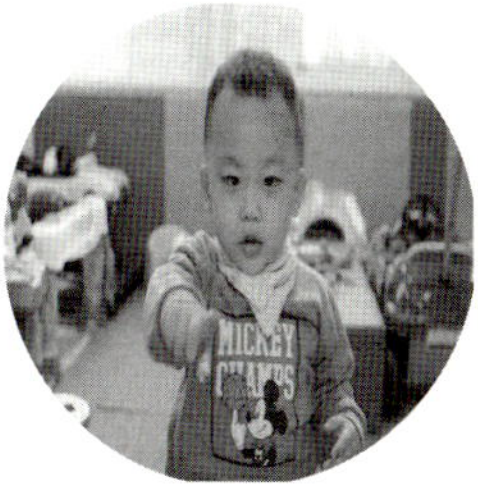

첫 내원 시

차트번호-877 | 男 내원 시 나이 3세 | 경남 양산시

돌전에 열성경련(생후 9개월) 첫 발병하여
부산 백병원에서 MRI, 뇌파검사 후 항경련제 처방받아 1년 정도
복용하고 있음(아침저녁으로 오르필 3cc 복용).
복용 후 6개월 정도 경기 없었으나 최근 6개월 다시 증상 재발하면서부터 부
작용이 보이기 시작함.

동반증상

- 항경련제 복용 후부터 고개를 뒤로 젖힘.
- 언어 늦음, 단어만 표현, 문장 X
- 낮잠 잘 때 땀 多
- 변을 조금 힘들게 봄(딱딱한 변).
- 잠은 자는데 심하게 몸부림침, 깊은 숙면 X.
- 배가 빵빵함.

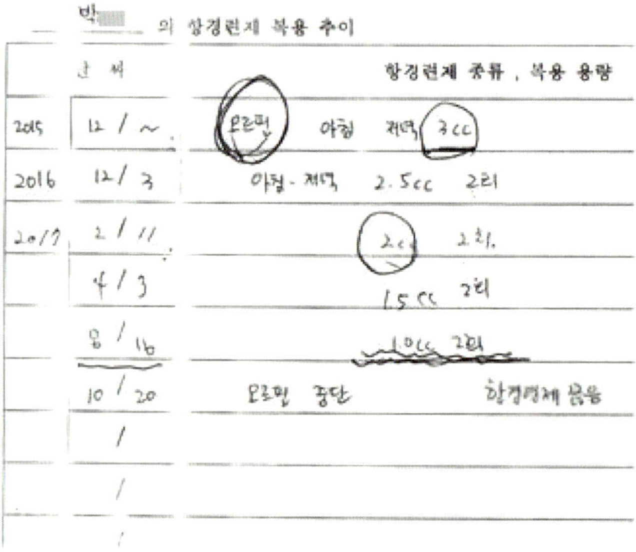

박[redacted] 의 항경련제 복용 추이

	[illegible]	항경련제 종류, 복용 용량
2015	12 / ~	오르필 아침 저녁 3cc
2016	12 / 3	아침 - 저녁 2.5cc 2회
2017	2 / 11	2cc 2회.
	4 / 3	1.5cc 2회
	8 / 16	1.0cc 2회
	10 / 20	오르필 중단 항경련제 끊음
	/	
	/	
	/	

※ **원외처방전**은 **병원외부에 있는 약국**으로 가서서 조제 받으셔야 합니다.

처방 의약품의 명칭	1 회 투약량	1 일 투여횟수	총투약 일 수	용 법
Orfil syrup 60mg/ml(부광)	2.00 ㎖	2	2일	아침 저녁식후 30분

성모아이 한의원에서 치료 1년 경과

현재

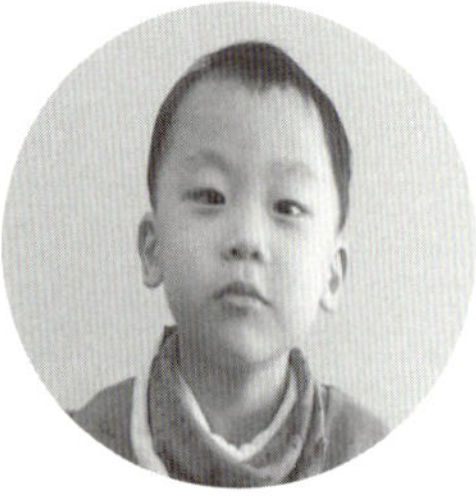

예전보다 열감기, 비염 증상이 없어져 매우 신기해하며.
성모아이 한의원 내원 후 병원 가는 일이 한 번도 없었다 함. 언어수준이 높아지고,
보행능력이 향상하는 등 성장발달이 매우 촉진됨.

자세한 후기 내용은 나잇대별 진료후기를 참고해주세요

아버님이 직접 써주신 치료후기(1/2)

since1999 성모아이한의원

본 치료후기는 아래 아동의 보호자인 본인이 직접 작성 한 글이며, 아래 아동의 사진과 치료후기는 성모아이한의원 관련 온.오프라인에서 사용되어짐에 동의합니다.(인쇄물-출판,블로그,홈페이지 등에 사용됨)

자녀 성명 : 박 [redacted]

보호자 성명 : 박 [redacted]

— 1 —

작성일 : 2018 년 1 월 12 일

벌써 제 아이가 성모아이 한의원 김성철 원장님의 치료를 받은지 1년 이라는 세월이 지나서 1년동안의 치료과정과 치료후기 현재 치료 경과에 대하여 공유하고자 후기를 적습니다. 작년 12월 이었습니다 그동안 저희 아이는 과거 돌이후 첫경기가 걸려서 미열인 37.5~37.8°C 체온이 오르는 거와 동시에 처음 경기를 하였습니다.

저희 집에서는 첫아이이고 경기라는 증상을 처음 봐서 당황한 나머지 근처 병원 응급실에 처음으로 입원을 하였습니다. 그이후 2주만 있어나도 똑같은 증상과 입원을 반복하게 되었습니다. 한달에 한번은 그냥 넘어가지 않더군요 감기와 같이 항상 경기를 했었습니다. 그러나 그당시 그것이 부모로서 어쩔수 없었고, 주변에서 별 정보를 얻지 못하여 병원에서 하라고 하는데로 했었습니다. 우리아이가 그당시 입원 할때마다 그토록하다는 항경련제를 투여했다는 사실도 뒤늦게 알았습니다. 처음 우리아이는 부산의 한 대학병원의 권유로 "오르필" 이라는 항경련제가 있는데 항경련제 중에는 가장 부작용이 작고 안전하다고 하면서 처방을 받게 되었습니다. 물론 처방전에 뇌파검사, MRI 등 각종 검사를 진행 했었고요. 병원의 교수님 말로는 "오르필" 이라는 항경련제를 2~3년 정도 복용하면 경기 증상이 없어 진다고 말씀 하셨고. 부작용에 대해서도 동의를 했었습니다.

그렇게 처방을 받고 복용한지 10개월 쯤 되었을까 집에서 놀던 아이가 갑자기 쓰러지면서 경기를 다시 하게 되었습니다. 증상이 반복되고 심해 보였습니다. 그때 아빠인 제가 문득 항경련제 부작용에 대하여 다시 한번 생각 하게되었고, 더이상 항경련제를 복용 하는것은 위험한것 같아서 한방 치료로 눈을 돌리게 되었습니다.

지금 생각해 보면 제가 어렸을때 기억으로 아기들이 경기를 하면 손가락을 바늘로 따고 했었던 기억도 나더군요 그렇게 아기를 키우고 성인이 되어서 건강하게 되는것도 본 기억이 났었습니다. 그렇게 가족들과 의논 끝에 지금의 성모아이 한의원과 인연이 되었습니다. 처음 한의원에 내방할 당시 우리아이는 "오르필" 3ml를 복용하고 있었습니다. 나이는 24개월 정도 였습니다. 일단 원장님 께서 처음 맥을 짚으시고 우리아이가 성장기능과 감각기능, 발달상태가 많이 떨어지는것 같다고 말씀 하셨습니다.

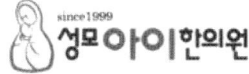

아버님이 직접 써주신 치료후기(1/2)

since1999 성모아이한의원

본 치료후기는 아래 아동의 보호자인 본인이 직접 작성 한 글이며, 아래 아동의 사진과 치료후기는 성모아이한의원 관련 온, 오프라인에서 사용되어감에 동의합니다.(인쇄물-출판, 블로그, 홈페이지 등에 사용됨)

자녀 성명 : 박[redacted]

보호자 성명 : 박[redacted]

— 2 —

작성일 : 2018 년 1 월 12 일

아이 상태가 그렇게 안좋아 진것이 항경련제 복용이 원인이라는 것도 이해가 가더군요. 그렇게 해서 원장님 께서 처방을 해주신 약을 한달분을 받고 복용을 시작하였습니다. 한약이라고 해서 저는 아이가 거부 할줄 알았는데 아이들이 잘먹게끔 조제를 해주시니 약 먹이는 데는 문제가 없었습니다.

그리고 한방약은 천연 성분이라 부작용 걱정도 하지 않고 안심하고 먹였습니다. 동시에 복용하던 항경련제를 하루 빨리 끊고 싶어서 처음 부터 약을 줄이기 시작 하였습니다. 원장님께서도 너무 이르다고 말씀 하셨는데도 저는 용기를 내어 약을 줄이기 시작했습니다. 그리고 한달 처방 받아서 하루 세번 먹는약 말고도 "포룡환"이라는 약도 처방 받아서 하루에 한번 두알씩 먹였습니다.

그렇게 성모아이 한의원에 일주일에 한번 내원도 하면서 치료를 받은지 1년이 되었습니다. 처음에는 감기도 자주 걸리고 한달에 한번정도는 경기도 했었습니다.

그러나 예전 처럼 당황하지 않고 원장님 께서 가르쳐 주신데로 침으로 손가락을 따니깐 금방 돌아 왔습니다. 감기도 작년 겨울에는 자주해서 원장님 께 말씀드리고 감기에 맞는 약을 처방 받아 먹곤 했었습니다. 그렇게 겨울을 보내고 봄 지나고 가을 겨울을 접어들면서 당연히 저는 감기를 자주 할줄 알았는데 예상과는 달리 감기도 처음 보다 훨씬 덜 오고 감기에 걸리드라도 콧물만 좀 흘리고 열은 아예 오르지도 않았습니다. 지금은 아이가 제가 봐도 발달 정도가 많이 빠르고 건강해 진거 같아서 항상 행복 합니다. 치료과정이지만 좋아 지는게 눈에 보이니 더이상 말이 필요 있겠습니까? 지금은 우리아이가 "오르필" 항경련제를 완전히 끊은지 4개월 정도 되었고 별다른 증상도 없고 경기도 안하고 잘 넘어가고 있는것 같습니다.

경기를 만약 해도 두려워 하지 않고 원장님께서 가르쳐 주신대로 하면되니깐 걱정은 안합니다. 약값에 대한 부담도 물론 있지만 아이가 하루하루 좋아지는걸 보니 아깝지 않습니다. 소아과를 안가본지 1년이 넘었고 감기 걸려서 가 봤자 몸에 안좋은 항생제 밖에 더 쓰겠습니까? 앞으로 더 꾸준히 다녀서 완전히 건강한 아이로 키우고 싶습니다. 이상으로 치료후기를 마치겠습니다.

자세한 후기 내용은 나잇대별 진료후기를 참고해주세요 :)

CHAPTER 1

영유아 간질

1

열성경련

열성경련은 성모아이 한의원에서 가장 자신 있게 완치할 수 있는 질환입니다.

열성경련의 근본적 대책은 열감기 시에 해열진통제와 항생제의 남용에서 벗어나는 것입니다. 즉, 열이 나는 '근본 원인'을 해결하는 것입니다.
체내에 독소가 침범하면 독소를 멸균하기 위해서 몸에선 열이 발생합니다. 문제는 독소(바이러스, 세균)가 대부분은 바이러스이며, 노로 바이러스처럼 소화기에 작용하는 독소 형태가 특히 많다는 점입니다.
그러나 보통 열의 원인인 독소를 제거(소화촉진으로 독소 배출)하지 않고 독소를 물리치기 위해서 발생되는 단순한 열만 해열진통제(아세트아미노펜, 이부프로펜)를 써서 3~4시간 동안 내리는 경우가 많습니다. 이처럼 해열진통제로 열을 내리는 동안 체내에서는 독소를 멸균시킬 수 없습니다. 또한 열의 원인이 제거되지 않았으므로 몇 시간 후 다시 심한 열이 발생합니다.
환아가 열이 날 때 해열진통제를 사용하는 것은 근본적인 대책이 아니라 증상만 완화하는 것임을 꼭 명심해야 합니다. 특히 해열진통제는 위궤양, 간 손상 등 부작용을 일으킬 수 있으므로 소화기가 약한 소아들은 더욱 신중해야 합니다.

다시 말해, 열성경련은 열의 관리가 가장 중요합니다.

열성경련이란?

열성경련은 3개월~5세 영유아에게서 중추신경계 이상 없이 고열이 동반되어 발생하는 경련을 뜻합니다. 체온이 39도 이상으로 상승 시 발생하기 쉬우며, 전신이 경직되고 의식이 흐려지는 증세를 보이게 됩니다.

대개 수십 분 이내에 의식이 돌아오고 경련이 잦아들긴 하지만, 아이가 경련하는 모습을 처음 보게 된 부모는 적절한 대처를 하지 못하고 당황하게 됩니다. 아이가 안정을 찾은 이후에도, 우리 아이가 간질은 아닐까 걱정하시는 경우가 많은데 다행히 열성경련은 간질에 속하지는 않습니다.

그렇다면, 열성경련은 간질이 아니므로 우리 아이에게는 아무런 문제가 없는 것일까요?
그렇지는 않습니다. 열성경련을 일으킨 아동에게 간질이 발생할 확률은 일반 아동에 비해 무려 3배 이상 높기 때문입니다.
또한 열성경련 자체의 재발률 또한 높은 편이기에 단 한 번이라도 아이에게 경련 증세가 나타났다면 반드시 근본치료가 필요합니다.

우황포룡환

· 영유아의 경기, 간질, 야경증, 가래 또는 아이가 고열이 나면서 울고 보채는 경우에 복용함.

예전에는 아이들이 태어나면 포룡환으로 키웠다는 말이 있을 정도로 상용한다. 오랜 역사를 가지고 있는 대표적인 영유아 신경계안정을 도모하는 처방으로, 고가의 사향, 우황, 진주, 호박, 우담남성, 천축황이 들어있다.

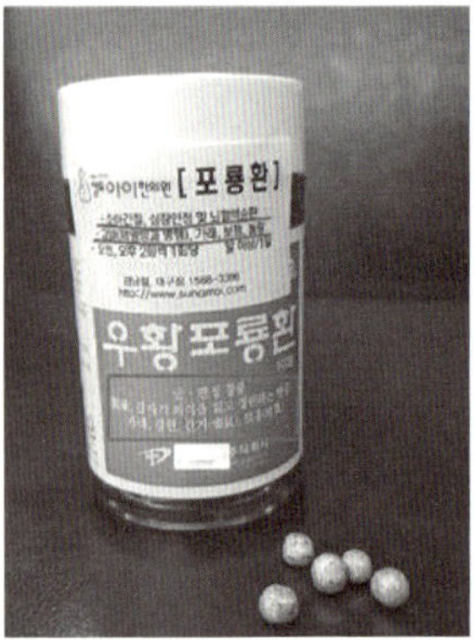

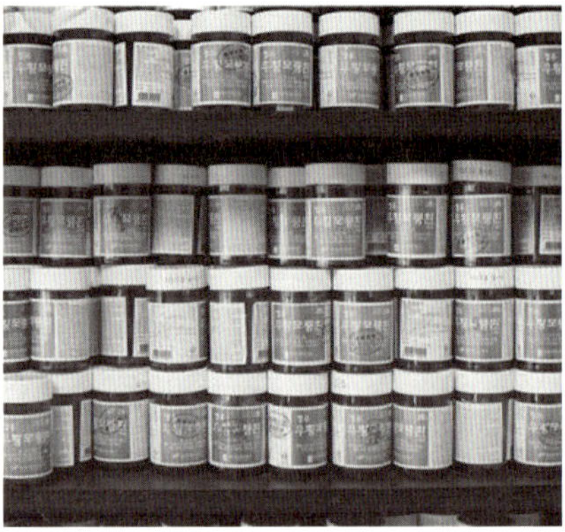

열성경련의 원인

열성경련은 많은 아이에게 나타나는 증상임에도, 아직 현대의학에서는 정확한 원인을 밝혀내지 못하고 있습니다.
다만, 경련이 발생한 아동의 70%에서 가족력이 발견되는 것으로 보아 유전성 영향이 높은 것으로 추정할 뿐입니다. 이 '유전성'이라는 말을 바꿔 말하면, 부모님의 '체질'을 우리 아이가 그대로 물려받았다는 의미입니다. 실제로 열성경련이 발생한 아동을 살펴보면, 대부분 심장이 약하게 타고난 체질인 경우가 많았습니다.

경련은 심장의 이상 흥분이 뇌로 전해진 결과입니다.

본원에서는 뇌의 이상 흥분(뇌전증)이 아니라 심장의 이상 흥분(경기)이 경련의 원인이라고 생각하고 있습니다.
실제 경련 환아 중에 경련, 열성경련을 하는데도 뇌파가 정상인 경우가 있습니다. 이 역시 경기(심장의 이상 흥분)로 인한 혈액순환장애로 이해할 수 있습니다.

심장의 이상 흥분이 일어나게 되는 주요 원인은 바로 고열입니다. 고열로 심장이 흥분하게 되면 안정적으로 혈액순환이 이뤄지지 않게 되는데, 그러면 손끝, 발끝이나 머리끝처럼 심장에서 먼 부분까지는 피가 잘 닿지 않습니다. 그렇기 때문에 강직과 경련이 일어나고, 갑자기 쓰러지거나 눈이 돌아가는 등의 증상이 발생하게 되는 것입니다.

그러나 심장이 튼튼한 아이는 고열이 발생해도 쉽게 경련 증세가 나타나지 않습니다. 바로 타고난 '체질'이 다르기 때문입니다.
이러한 체질은 쉽게 고쳐지지 않습니다. 때문에 열성경련을 근본적으로 치료하려면 고열의 빈도를 줄여나감과 동시에 심장을 보강해 안정적으로 혈액순환이 되도록 도와주어야 합니다.

성모아이 한의원 체열방

본원에서 개발한 체열방은 지난 20년간 수많은 임상경험을 통해서 탁월한 효과가 확인되었습니다.

- 잦은 열감기에서 벗어납니다.
  - 열감기를 달고 사는 대부분의 소아들이 항생제, 해열진통제 없이 살 수 있을 만큼 효과가 탁월합니다.
- 소화 기능이 개선됩니다.
- 언어발달이 촉진됩니다.
- 예전보다 활달해집니다.
- 인지력이 개선됩니다.

본원에서는 열이 날 때 무조건 해열진통제, 항생제를 먼저 복용하는 습관을 없애도록 권합니다.
먼저 발열의 원인이 장내의 독소(소화불량, 노로바이러스)인지 감기(오한, 발열, 콧물, 편도선염)인지 구분해야 합니다. 대부분 소아들은 장내에 독소가 생기면 식욕부진, 복부팽만, 두통, 복통, 구토, 설사, 무기력 등의 증상을 동반하므로 증상을 확인하여 발열의 원인부터 체크합니다. 이때 해열진통제를 복용하면 3~4시간 해열진통은 잦아드나 몇 시간 후 또다시 고열이 발생되기 때문입니다.

TIP

대표적인 해열진통제의 효능과 부작용

각 성분별 해당 약물명

이부프로*	부루*, 애드*, 이지*6
아세트아미노*	타이레*, 게보*, 펜*, 펜*큐, 사리*, 판*, 화*, 판*린
아스피*	아스피*

부루* (주성분: Ibuprofen)

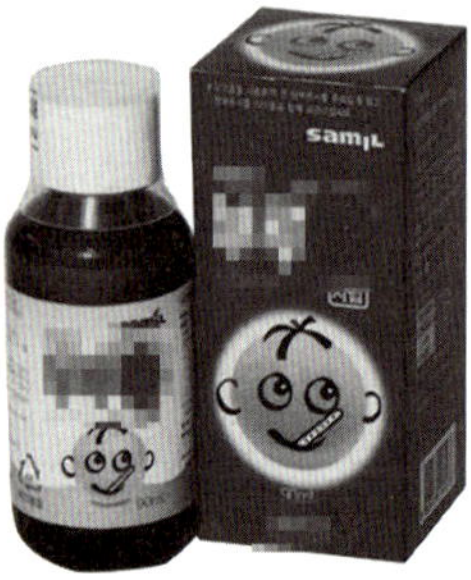

- **주효능 · 효과**

  류머티즘성 관절염, 연소성 류머티즘성 관절염, 골관절염(퇴행성 관절질환), 감기로 인한 발열 및 동통, 요통, 월경곤란증, 수술 후 동통

- **다음 질환에도 사용 가능**

강직성 척추염, 두통, 치통, 근육통, 신경통, 급성통풍, 건선성 관절염, 연조직손상(염좌, 좌상), 비관절성 류머티즘성 질환(건염, 건초염, 활액낭염)

- **경고**

① 매일 석 잔 이상 정기적으로 술을 마시는 사람이 이 약이나 다른 해열진통제를 복용해야 할 경우 반드시 의사 또는 약사와 상의해야 한다. 이러한 사람이 이 약을 복용하면 위장출혈이 유발될 수 있다.

② 심혈관계 위험: 이 약을 포함한 비스테로이드성 소염진통제 복용 시 치명적일 수 있는 중대한 심혈관계 혈전 반응, 심근경색증 및 뇌졸중의 위험이 증가한다. 심혈관계 질환 또는 심혈관계 질환의 위험 인자가 있는 환자이거나 이 약을 장기 복용한 환자일수록 심혈관계 이상반응 발생 가능성은 증가한다.

③ 위장관계 위험: 이 약을 포함한 비스테로이드성 소염진통제 복용 시 위장관의 출혈, 궤양 및 천공(뚫림) 등 치명적일 수 있는 중대한 위장관계 이상반응이 나타날 수 있다. 이러한 이상반응은 투여 기간에 경고 증상 없이 발생할 수 있다. 고령자(노인)이거나 이 약을 장기간 복용한 환자일수록 위장관계 이상반응 발생 가능성은 증가할 수 있다.

타이레*(주성분: Acetaminophen)

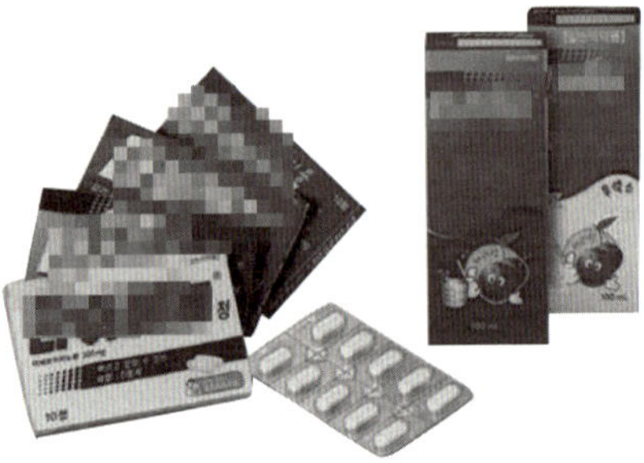

- **주효능 · 효과**

  감기로 인한 발열 및 동통(통증), 두통, 신경통, 근육통, 월경통, 염좌통(삔 통증)

- **다음 질환에도 사용 가능**

  치통, 관절통, 류머티즘성 동통(통증)

- **경고**

  ① 매일 석 잔 이상 정기적으로 술을 마시는 사람이 이 약이나 다른 해열 진통제를 복용해야 할 경우 반드시 의사 또는 약사와 상의해야 한다. 이러한 사람이 이 약을 복용하면 간 손상이 유발될 수 있다.

  ② 아세트아미노펜을 복용한 환자에서 매우 드물게 급성 전신성 발진성 농포증(급성 전신성 발진성 고름물집증)(AGEP), 스티븐스-존슨 증후군(SJS), 독성 표피 괴사용해(TEN)와 같은 중대한 피부 반응이 보고되었고, 이러한 중대한 피부반응은 치명적일 수 있다. 따라서 이러한 중대한 피부반응의 징후에 대하여 환자들에게 충분히 알리고, 이 약 투여 후 피부발진이나 다른 과민반응의 징후가 나타나면 즉시 복용을 중단하도록 하여야 한다.

아스피*(주성분: Aspirin)

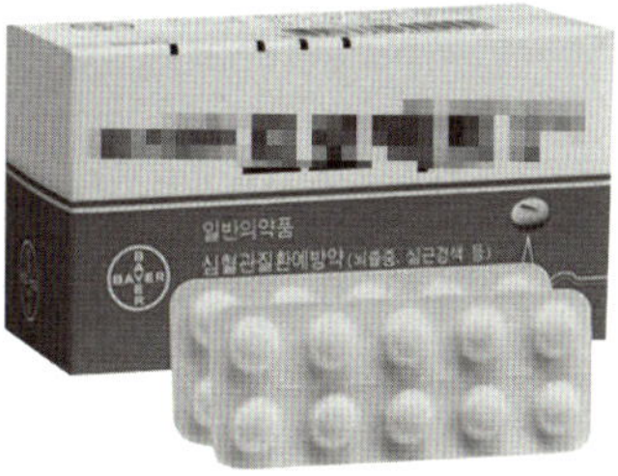

- **주효능 · 효과**

류머티즘성 관절염, 골관절염(퇴행성 관절질환), 강직성 척추염, 감기로 인한 발열 및 동통, 치통, 두통, 월경통, 신경통, 요통, 관절통, 근육통

- **다음 질환에도 사용 가능**

류머티즘성 열, 섬유조직증식증, 수술 후 동통, 인후통, 염좌통, 좌골신경통

- **경고**

매일 석 잔 이상 정기적으로 술을 마시는 사람이 이 약이나 다른 해열진통제를 복용해야 할 경우 반드시 의사 또는 약사와 상의해야 한다. 이러한 사람이 이 약을 복용하면 위장출혈이 유발될 수 있다.

- **이상반응**

기재된 이상약물반응은 단기, 장기 경구 투여를 포함한 모든 경구 아스피린 제제의 시판 후 자발적 보고에 근거하였다.

① 쇼크: 쇼크 및 아나필락시스양 증상(호흡곤란, 전신홍조, 혈관부종, 두드러기 등)이 나타나는 경우가 있으므로 충분히 관찰하여 이상이 확인될 경우에는 투여를 중지하고 적절한 처치를 할 것. 이 약은 천식발작을 유발할 수 있다.

② 과민증: 홍반, 가려움, 코 막힘, 심장-호흡기장애, 때때로 발진, 부종, 두드러기, 비염양 증상, 결막염 등의 과민증상이 나타날 수 있으므로 이러한 증상이 나타날 경우에는 투여를 중지한다.

③ 피부: 드물게 리엘증후군(중독성표피괴사증), 스티븐스-존슨증후군(피부점막안증후군), 박탈성 피부염이 나타날 수 있으므로 충분히 관찰하고 이상이 있을 경우에는 투여를 중지하고 적절한 조치를 한다.

④ 혈액: 드물게 재생불량성 빈혈, 빈혈, 백혈구감소, 혈소판감소, 혈소판 기능 저하(출혈시간의 지연) 등이 나타날 수 있으므로 충분히 관찰하고 이상이 있을 경우에는 투여를 중지하고 적절한 조치를 한다. 중증의 포도당-6-인산염 탈수소효소(G6PD) 결핍 중증 환자에서 용혈 및 용혈성 빈혈이 보고되었다.

⑤ 소화기계: 식욕부진, 가슴 쓰림, 위통, 구역, 구토 등의 증상이 나타날 수 있고 장기 투여 시 위장관에 대한 이상반응 특히 위장출혈, 소화성궤양 및 뚫림(천공)이 나타날 수 있다.

⑥ 정신신경계: 귀울림, 귀 먹음, 어지러움, 두통, 흥분 등의 증상이 나타날 수 있으므로 이러한 증상이 나타날 경우에는 용량을 줄이거나 투여를 중지한다.

⑦ 간장: 드물게 간장애가 나타날 수 있다. 매우 드물게 간 트랜스아미나제 상승에 따른 일시적인 간 손상이 보고되었다.

⑧ 신장: 신장장애와 급성신부전이 보고되었다.

⑨ 기타: 과호흡, 대사성 산증 등이 나타날 경우에는 혈중농도가 현저하게 상승될 수 있으므로 용량을 줄이거나 투여를 중지한다.

열성경련은 치료할 필요가 없다?

열성경련은 나이가 들어감에 따라 자연스럽게 발생률이 감소합니다. 그렇기 때문에 특별한 치료가 필요 없다고 주장하는 이들도 있습니다.
실제로 열성경련은 5세 이상 아동에게 발생하는 경우가 드문 편입니다. 연령이 낮을수록 몸에서 열이 많이 발생되기 때문입니다.

그러나 몸에 열이 줄어들어 열성경련 발생률이 감소했다 하더라도 심장이 약한 아이의 체질 자체는 바뀌지 않습니다. 열성경련 증세가 줄어들었다 해서, 심장이 약한 아이를 그대로 방치하게 되면 또래에 비해 전체적으로 발달이 느린 아이로 성장할 가능성이 매우 높습니다.
심장이 약하면, 숙면을 취하지 못하기 때문에 정상적인 신체 발달이 일반 아동에 비해 느릴 수밖에 없습니다. 또한 큰 스트레스나 과도한 피로에 노출되면 심장에 무리가 오기 때문에 5세 이상이 되어도 열성경련이 나타날 수 있습니다.

그렇기에 성모아이 한의원에서는 열성경련으로 내원한 아이에게 열감기 시 무조건 해열진통제와 항생제를 처방하지 않고 앞에서 언급한 발열의 원인 치료를 권해드립니다. 그리고 성모아이 한의원 체열방의 꾸준한 복용으로 열감기에서 먼저 벗어나도록 합니다.

대부분 열성경련으로 내원한 환아들은 어릴 때는 열이 날 때만 경련을 했었는데 최근에는 열이 없어도 경련한다는 말씀을 많이 하십니다.

위에서 말씀드렸듯, 경련은 '열' 자체가 원인이 아니라, 심장의 이상흥분으로 인한 혈액순환장애로부터 발생하기 때문입니다. 따라서 본원에서는 심장 기능을 강화하고 혈액순환을 촉진하는 치료를 병행합니다.

원인 치료를 받게 되면 잦은 열감기와 경련에서 완전히 벗어나게 되고, 항경련제를 복용하던 어린이들도 대부분 항경련제 없이도 경련을 이겨내고 정상 발달하게 됩니다.

열성경련 근본치료

양방치료

뇌세포의 이상 흥분	>	항경련제 투여	>	• 경련의 감소 • 부작용으로 언어, 인지 발달의 저하가 동반될 수 있음

한방치료

• 면역저하 • 독소증가 (소화기, 호흡기)	>	• 면역력 증강 한약 • 소화기 요인 » 소화기 보강 » 발한유발로 독소제거 • 호흡기 요인	>	• 면역력 증가로 열감기 감소 • 열로 인한 심장, 뇌흥분 감소 결과 경련 감소

앞서 언급했듯 열성경련의 가장 중요한 키워드는 바로 '열'입니다. 이는 면역력과도 긴밀한 상관관계를 가지고 있습니다.

체내에 독소가 발생하면, 아직 미성숙한 아이들의 몸은 마치 멸균을 위해 주전자에 물을 끓이듯 몸에서 열을 냅니다. 따라서 열이 나는 근본

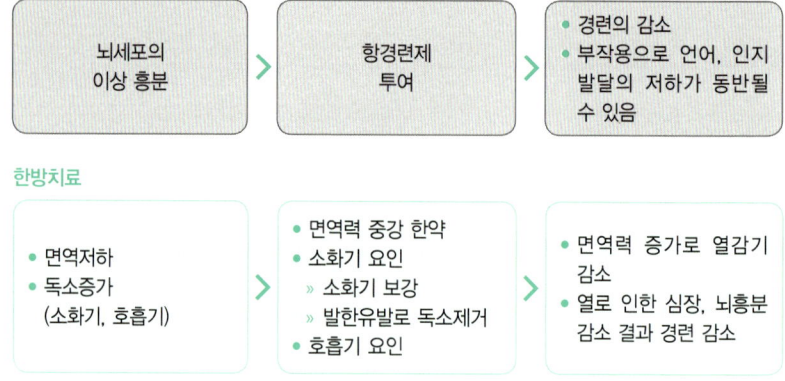

원인을 파악해 치료하는 것이 중요합니다. 이때 가장 중요한 것이 바로 면역력입니다. 열이 날 때 진통 · 해열제의 힘을 빌리지 않고 스스로 이겨낼 수 있는 체력을 길러야 합니다.
이를 위해서 단순히 눈에 보이는 증세만을 경감시켜 주는 양약보다는 개개인 몸에 맞는 천연 약재를 복용해야 하는 것입니다.
두통에 진통제를 복용하는 것이 근본치료가 아니듯, 열이 날 때도 마찬가지입니다. 먼저 따듯한 물과 천연 약재를 복용하고 충분한 휴식을 통해 서서히 회복해야 합니다.

만약 그래도 열이 떨어지지 않을 경우에는 다음과 같은 방법을 사용해 보도록 합니다.

(1) 감기로 인한 오한 발열

감기로 인해 바이러스에 감염되면, 림프구가 감기 바이러스를 공격하며 발열이 생기게 됩니다. 림프구는 38~39℃에서 가장 큰 힘을 내는 반면, 바이러스는 고열에서 증식할 수 없습니다.

그래서 우리 몸은 바이러스가 침입하면 가장 먼저 발열을 촉진하게 됩니다. 특히 감기 초기에 나타나는 오한은 조금이라도 열을 빨리 올리기 위한 생체의 자연스러운 반응입니다.

이때 해열진통제를 복용하여 열을 억지로 떨어뜨리는 것은 우리 몸의 자연스러운 면역 기전을 방해하는 행동인 것입니다.

그러므로 발열 시에는 해열진통제를 복용하기보다는, 땀으로 독소를 배출하는 천연 약재를 복용하는 것이 좋습니다. 어릴 때, 할머니께서 파뿌리를 달여 주시거나 생강, 꿀물을 끓여 주신 것과 같은 방법입니다.

이것에서 조금 더 나아가, 체계적으로 감기를 이겨 내기에 좋은 면역 물질로 구성된 것이 '한약'입니다. 최근에는 쉽게 구입할 수 있도록 한방감기약을 상비약으로 구비해 놓은 한의원이 많습니다.

본원에서는 '발열방'이라는 처방으로 해열진통제, 항생제 없이 감기를 치료하고 있습니다.

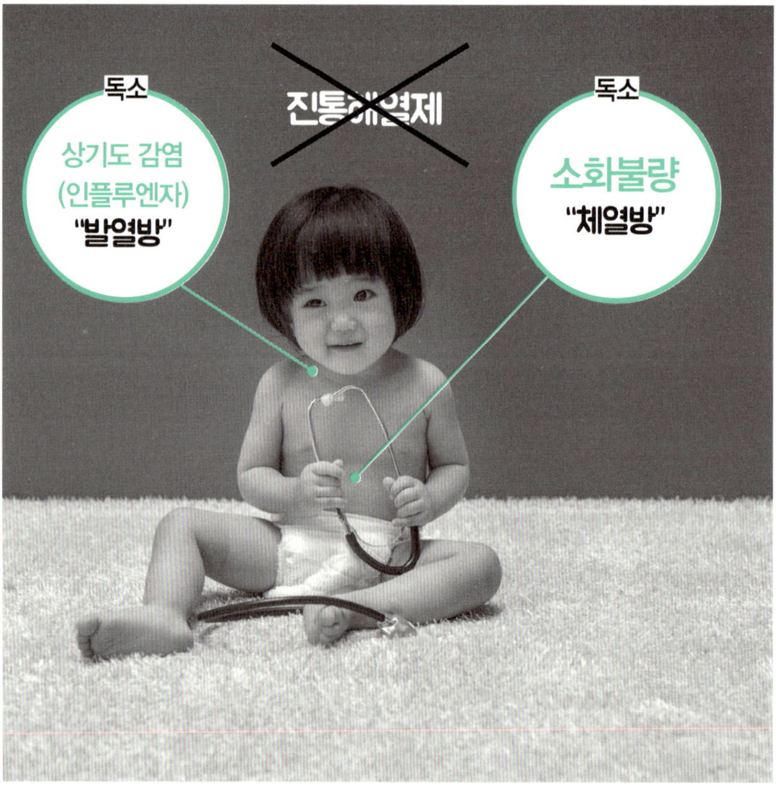

(2) 소화불량+열감기

아이가 열이 있고 밥을 거부하거나, 배가 빵빵한데다 열이 나는 경우 소화불량(체기)이 원인일 가능성이 가장 높습니다. 소아의 경우는 바이러스 감염에 의한 열감기보다는 소화기 요인으로 인한 발열이 더 많습니다.
소화기가 약한 아이들의 경우 체기로 인해 위장이 막히면 소화시키지 못한 음식이 그대로 독소가 되어 열을 발생시킵니다. 따라서 미열이 지속되는 경우나 진통·해열제를 복용해도 쉽사리 해열이 되지 않을 때는 소화기 독소로 인한 발열을 의심해 볼 수 있습니다.

본원에서는 이런 경우 자락(손발 끝을 출혈) 후 등을 두드려 주고, 1~2일 정도 공복을 취하여 '체열방'을 복용시키도록 하고 있습니다.

이 방법으로 진통·해열제 없이 열을 이겨내면 부모님은 물론 아이도 열감기 치료에 자신감을 가지게 되며, 화학약품을 복용하지 않고도 열감기에서 벗어나게 됩니다.

열성경련과 항경련제

인체에 바이러스가 침입하면, 우리 몸이 방어 작용으로 고열을 내는 것은 자연스러운 현상이라는 것을 이제 아셨을 것입니다.
문제가 되는 것은 열이 나면서 심장이 빨리 뛰게 되고, 이로 인한 뇌세포의 이상 흥분으로 경련이 발생하는 경우입니다.

이때 경련이라는 결과만을 보고 항경련제를 투여하게 되면, 경련은 감소하게 되겠지만 근본 원인을 치료한 것이 아니기 때문에 계속 재발할 가능성이 매우 높습니다.
또한 경련이 일어날 때마다 항경련제를 복용하게 되면 부작용으로 언어, 인지 발달장애가 나타날 가능성도 높아 주의가 필요합니다.

그러므로 가정에서는 항경련제의 작용, 부작용을 숙지하여 조금이라도 이상이 있다면 담당의에게 문의하시기 바랍니다. 그리고 수년간 항경련제의 양을 늘렸는데도 잦은 경련과 약물부작용으로 인지장애가 발생된다면 빨리 심장 기능을 강화하고 혈액순환을 촉진시키는 치료를 시도해 보시기 바랍니다.

눈앞의 경련이라는 증상을 막는 데만 급급할 것이 아니라, 원인의 근본 치료를 위해서는 다음과 같은 처방이 필요합니다.

- 열감기 시 진통제 복용이 아닌 소화불량, 감기에 대한 원인 치료가 선행되어야 합니다.
- 감기, 소화불량이 치료되면 발열이 자연스레 줄어들며 경련의 빈도도 확연하게 감소하게 됩니다.
- 미열임에도 경련을 하는 소아들은 심장과 면역 기능이 저하된 상태이므로, 이를 보강해 주는 치료와 병행하면 더욱 큰 효과를 볼 수 있습니다.

"소아경기, 열성경련 확실히 졸업했습니다!"

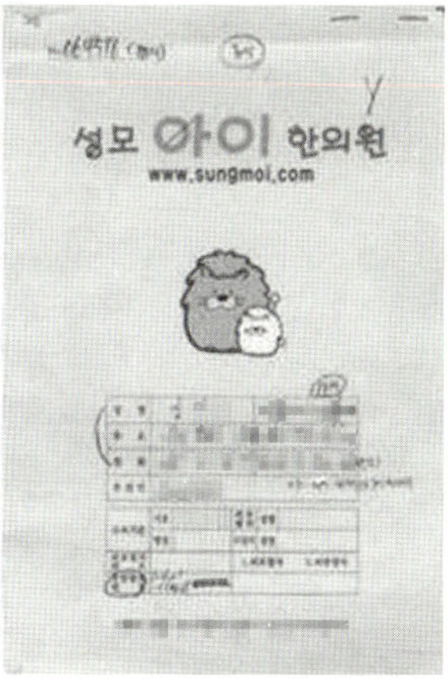

김○○은 2세에 발열을 동반한 경련증상을 보였어요. 발작증상을 보이면서 열이 갑자기 오르고 전신적으로 떠는 증상이 나타나더라고요. 너무나 당황스러운 마음에 병원으로 달려갔고 뇌파검사, 뇌 MRI 등의 검사를 받았지만 별다른 원인을 찾지 못했고, 이후로도 열이 나면서 경련증상을 보일 때 해열제 및 항경련제를 복용해 왔어요. 하지만 지속하여 복용하더라도 열이 나면서 경련하는 횟수가 줄어들지 않고, 계속 약을 복용시켜도 되는지 걱정이 되더라고요. 그러다가 김성철 원장님을 뵙게 되었고, 열이 날 때 열을 내리는 것이 아니라, 열이 나는 근본원인을 파악해 면역력을 키우는 것이 제대로 된 치료 방향이라는 것을 알게 되었어요. 항경련제를 지속하여 복용하게 되면 발달장애와 구음장애, 언어 및 인지장애가 발생한다는 것 또한 알게 되었습니다. 오히려 현재는 잠도 충분히 잘 자고 열감기와 경련도 훨씬 줄어든 모습이에요. 주변 친구들처럼 발달도 잘 이루어지는 것 같아 정말 감사한 마음입니다.

– 김○○ 환우 어머니

김○○ 환우는 선천적 고관절 탈구로 돌 전에 큰 수술을 한 후
심장, 소화기가 매우 약해진 상태였습니다.
잦은 열과 소화 불량은 모두 개선되고
일단 영양 흡수가 좋아지니 발달이 촉진되어
감기에 걸리는 횟수가 현저하게 감소되었습니다.
열감기 근본치료가 이뤄지자 열성경련 또한
깔끔하게 사라져 잘 먹고, 잘 잔다고 합니다.

자세한 후기 내용은 나잇대별 진료후기를 참고해주세요

2

소아간질(뇌전증)

소아 경련은 뇌조직의 병적 뇌신경원(간질병소)의 발작적인 방전으로 인한 반복적 신경계의 장애를 뜻합니다. 흔히 '간질'이라 불리는데, 특징적인 모습(몸이 강직되면서 눈을 치켜뜨거나 돌아가고, 거품을 무는 등) 때문에 좋지 않은 인식이 있어 '지랄병'이라 낮추어 불리기도 하지만 간질은 귀신이 들린 것도 아니고, 정신병도 아닙니다.

한의학에서는 이를 경련(痙攣) 혹은 경기(驚氣)라고 표현합니다. 경련(痙攣)에서 경(痙)은 말 그대로 손발이 떨리는 모습을 표현한 것이며, 경기(驚氣)에서 경(驚)은 '놀란 기운'이라는 뜻이니 세간의 인식이 어떠한지 간접적으로 알 수 있습니다.

그렇다면 대체 어떠한 원인으로 경련이 발생하게 되는 것일까요?

경련의 원인은 근본적으로 심장이 놀란 것에 있습니다. 심장이 놀라서 불안정하게 뛰게 되면 순환의 장애를 불러와 손, 발, 머리로의 순환이 저하되게 됩니다.

혈액순환이 잘되지 않아 손발이 찬 사람들에게 팔다리를 주물러 주며

순환을 도와주는 장면을 많이 보셨을 것입니다. 우리가 순환을 돕기 위해 팔다리를 주무르는 것처럼, 우리 몸 또한 스스로 경련을 일으켜 혈액순환을 촉진하는 것입니다. 그러므로 경련의 원인은 심장에 있습니다.

경련의 원인 · 진단

그렇다면 양방에서는 경련의 원인을 어떻게 규정하고 있을까요?
경련 증세가 있어 병원을 찾아 MRI나 CT검사를 해보아도 이상이 없다고 나오는 경우가 무려 75%에 달하는데, 이를 특발성 뇌전증이라고 합니다.

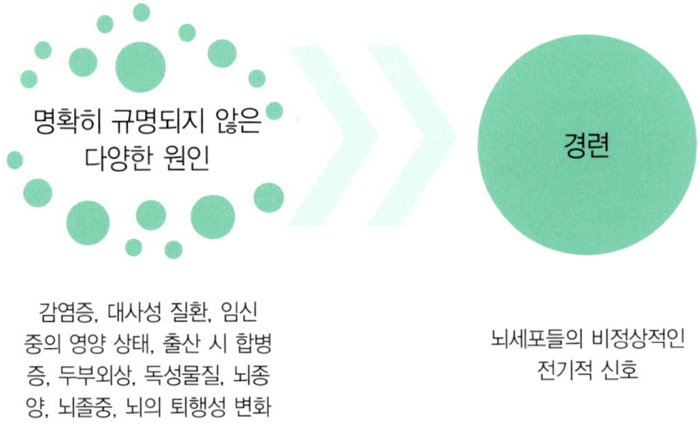
명확히 규명되지 않은
다양한 원인
경련
감염증, 대사성 질환, 임신 중의 영양 상태, 출산 시 합병증, 두부외상, 독성물질, 뇌종양, 뇌졸중, 뇌의 퇴행성 변화
뇌세포들의 비정상적인
전기적 신호

다시 말해, 정확한 원인을 알 수 없다는 뜻입니다. 원인을 찾을 수 없으므로 근본치료가 아닌 증상 치료에만 매달리게 되는데 대표적인 대증치료제가 바로 항경련제입니다.

항경련제 복용은 경련을 근본치료하는 것이 아니라, 중추신경계의 흥분을 억제하여 경련의 완화를 시도합니다. 문제는 근본적으로 경련을 완화하기 어렵고 약물에 대한 부작용이 심각하다는 데 있습니다.

현실이 이렇다 보니, 본원에서는 특별한 신경학적 결함(발달장애 동반)이 없으면 초기 경련 시 뇌파 검사나 MRI 등의 검사는 받지 않을 것을 권유해 드리고 있습니다.
처음 아이의 경련을 목격하게 되면 불안한 마음에 응급실로 달려가 각종 검사를 받게 되는 경우가 많은데, 이는 아이에게 매우 큰 부담으로 작용하게 됩니다.
경련으로 인해 이미 심신에 많은 부담을 받은 상태에서 각종 검사까지 받게 되면 스트레스가 극에 달해 2차로 심한 경련이 오는 경우가 흔합니다. 거기에다 이를 진정시키기 위한 항경련제 주사까지 투여하면 아이의 컨디션은 더더욱 저하될 수밖에 없습니다.
그렇기 때문에 경련 초기의 경우, 병원에 가기보다는 집에서 아이의 상태를 지켜보며 휴식과 안정을 취하게 해주는 것이 아이를 위한 길입니다. 그 후에 아이의 심신이 충분히 안정되었다는 판단이 서면 검사를 받아 보는 것이 좋습니다.

양방 병원에서는 진단을 내리기 위해 흔히 뇌파 검사를 합니다. 뇌파의 특징적인 형태를 통해 경련의 진단명을 내리기 위함인데, 아쉽게도 현재 뇌파 검사를 통해 알 수 있는 것은 많지 않습니다. 예후를 예측하거나 경련의 근본 원인을 설명하지는 못합니다.

또한, 뇌파가 정상파로 나온다고 해도 앞으로 경련을 하지 않는다는 의미는 아닙니다. 경련파가 나왔다고 해서 반드시 경련이 지속된다는 것을 뜻하지도 않습니다.
게다가 뇌파는 하루에도 몇 번씩 바뀔 수 있기에, 굳이 아이의 몸에 부담을 주어 가며 뇌파 검사를 할 필요는 없다는 것이 저의 개인적인 견해입니다.

뇌파 검사 이후에 이뤄지는 치료 또한 특별한 것이 없습니다. 현대 의학에서는 경련의 근본 원인을 규명하지 못하고 있으므로, 단순히 항경련제를 위시한 대증요법 처방에 급급합니다.

항경련제는 이상 신경 발화와 정상적인 신경의 흥분성을 억제하면서, 과잉 발화에 응하지 않도록 작용합니다. 여기서 주목해야 할 부분은 바로 '정상적인 신경의 흥분성을 억제'라는 구절입니다.
정상적인 신경에도 함께 작용하기 때문에 신경계 부작용이 매우 클 수밖에 없다는 것이 바로 항경련제의 문제점입니다.
또한 억제성 약물의 특성상 진정(늘어지거나 멍하게 축 처지는 것), 졸음을 기본 부작용으로 가지고 있으며 정상 순환장애 또한 유발할 수 있습니다.
그 밖에 위장관 부작용(구토, 설사, 변비, 식욕과다증진, 식욕부진, 구역, 구토 등) 및 간 수치 증가, 신 기능 부전도 초래할 수 있습니다. 특히 영유아가 항경련제를 복용할 경우 뇌발달도 지연될 수 있기에 매우 치명적입니다.

실제로 항경련제 복용 이후 본원에 방문한 영유아의 경우 구음장애, 언어장애, 인지발달장애를 가지고 있는 경우가 매우 많았습니다.
아이의 경련을 치료하기 위해, 병원에서 시키는 대로 약을 먹였을 뿐인데 경련의 반복과 심각한 부작용이 발생된 것이죠. 오히려 항경련제의 복용을 중단하고 난 이후에, 발달이 촉진되어 경련이 줄어드는 경우가 수없이 많았습니다.

그렇다면, 지금 당장 항경련제의 복용을 중지해도 괜찮은 것일까요?

일반명	주된 치료대책	독성		상품명
		신경	전신성	
topiramate	부분 발작(6세 이상), 레녹스-가스토 (2세 이상), 전신발작(2세 이상)	운동 실조, 지각 이상, 언어장애	신독성 설사, 구토	토파맥스
carbamazepine	긴장-간대성(성인), 단순부분, 복합부분	운동 실조, 현기증, 복시, 현훈	골수억제, 위장 자극, 간독성	테그레톨, 아트레톨씨알, 카마제핀
phenobarbital	긴장-간대성(소아)	진정, 운동 실조, 착란, 현기증	피부발진	페노바비탈
vigabatrin	영아연축	시야장애 (1/3에서), 졸음, 기억력 저하, 두통	피로, 흥분, 초조, 위장 자극 (구역, 구토)	사브릴
levetiracetam	부분 발작, 소아 간대성, 근경련 간질	운동 실조, 신경과민	자살 충동, 무력증, 식욕부진	케프라
clonazepam	실신발작, 간대성, 근경련발작	운동 실조, 진정, 졸음	식욕부진	리보트릴
valproic acid	실신발작, 긴장-간대성(소아)	운동 실조, 진정	간독성, 골수 억제, 위장 자극, 체중 증가 일과성 탈모증	오르필, 발폰, 데프콘, 데파킨
clobazam	불안, 긴장, 항경련제 단독요법으로 안정화되지 않는 간질환자에 있어서의 보조치료	진정 졸음 언어장애	호흡 억제, 초조, 신경과민, 피로	센틸정

항경련제 복용 중단 시기와 방법

진료를 하다 보면 항경련제를 수년간 복용하고도 지속하여 발작이 반복되고, 증상이 악화된 아이를 많이 보게 됩니다. 이 경우 대개 언어장애, 발달장애 등까지 동반하고 있습니다.
이러한 부작용에도 불구하고, 내원해 주신 아이의 부모님께 항경련제를 중단해야 한다 말씀드리면 증상이 더 악화될까 불안해하고 두려워하시는 분들이 많습니다.

실제로, 항경련제에는 'rebounding'이라는 약물 금단 증상이 있기에 부모님의 걱정도 근거가 없는 것은 아닙니다. 그렇기에 본원에서는 항경련제를 한 번에 끊기보다는 복용 기간에 따라 3개월 정도의 기간을 두고 서서히 줄여나가는 방법을 안내해 드리고 있습니다.
의학계에서는 항경련제 복용을 중단할 경우, 소아의 경우 30%의 확률로 경련이 재발한다고 보지만, 18년간 본원에서 많은 환아를 진료해 본 결과, 실제 경련 발생률은 30%보다 훨씬 낮았습니다.
아래의 표는 최근 1~2년간 본원에서 경련 치료를 받은 환아들을 무작위로 추출해 표본 통계를 낸 결과입니다.
표본의 수가 적어 정확도가 조금 떨어질 수 있음을 감안하더라도, 항경련제의 복용량을 이전과 같이 유지하는 아동의 비율은 8.4%에 불과하다는 것을 알 수 있습니다.

항경련제복용

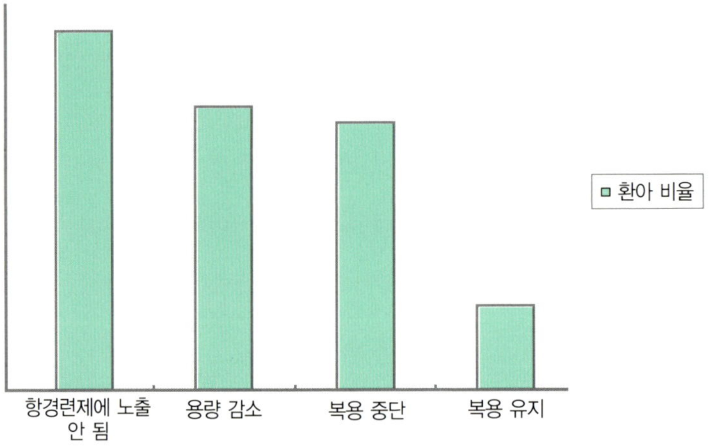

	항경련제에 노출 안 됨	용량 감소	복용 중단	복용 유지
환아 비율	36.1%	28.6%	26.9%	8.4%
첫 내원 시 항경련제 복용 중이었던 환아 중 비율		44.7%	42.1%	13.2%

항경련제를 이미 복용한 상태에서 내원한 환아의 경우, 본원 방문 이후 항경련제 복용을 완전히 중단하거나 줄인 아이가 무려 86.8%에 달함을 알 수 있습니다.

성모아이 한의원 뇌전증 치료

예전과 다르게 요즘 부모님들께서는 대부분 항경련제의 부작용을 잘 알고 계십니다. 그렇기에 부작용이 없는 한방 치료 방법을 찾아 내원해 주시는 분들 또한 점점 증가하는 추세인데요.
그렇다고 해서 한의학에 경련을 완치시키는 신비의 명약이 있는 것은 아닙니다. 그러나 양학과 한의학의 가장 큰 차이점은 바로 '몸을 튼튼하게 만들어 주느냐, 약하게 하느냐'에 있습니다.
결국 어떤 증상이든 가장 중요한 치료방법은 바로 '몸을 튼튼히 하는 것'이기 때문입니다.

뇌 또한 우리 몸의 일부입니다. 건강하지 않은 몸에서 건강한 뇌발달은 있을 수 없으며, 또한 건강한 몸이라면 뇌가 약해져 경련증상이 나타날 이유가 없습니다. 이 점만 명심한다면, 경련이라는 증상에만 급급해 치료의 기본을 잊는 일은 결코 없을 것입니다.
약한 심장, 소화기, 폐 호흡기를 치료하며 자연스레 경련을 호전시켜 나가는 것이 바로 성모아이 한의원만의 뇌전증 치료 방법입니다.

잘 먹고, 잘 자고, 감기에 걸리지 않을 만큼의 면역력이 생기는 것! 이것이 바로 본원이 추구하는 근본치료의 핵심입니다. 이것이 잘 이루어지지 않을 때, 경련이 일어나는 것입니다.
한 가지 확실히 말씀드릴 수 있는 것은, 항경련제는 우리 몸을 점점 피폐하게 만들면 만들었지 결단코 건강하게 해주지는 못한다는 점입니다.

아래는 심장이 과흥분되어 소아 경련이 일어나게 되는 원인-기전을 정리한 표입니다.

대표적인 세 가지 요인으로는 '소화기장애', '피로, 면역력 저하', '스트레스'가 있는데, 항경련제를 복용하는 아이는 이 세 가지 모두가 복합적으로 나타나게 되어 매우 치명적입니다.

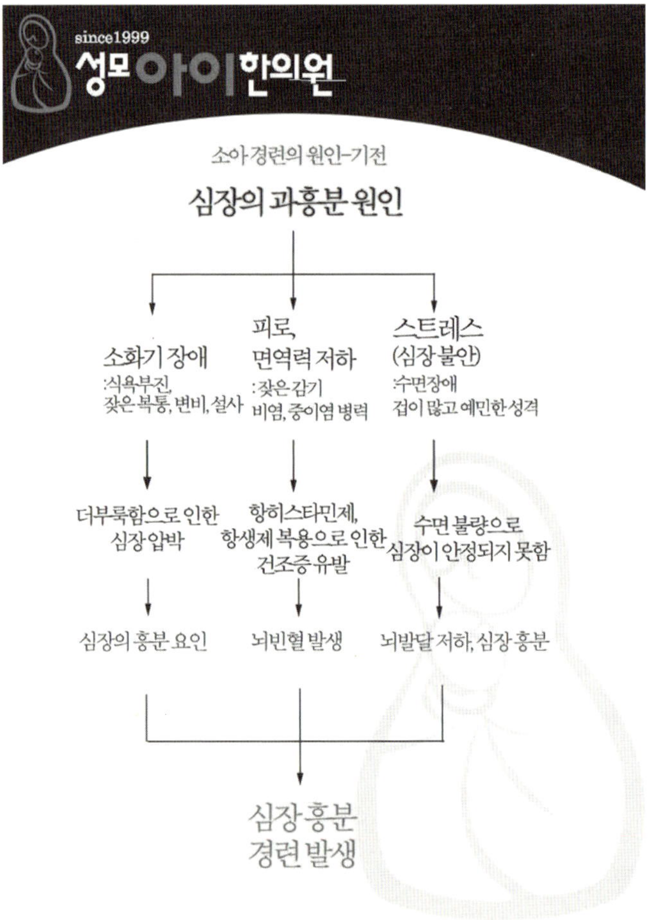

(1) 심장불안 (스트레스)

본원에서는 뇌전증이 아니라 '경기'라고 말합니다. 즉, 뇌가 잘못된 게 아니라, '경기', '놀람', '심장의 불안으로 인한 혈액순환장애'라고 봅니다. 원래 심장이 약하게 태어난 아이들이 면역이 저하되거나, 스트레스가 많을 시 나타나는 현상입니다.

대부분 첫 발병 시 큰 병원에서 각종 검사를 받고 항경련제를 복용합니다. 그러나 수년간 약을 복용해도 증상은 심해지고, 눈빛은 흐려지고, 언어는 퇴행하고 나중에는 심해져 다리에 힘까지 풀려진 상태에서 내원을 합니다.

어떤 환아는 항경련제로 부족해 케톤 식이요법까지 진행해 몸이 쇠약해진 상태로 내원하거나, 뇌량절제술을 두 번이나 하였지만 계속되는 경련에 내원하십니다. 정말 안타깝습니다.

앞서 말씀드렸듯, 심장의 흥분은 뇌의 흥분을 유발합니다. 체질적으로 심장이 약한 아이는 쉽게 흥분하고 놀라며, 숙면을 취하지 못하고 자주 깨서 울거나 엄마를 확인하고 자는 버릇이 있습니다. 또한 예민하여 작은 소리에도 흠칫흠칫 놀라는 경우가 잦습니다.

이는 경련이 있는 아동의 80% 이상이 공통적으로 갖고 있는 증상으로, 가장 먼저 심장을 안정시키는 약재를 통하여 숙면을 취할 수 있도록 유도해 주어야 합니다. 숙면이 이루어져야 뇌발달이 되고 면역이 증강될 수 있기 때문입니다.

치료를 받고 뇌전증이 완치된 아동의 부모님께서는 한결같이 아이가 예전보다 잠을 편안하게 자고, 혈색이 개선되었다고 말씀하십니다. 또한 지나치게 예민하고 깜짝깜짝 놀라던 증상이 씻은 듯이 사라졌다고 하시는 경우도 많이 있습니다.

(2) 피로, 면역력 저하

피로와 면역력 저하 또한 대표적인 경련 유발 인자입니다. 몸이 피로하면 얼굴에 허열(가짜 열)이 뜨는 것을 경험해 보신 적 있을 것입니다.
심장의 힘이 약해진 상태에서 무리하게 혈액 공급을 하려다 보니 심장이 과흥분하여 허열이 발생하는 것인데, 이 때문에 면역력 또한 급격히 떨어지게 됩니다. 이는 잦은 감기의 원인이 되며, 이차적으로는 경련까지 유발하게 되는 것입니다.
뇌전증으로 내원한 영유아들을 살펴보면 면역력이 많이 떨어져 있어 잦은 감기에 시달리는 경우가 많이 있습니다.

- **감기와 경련의 관계**

의료선진국에서는 항히스타민제, 진해거담제 등 소아감기약 복용 후 경련 발생으로 감기약 사용을 제한하고 있습니다.

미국(FDA)에서는 2008년부터 만2세 미만 소아들에게는 감기약을 먹지 않게 하고, 만 4세 미만은 감기약 복용자제 권고하고 있습니다. 미국 질병 통제센터 자료에 따르면 1969~2006년 사이 감기약 복용하여 사망한 어린이는 총 122명이며, 2004~2005년 사이 만 2세 미만 영유아 1,500여 명이 감기약을 복용한 뒤 경련, 의식저하 등 부작용(미국 질병 통제센터 자료)을 나타냈다고 합니다.

영국에서는 2009년부터 6세 미만 어린이는 감기약 사용을 제한하고 있습니다.

감기와 경련은 매우 밀접한 연관이 있으므로 본원에서는 열감기, 비염, 축농증, 중이염, 천식, 모세기관지염 등의 감기치료를 화학약품 없이 본원의 면역증강 프로그램을 통해 근본치료하고 있습니다. 자세한 내용은 저서 《항생제 없이 감기졸업》을 참고하시면 됩니다.

앞에서 살펴본 열성경련 또한 감기와 경련의 상관성을 잘 보여 줍니다. 하지만 열 이외에도 밤새 계속되는 기침 감기 또한 경련을 유발하기 쉽습니다.
기침을 지속하게 되면 수면이 방해되어 심장 불안과 스트레스, 면역력 저하 등의 증상이 나타납니다. 이를 막기 위해 기관지 확장제 패치를 붙이는데, 이때 더욱 위험해질 수 있습니다. 기관지 확장제의 기전이 교감신경 흥분을 통한 기관지 확장 작용이므로 심장의 비정상적인 흥분을 더욱 유발하기 때문입니다. 이 때문에 기관지 확장제 패치의 대표적인 부작용에 불면증과 경련이 있는 것입니다.
또한 기침 감기뿐만 아니라 비염으로 인한 장기적인 항히스타민제 복용의 경우도 졸림, 의식저하, 입 마름, 피로를 유발하여 경련이 발생될 수 있습니다.

감기약 자체에도 경련을 유발할 수 있다고 우려되는 화학 물질이 많은데 감기 자체도 경련을 유발하니 여러모로 감기는 경련의 최대 적이라고 할 수 있습니다.
그렇기에 아이가 감기에 걸리게 되면 감기약을 복용시키기보다는, 천연 약재로 이루어진 한방약을 이용하는 것이 좋습니다.

감기는 휴식하여 피로를 풀라는 몸의 신호입니다. 면역저하로 감기에 걸렸고 그때마다 몸을 보강하는 천연약물로 감기를 치료하면 할수록 건강해져 감기에 걸리는 빈도가 갈수록 감소하게 됩니다.
화학물질이 아닌, 땅에서 나는 천연물질을 먹고 감기가 나은 아이들은 부작용이 없으면서 면역력 자체도 증강되게 됩니다. 그렇기에 다음에 감기를 앓을 확률 또한 낮아지게 됩니다. 이 때문에 경련의 근본치료 방법에 '감기 졸업'이 포함되어 있는 것입니다.

잦은 호흡기 질환에서 졸업하고 체력을 증강시켜 면역력을 키우면 자연스럽게 경련의 횟수가 감소한다는 사실, 꼭 기억해 주셨으면 합니다.

(3) 소화불량 (체기, 변비, 설사)

유난히 입이 짧거나 체기가 자주 있는 아이가 있습니다. 이런 아이는 소화기 자체가 약하게 태어난 체질입니다. 이 경우 쉽게 더부룩함을 느끼게 되고 심장이 자주 답답해지는데 이 또한 중요한 경련 유발 인자입니다.
체기는 막힘으로 인한 열까지 동반하기에 더욱 조심해야 합니다. 이 때문에 소화불량과 열이 동반되어 경련을 하는 아동이 많습니다.
아이가 음식을 거부하거나 배가 부풀어 오르며 경련을 하면 당황하지 마시고 먼저 손발을 따 주는 것이 중요합니다.

본원에서는 이러한 증상을 보인 환아에게 소화환(천연약재로 구성), 평위산(모든 한의원에서 구할 수 있음)을 처방하였고 대부분 좋은 효과가 있었습니다.

손발을 따는 것은 막힌 것을 소통시켜 심장의 부담을 덜어 주는 효과가 있습니다. 수천 년 동안 이어져 온 우리 조상의 지혜가 반영된 방법입니다.

소화기 허약 뇌전증 환아 중 또래보다 성장발육이 약하고 많이 허약해 보이는 경우에는 처음부터 소화기의 문제를 해결하기 위해 처방하는 경우도 많습니다.

본원에 내원하기 전보다 식사량이 늘면 혈색 역시 눈에 띄게 좋아지고 쓰러지는 빈도 또한 확연하게 줄어듭니다. 또한, 변비, 설사 등의 배변 문제가 사라지고 성장발달이 눈에 띄게 이루어집니다.

경련 유발 인자였던 소화불량이 사라지므로 자연스럽게 경련 문제 또한 해결됩니다. 바로 건강한 몸에서 건강한 뇌발달이 이뤄진 결과라 할 수 있습니다.

단순히 소화기 하나가 좋아졌을 뿐인데도 경련 증세가 감소하는 것은 뇌전증과 위장 관계의 상관성을 명확히 보여 줍니다.

성모아이 한의원 소아 뇌전증 근본치료 특징

1. 정상적인 뇌발달, 성장발달
2. 항경련제의 복용 없이 경련의 완치

지난 20년 동안 본원에서는 항경련제의 부작용으로부터 벗어나 심장 기능, 면역 기능 개선을 통한 경련의 근본치료를 위해 힘써 왔습니다.
다행히도 효과가 있어 2,500명 이상의 간질 환자에게서 다음과 같은 놀라운 결과가 나타났습니다.

- 중추신경을 억제하는 약물 대신 심장 기능의 강화를 통한 뇌혈액순환 촉진으로 정상적인 뇌발달, 인지발달, 언어발달, 행동발달, 성장발달이 촉진되었습니다.

- 항경련제를 장기간 복용하였지만 증세가 점점 악화되기만 하여 내원한 아이들도 근본치료를 받은 결과, 항경련제 없이도 경련의 재발이 없는 건강한 삶을 살게 되었습니다.

이렇듯 뇌전증으로 항경련제의 부작용이 심한 환아들은 항경련제를 줄이고 심지어 완전히 끊어도 경련증상이 재발되지 않았고, 더디던 발달 또한 정상으로 회복해 경련 없이 지낼 수 있게 되었습니다.
앞으로 더 많은 소아들이 고통받지 않는 건강한 경련 치료를 보다 빨리 시작하였으면 하는 작은 바람을 가져 봅니다.

경련, 무엇이 유발할까?

경련은 보통 열이 날 때마다 경련을 하는 열성경련으로 시작해, 점점 열이 없어도 경련증상을 보이는 것으로 진행되곤 합니다. 앞서 살펴본 바와 같이 뇌 혈류장애는 열뿐만 아니라 소화불량, 감기, 피로, 흥분 등 다양한 원인으로 발생하기 때문입니다.
위에서 언급한 것처럼, 한의학에서는 경련의 원인을 '스트레스', '감기 등으로 인한 고열', '소화불량 등에 따른 심장 압박' 세 가지로 설명하고 있습니다.

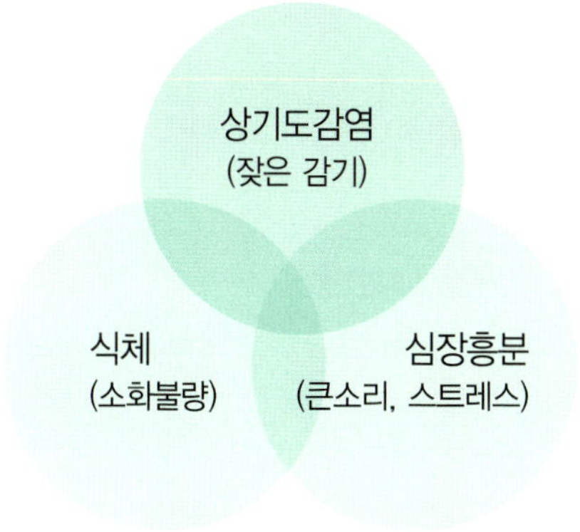

구체적으로는 이를 경간, 풍간, 식간으로 언급하며 각각의 치료법 또한 명시되어 있습니다. 동의보감의 '小兒門'에 있는 내용을 중심으로 알아봅시다.

(1) 경간(스트레스)

> **驚癎者, 恐怖積驚而發, 啼呌恍惚, 宜定魄丸, 沈香天麻湯**
> 경간은 무서운 일을 여러 번 당하여 놀라서 발작하거나, 울면서 소리를 지르고 정신이 어리둥절해지는 것인데 이런 경우에는 정백환, 침향천마탕을 쓴다.

경간에서 경(驚)은 '놀랄 경'으로, 현대적으로 이해하자면 다양한 소음이나 꾸지람, 큰 소리 등에 의해 발생하는 스트레스로 볼 수 있습니다.

이런 경우 아이의 신(神)이 상하게 되고, 안정되지 못한 심(心)의 기운으로 인하여 경련이 유발될 수 있습니다. 억울한 일을 당하거나 화가 날 때 가슴이 두근거리는 것 또한 같은 이치입니다.

이러한 외부 자극에 유연하게 대응할 수 있는 강한 마음, 신(神)을 길러주는 것이 바로 심장을 안정시키는 처방이며, 소아 경련의 근본치료 방법입니다.

(2) 풍간(감기)

風癎 者, 風邪外襲 … 宜追風祛痰丸

풍간은 풍사가 밖으로부터 침범하여 생기는 것으로 … 이런 경우에는 추풍거담환을 쓴다.

한의학에서 이야기하는 풍사는 풍사(風邪), 즉 바람이 병을 일으키는 원인이 된 것을 말합니다. 찬바람을 통해 오는 감기 인플루엔자로 생각하시면 됩니다.

면역력이 약한 소아는 급성 상기도 감염(감기), 폐렴, 모세기관지염 등에 이환되기 쉽고, 그로 인해 고열이 발생하여 경련이 일어나게 됩니다.

면역력이 강해야만 감기를 피해갈 수 있고, 열성경련을 근본적으로 예방할 수 있습니다. 면역력을 증강시키는 방법은 현대의학에는 없지만 한의학에는 있습니다. 한의학은 몸의 근본 자생력, 면역력을 중히 여기는 학문이기 때문입니다.

풍간의 경우, 호흡기 면역력을 증강시키는 한약재로 구성된 호흡기면역증강탕을 통해 졸업할 수 있습니다.

(3) 식간(소화불량)

食癎者, 乳食時遇驚停積, 或成癖, 或大便酸臭, 宜紫霜丸
식간은 젖이나 음식을 먹을 때 놀라서 체하여 적이 되거나 벽이 되고, 혹 대변에서 신 냄새가 난다. 이런 경우 자상환을 쓴다.

식체가 생기면 우리 몸의 중심 기(氣)가 막혀 소통이 되지 않아 상하(上下) 순환부전으로 인한 경련이 오게 됩니다. 더부룩한 소화기가 위로 심장을 압박하여 불안정하게 만드는 것입니다. 또한 소통이 되지 않기 때문에 막힌 곳에서 열이 생성되어 발열의 원인이 되기도 합니다.

개인적으로 세 아이의 아빠인 저는 아이들이 열이 날 때 한 번도 해열진통제, 항생제를 복용시킨 적이 없습니다. 저희 세 자녀는 소아과를 가본 적도 없습니다. 왜냐하면 감기는 대표적인 면역질환이므로, 고열, 비염, 중이염, 모세기관지염, 천식에 한방면역처방이 근본적인 대책이 되기 때문입니다.

성모아이 한의원에서는 소화기가 약한 소아가 감기증상으로 열이 나는 경우 '체열방'(소화불량이 동반된 감기에 사용되는 처방)으로 진통제·해열제 없이 열감기를 이겨 내도록 하고 있습니다.

더불어 근본적으로 소화기가 약한 체질을 개선하기 위해 소화기 독소제거 처방을 복용시키고 있습니다. 이러한 소화기 체질 개선 한약을 6개월 동안 복용한 아동은 잦은 열감기 졸업뿐 아니라, 식욕 증진, 성장발달 촉진의 효과도 함께 나타나기 때문에 부모님들의 만족도가 매우 높다는 장점이 있습니다.

3

동시치료

1) 간질+발달장애

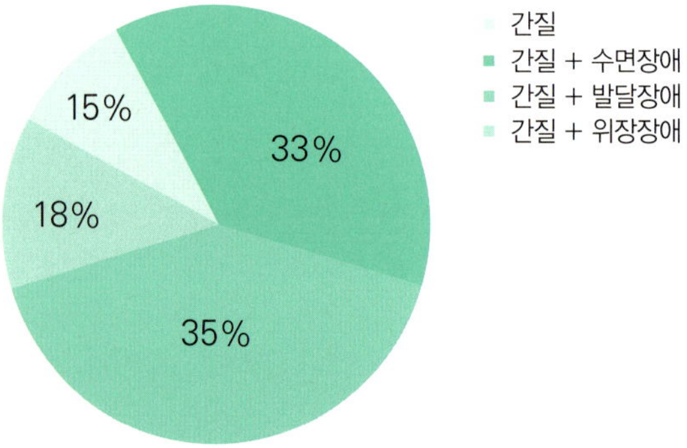

• 간질환자 동반질환 비율

위 통계는 성모아이 한의원에 내원한 경련 환자를 자체 통계 낸 결과입니다. 보시다시피, 간질과 발달장애가 동시에 나타나는 비율은 약 35%로, 동반 질환 비율 중 가장 높습니다.

이는 뇌량무형성증이나 뇌출혈 등으로 유발되는 뇌성마비, 결절성 경화증 등 때문에 2차성 경련을 앓고 있는 경우가 많고, 항경련제로 인한 약인성 발달장애가 오는 경우가 많기 때문입니다.
물론 항경련제가 당장 경련을 억제하는 효과는 있습니다. 실제로 한방 응급처치 후에도 멈추지 않고 오랜 시간 경련이 지속되면 항경련제를 투여하는 것이 효과적입니다.
그러나 단발성이 아닌 장기간 복용 시에는 여러 가지 부작용이 있으므로 반드시 주의가 필요합니다. 다량의 항경련제를 복용하며 경련이 지속되는 아이의 경우 여러 가지 발달장애가 동반되기 마련입니다. 경련으로 인한 뇌손상과 항경련제의 부작용까지 더해지기 때문입니다.

그렇다면 경련은 얼마나 큰 뇌손상을 일으킬까요? 전신형 간질 발작이 10분 이상 지속되거나, 2회 이상 의식의 회복 없이 이어서 발생하는 간질중첩증이 아니라면 경련이 뇌에 비가역적인 손상을 주지는 않는 것으로 알려져 있습니다.
따라서 5분 이내로 경련을 할 경우 경련이 끝난 뒤 말이 어눌해지거나 인지가 잠깐 흐려지더라도 모두 회복할 수 있는 정도의 손상이며, 추후에 발달 지연의 후유증을 남기지는 않습니다.

그러나 항경련제는 다릅니다. 임상에서 환자를 보면 간질중첩증이 없었더라도, 여러 종류의 항경련제를 장기간 복용하는 경우 발달이 퇴행되거나 지연되는 환자가 많습니다. 즉, 경련으로 인해 발달장애가 야기되는 경우보다는 항경련제로 발달이 지연되는 비율이 훨씬 많은 것입니다.

다음은 주로 사용되는 항경련제의 발달 관련 주요 부작용입니다.

항경련제	vigabatrin	clonazepam	valproic acid (divalproex sodium)	valproate	levetiracatam
발달 관련 주요 부작용	시야장애 언어장애 조화운동 장애 사고장애	운동 실조 보행장애 구음장애 지적능력 감퇴	조화운동 불능 구음장애 운동 감소	뇌장애 (혼수상태) 구음장애, 운동 실조	운동 실조 협조운동 장애
상품명	사브릴	리보트릴	데파코트 발픽스	오르필	케프라

장기간 항경련제를 복용했던 아이들 중 많은 수가 말이 어눌하거나 운동실조를 동반하고 있었으며, 10년 이상 장기 복용한 경우는 80% 이상이 인지장애를 동반하고 있었습니다.

간혹 발달이 정상적으로 이뤄졌다 하더라도 다른 부작용(우울, 초조, 불안, 공황장애)으로 정신과 치료를 받거나 약물을 함께 복용하는 경우가 많았습니다.
이외에도 아직 명확히 밝혀지지 않은 수많은 부작용들이 있으므로, 장기간 항경련제를 복용하였을 때의 부작용은 앞으로 더 많은 연구를 통해 밝혀져야 할 것입니다.

특히 어린 나이라면 항경련제 복용에 더욱 신중을 기해야 합니다. 신생아의 뇌는 성숙한 상태로 출생하는 것이 아니라 만 6세까지 끊임없이 발달하며 성장합니다.
그런데 뇌발달이 이뤄져야 할 시기인 24개월 이전에 장기간 항경련제를 복용하게 된다면 아이의 발달에 심각한 악영향을 미칠 수 있습니다.

경련과 발달장애의 동시 치료

발달을 위해 재활치료를 받는다고 해서 경련이 줄어들지는 않습니다. 오히려 몇몇 재활치료는 강한 자극으로 오히려 경련을 더욱 유발하기도 합니다.
경련을 억제하기 위해 복용한 항경련제 때문에 발달장애가 나타나고, 발달을 위해 받은 재활치료 때문에 경련이 악화되면 다시 또 이를 억제하기 위해 항경련제를 복용하는 끊임없는 악순환, 뭔가 이상하지 않으신가요?
발달 치료와 경련 치료가 과연 별개의 문제인 것일까요?

가장 효과적인 경련과 발달 치료 방법은 아이가 발달을 할 수 있고, 경련을 하지 않을 정도의 심장의 안정과 면역력을 증가시켜 주는 것입니다.
심장이 안정되고 체력이 뒷받침되어 몸이 피곤하지 않아야 경련이 일어나지 않으면서 우리 몸이 성장을 위해 에너지를 사용하기 때문입니다.
그 어떤 재활 치료, 언어·작업 치료도 아이에게 기운을 불어넣어 줄 수는 없습니다. 그러나 한약으로는 가능합니다. 한방에는 “보한다”는 개념이 있기 때문입니다.

보약은 계절에 맞춰 한두 번 지어 먹고 마는 것이 아니라, 약한 부분을 꾸준히 보(補)해 주어야 그 의미가 빛나는 것입니다. 경련은 선천적으로 심장 기능이 허약하여 자주 심장이 두근거리거나, 쉽게 놀라고 긴장하는 증상, 과잉행동, 면역저하, 잦은 감기 등으로 발생합니다.

본원에서는 지난 20년간의 경험으로 심장의 안정을 위한 체질에 맞는 꾸준한 면역증강, 잦은 감기의 한의학적 치료, 소화 기능의 안정을 통해서 경련과 발달을 동시에 개선할 수 있게 되었습니다.

다시 한번 말씀드리지만, 건강하지 않은 몸에서는 결코 건강한 뇌발달이 이뤄질 수 없습니다. 뇌 또한 몸의 일부이기 때문입니다. 뿌리가 튼튼하지 못한 나무가 올곧게 자라날 수 없는 것과 같은 이치입니다.
항경련제를 복용하는 아이의 부모님께 묻고 싶습니다. 아이가 경련을 해서 가장 걱정되는 것이 무엇입니까? 당장 경련하는 모습입니까, 아니면 아이가 건강하게 성장하지 못할지도 모른다는 두려움입니까?

경련하는 잠깐의 모습보다 아이가 건강하게 성장하고 발달하는 것이 더 중요하다면, 항경련제 복용을 다시 한번 진지하게 고민해 보시기 바랍니다.

일 년에 한두 번 경련을 하더라도 정상 발달하는 A와 경련을 하지는 않지만 인지발달이 지연되는 B를 비교해 보았을 때 부모님들은 A를 선택할 것입니까, B를 선택할 것입니까?
경련 치료에서 가장 중요한 것은 그 무엇도 아닌, "건강하게 정상 발달

할 수 있는지"라는 것을 꼭 기억하셨으면 합니다.

저는 20년간 진료를 하며, 한방 치료를 받으며 항경련제 복용을 중지한 영유아가 다음과 같이 발달이 촉진되는 모습을 지켜보아 왔습니다.

① 구음장애의 정상화
② 눈 마주침 호전
③ 보행장애 개선
④ 뒤집기 등 정상 발달 진행
⑤ 언어발달

본원에서는, 약하게 태어난 새싹들에게 천연약재로 적절한 거름을 주어 몇 년간 언어 치료실과 약물치료를 받으면서도 증세가 악화만 되던 수많은 아이들을 정상 발달로 이끌어왔습니다.
치료받은 아이들은 대부분 눈빛이 또렷해지고 인지력이 늘어나며 옹알이를 시작하고, 연결음이 늘어나고 표정이 몰라보게 밝아집니다.
치료를 시작하는 연령이 어리면 어릴수록 그 효과가 탁월하고 치료 기간 또한 단축되었습니다.

경련과 발달장애는 결코 별개의 병이 아니며, 불치병도 아닙니다. 성모아이 한의원에서는 뇌발달을 포함한 전반적인 몸의 발달을 동시에 이루어 나가기 때문에 발달장애와 간질 증상을 동시에 치료할 수 있습니다.
개인마다 체질과 증상이 모두 다르므로, 허약한 부분을 집중적으로 보강하여 발달을 촉진시켜 주는 것만이 근본치료에 이르는 길임을 다시 한번 힘주어 강조하고 싶습니다.

2) 간질+수면장애

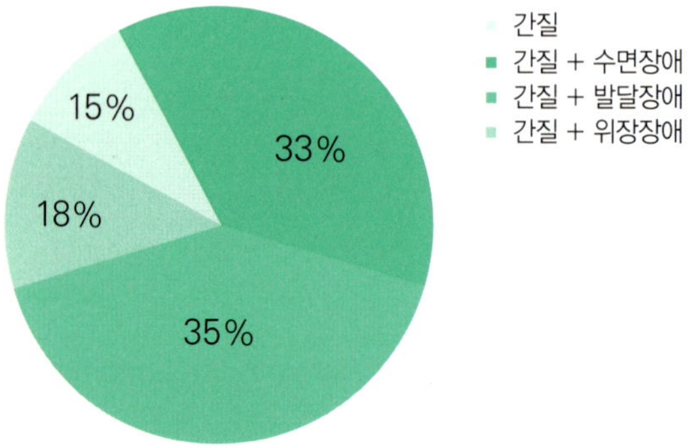

• 간질환자 동반질환 비율

뇌전증과 수면장애를 동반하고 있는 아동의 비율은 전체 간질환자 동반 질환 비율 중 2위인 33%입니다.
발달장애와 수면장애를 동반한 경우 발달장애를 우선하여 체크하였기 때문에 실제 수면장애를 동반한 비율은 이보다 훨씬 높을 것으로 예상됩니다.

수면과 성장발달

신생아는 미성숙한 상태에서 출생 후 계속 성장하여 성인의 신체 상태로 완성됩니다. 우리가 쉽게 이해할 수 있는 예가 생식 기능입니다. 사춘기(2차 성장) 시기가 되면 고환과 난소가 성숙하게 되어 성호르몬의 영향으로 음모가 나고 신체적인 변화가 오게 됩니다. 위에 보이는 그래프를 보면 이해하기 쉽습니다.

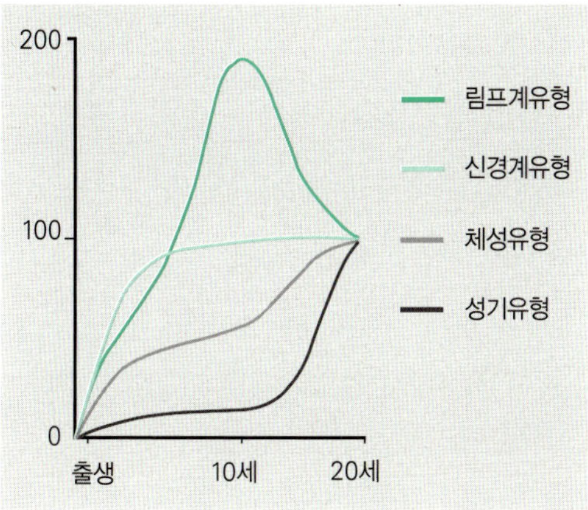

Scammon 성장 곡선

위의 그래프가 Scammon 성장 곡선입니다. 림프계, 신경계, 체성, 생식기계의 각기 다른 성장 속도를 보이며, 생식기계가 가장 늦게 성숙을 시작하여 20세에 성인의 수준까지 성장하는 것을 볼 수 있습니다. 뇌신경계 또한 마찬가지로 미성숙한 상태로 세상에 나오게 됩니다. 미성숙한 뇌신경계가 점차 발달하면서 목 가누기나 인지발달이 되기 시작하고, 언어를 습득하게 됩니다.

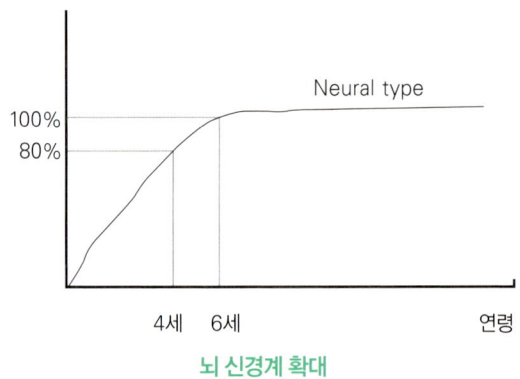

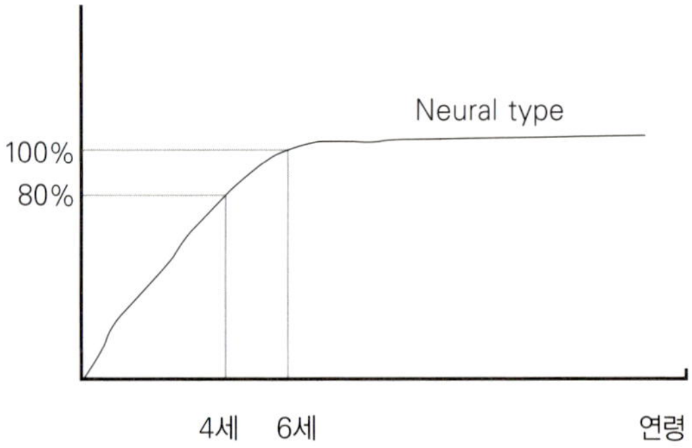

뇌 신경계 확대

위의 그래프는 뇌 신경계만을 따로 확대한 그래프인데 4세에 성인 뇌의 80%, 6세 때는 이미 성인 뇌의 100%로 완성이 됨을 알 수 있습니다. 이 그래프가 중요한 이유는 바로 신생아~4세까지 뇌의 80%가 이미 완성된다는 사실을 나타내기 때문입니다.

수면 시 성장이 가장 많이 촉진된다는 사실을 감안하면, 우리 아이의 뇌 발달에 있어 수면이 너무나도 중요하다는 사실은 너무나 명백합니다.

어린이 수면장애

갓 태어난 신생아는 하루에 15~20시간씩 수면을 취합니다. 낮잠은 6개월 때는 하루 2회, 15개월쯤엔 매일 1회, 5세가 되면 이틀에 1회 정도로 점차 줄어들며 초등학생이 되면 낮잠을 자지 않고도 하루 종일 지낼 수 있을 정도가 됩니다.

따라서 성인의 불면증 기준을 소아의 수면장애 기준으로 생각해서는 결코 안 됩니다. 칭얼대며 쉽게 잠들지 못하는 것, 자다가 자주 깨어 엄마의 존재를 확인하고 다시 자는 것, 자다 깨서 우는 증상(야제증) 또한 소아에겐 심각한 수면장애입니다.
발달이 더딘 아이의 부모님들께 아이의 수면에 대해 물으면 "특별한 이상 없이 잘 잡니다"라고 대답하시지만 조금 더 자세히 들여다보면 대부분 수면장애를 가지고 있습니다.

잠은 뇌세포가 성장과 휴식을 하는 중요한 시간입니다.
수면을 충분히 취해야 전두엽으로 혈액이 공급되며 성장이 촉진됩니다.
특히 하루에 20시간을 자는 신생아들은 이 시기에 뇌의 무게가 급증하면서 뇌세포 간의 시냅스 회로발달이 이뤄지게 됩니다.
수면이 좋지 못한 아이는 신체적으로 발달이 더뎌질 뿐 아니라, 심리적으로도 불안해지고 초조해져 짜증이 많아지고 공격적 행동을 보이며 집중력, 기억력이 제대로 작동하지 않아 학습능력도 떨어지게 됩니다.

경련과 수면의 관계

경련이 있는 아이는 체질적으로 심장이 약하여 쉽게 흥분하고 신체가 쉽사리 안정되지 못합니다.
우리가 스트레스를 받아 심장이 두근거리면 쉽게 잠들지 못하는 것처럼, 경련을 하는 경우 심장이 안정되지 않아 작은 소리에도 예민하게 반응해 쉽게 잠에서 깨고 뒤척이게 됩니다.

뇌전증 아동들의 수면상태를 확인해 보면, 자주 잠에서 깨어 잠들기 어려워한다는 부모님들이 많으셨습니다. 더군다나 이 증세가 더 심해져 수면의 질이 더욱 떨어지거나 며칠간 제대로 잠들지 못하면 경련이 악화되기도 합니다.

계속해서 휴식을 취하지 못하면 뇌의 순환이 잘 이뤄지지 않게 되고, 조금만 혈액순환이 원활하지 못하면 쉽게 흥분하는 '경련하기 쉬운 상태'가 됩니다.

따라서 경련의 경과를 관찰할 때 중요하게 봐야 하는 것이 수면 상태입니다. 수면 상태가 좋아지지 않고서는 뇌 혈액순환이 좋아질 수 없고 휴식을 취하지 못하기 때문에 피곤한 상태가 지속되기 때문입니다.

수면장애의 양방치료

어린아이의 경우 밤낮이 바뀌는 등의 수면장애가 나타나도 아주 특별한 경우가 아니면 심각한 부작용 때문에 수면제는 처방되지 않습니다.

수면제의 부작용은 다음과 같습니다.

- 수면제 내성
- 반동성 불면증(금단증상)
- 숙취 증세(피로감, 덜 깬 느낌)
- 기억력 저하
- 우울감과 불안감
- 자살 충동 및 폭력성

이외에도, 수면제의 장기간 복용은 결국 수면의 전체적인 질을 떨어뜨립니다. 수면제를 통해서는 아무리 긴 잠을 자더라도 찝찝하고 탁한 기분을 느끼게 되는데, 질이 좋은 숙면을 취하게 되면 짧은 시간을 자더라도 개운하게 일어날 수 있게 됩니다.

REM(렘) 수면과 NREM(비렘) 수면에 대한 이야기를 한두 번씩은 들어보셨을 것입니다.
수면은 REM 수면과 4단계의 NREM 수면으로 나뉩니다.
NREM 수면의 1단계에서 시작하여 점차 깊은 NREM 수면인 4단계로 이행하게 되는데, 입면으로부터 약 90분 후에 최초의 REM 수면 시기가 나타나며, 이후 약 90분을 주기로 REM 수면과 NREM 수면이 교대하며 나타납니다. 여기서 3, 4단계의 NREM 수면이 우리가 말하는 숙면 단계입니다.
그런데 수면제를 장기 복용하게 되면 3, 4단계의 수면은 감소하고 1, 2단계의 수면이 증가하여 수면의 질이 심각하게 저하되며 불면증, 잦은 각성 등의 장애가 생기게 됩니다.

수면장애의 근본원인 치료

수면장애의 원인은 대부분 심장의 불안입니다. 따라서 수면장애의 근본 치료는 심장이 안정적으로 뛰게 도와주는 것입니다. 심장이 불안한 원인은 다음과 같습니다.

첫째, 심장 기능이 약하여 혈액을 신체 끝까지 보내 주기 위해 과다항진하는 경우입니다. 이런 아이는 겁이 많고 예민해지며, 소리에 민감하게 반응합니다.
덥다고 호소하는 아이도 더러 있으나, 실제로 만져 보면 손발과 배는 차고 상부만 뜨거운 경우가 많습니다. 이는 심장이 아랫부분까지 피를 보낼 힘이 모자라기 때문입니다.

둘째, 드물지만 심열이 과하여 답답함을 느끼는 경우입니다.
이런 아이는 대부분 얼굴이 붉고 어깨가 벌어져 체격이 건장합니다. 겉으로 보기에는 건장하나, 잠들 때 답답함을 호소하며 심열로 인하여 마음이 안정되지 못하니 쉽게 흥분하고 과격하며 산만한 경향이 짙습니다.

첫째의 경우 당귀, 용안육 등의 보혈(血을 補함)하는 약물과 안신(安神)작용이 있는 원지, 백복신 등의 약물을 사용하여 심장을 보강합니다. 체질적으로 약한 심장으로 인해 발생하는 것이므로 심장을 튼튼하게 하는 방향으로 치료해야 합니다. 이렇게 천연약재를 통해 심장이 튼튼해지면 소심한 아이가 활발해지기도 하고 작은 소리에도 깜짝깜짝 놀라는 것이 좋아지기도 합니다.

두 번째, 심열의 경우는 차가운 약재를 써서 과흥분된 심장의 열을 식혀 주어야 합니다. 그러면 차차 흥분성향이 줄어들고 칭얼대거나 잠을 쉽게 못 이루는 상황이 호전됩니다.

이 두 가지 경우, 보이는 증상은 비슷하나 원인이 완전히 반대이고 치료 또한 상반되므로 정확한 진단을 통해 처방이 내려져야 합니다. 이렇게 몇 달간 꾸준히 한약치료를 받게 되면 대부분의 아이들은 수면이 좋아질 뿐 아니라 경련 또한 줄어들게 됩니다. '잠은 뇌의 보약'입니다. 숙면이 이루어지지 않고서는 결코 뇌발달이 될 수 없습니다. 같은 의미로 숙면이 이루어지지 않고서는 경련을 완치할 수 없습니다.

수면장애와 경련, 반드시 함께 치료되어야 효과를 볼 수 있음을 다시 한 번 기억해 주시기 바랍니다.

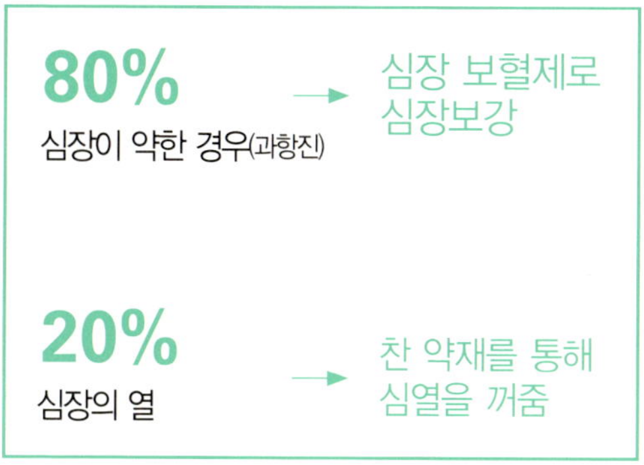

3) 간질+위장장애

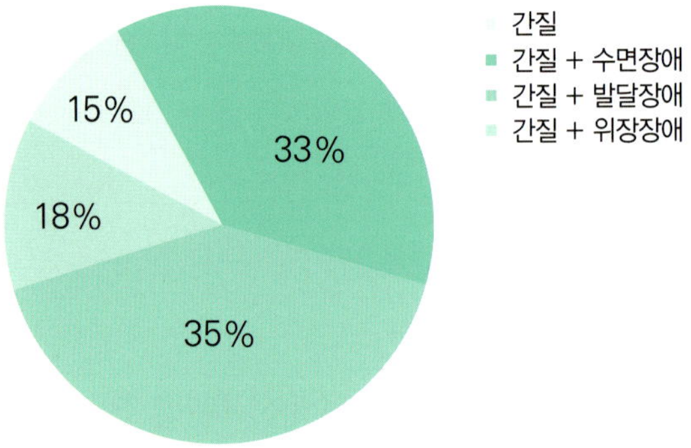

• 간질환자 동반질환 비율

뇌전증 아동 중에 위장장애를 앓고 있는 아동은 18%로 간질증상만 가지고 있는 아동(15%)보다 높은 비율을 차지하고 있습니다.

경련증상은 소화불량(식체)으로 인하여 유발되기 쉽다는 이유도 있지만 그보다는 항경련제 약물에 의한 약인성 위장장애가 더 큰 원인이었습니다.

참고로 현대 약물의 대부분은 교감 신경을 자극하는 작용을 하는데, 이렇게 되면 부교감 신경의 활동이 억제되며 장기와 기관의 배설 및 분비 능력이 떨어집니다.

그렇게 되면 소화 효소의 분비가 저하되면서 소화 불량이 더욱 유발될 수 있습니다.[1]

---

1 아보 도오루, 《살려면 의사보다 면역력에 맡겨라》, 삶과 지식, 2014.

우리 아이 소화기 상태 체크

소아의 위장장애는 성인처럼 위 내시경을 통해 확인하기 어렵고, 아이 스스로 정확한 의사표현을 하기도 힘들기 때문에 아이의 식습관을 통해 부모님께서 세심히 확인해 주셔야 합니다.

아래는 소화기가 약한 아이의 특징들입니다.

① 식욕부진
② 편식
③ 빈번한 복통 호소
④ 자주 체하며 소화가 불량함
⑤ 설사나 변비 등 잦은 대변의 이상
⑥ 손발이 차가움
⑦ 복부 불쾌감이나 팽만감, 장염 등 복부 이상을 자주 호소
⑧ 식사에 집중하지 못하며 밥 먹는 시간이 길다.
(밥을 오래 물고 있으며, 쉽게 삼키지 못함)

위의 특징 중 두 가지만 나타나도 위장장애를 의심해 보아야 합니다. 어머님은 아이가 식사 시 복통을 호소하면 꾀병을 부리는 것이라 오해하는 경우가 많으며, 밥을 오래 물고 있는 것도 다만 잘못된 습관일 뿐이라 가볍게 생각하고 넘어가시는 경우가 많습니다.

그러나 밥을 오래 물고 있는 것은 위장에서 밥을 소화시킬 능력이 부족하기 때문이지, 아이의 습관이 잘못된 것이 아닙니다. 밥을 먹지 않는 것이 아니라, 먹지 못하는 것입니다.

또한 소화 상태가 나쁘지 않은데도 편식을 하거나 간식만 찾는다고 불평하는 부모님들이 많습니다. 이런 아이들도 야단만 치기보다는 소화기의 상태를 다시 한번 살펴보아야 합니다. 입은 소화기관이 아니기 때문에 달콤하고 자극적인 인스턴트 음식들만 찾게 되는 것이 당연합니다.
하지만 소화기가 약한 아이가 이렇게 소화가 잘되지 않는 음식만 먹게 되면 소화불량이 발생하며 밥을 더 먹지 않게 되는 악순환이 생기게 됩니다.

아이의 경우는 집에서 꼭 식습관을 바로잡아 주어야 합니다. 부모님이 단호하게 마음을 먹고 밀가루 음식과 간식을 끊어야만 아이의 소화기가 좋아지게 됩니다.
밀가루와 인스턴트 음식, 유제품을 끊은 아이들은 식욕이 확연히 올라가고 경련의 빈도가 줄게 되는 경우가 많습니다.

경련과 소화기의 연관 관계

그렇다면 왜 소화기가 좋아지면 경련의 빈도가 줄게 되는 것일까요?
이렇게 생각하시면 쉽습니다. 소화기가 약해 혈액이 위장 등에 많이 할애되면 당연히 뇌로 가는 혈액량은 줄어들게 됩니다. 뇌로 가는 혈액이 줄어들면 자연히 경련의 큰 유발 요인이 될 수밖에 없겠지요.
위장의 답답함이 심장까지 압박하게 되는 것도 큰 이유입니다. 체기가 있어 가슴이 답답했던 경험을 떠올려본다면 쉽게 이해할 수 있을 것입니다.

저녁을 늦게 먹거나 과식하고 수면 중 경련을 하는 아동의 경우 이러한 요인으로 경련이 발생하는 경우가 많았습니다. 이 때문에 소화기가 약한 아이의 경우 소화가 잘되지 않는 밀가루 음식이나 유제품을 줄이도록 하고, 체기가 있을 때는 손가락을 자주 따주라고 말씀드립니다. 실제로 경련이 있을 때 손발을 따면 경련이 완화되었다고 많은 부모님들이 증언하셨습니다.
당연히 잠들기 직전에 음식을 먹는 것도 자제해야 합니다. 어지럼증이나 두통을 호소하면 바로 손발을 따주고 심장이 안정될 수 있도록 심장을 보강해 주는 역할을 하는 천연약재(포룡환, 안심환)를 복용시켜야 경련을 예방할 수 있습니다.

무엇보다 위장 자체가 튼튼해져 소화 기능이 좋아져야 하므로 평소에도 소화기를 보강하는 한약 처방을 통해 꾸준히 소화 기능을 향상시켜 나가야 함은 물론입니다.
이것이 바로 경련의 원인 치료 방법입니다. 이렇게 소화기 보강이 이루어진 아이는 소화 기능이 개선되어 식사량이 증가하며, 성장발달이 촉진되어 경련증상이 함께 호전됩니다.
그리고 장기간 항경련제를 복용하는 아동들 중에는 이미 면역력이 극도로 떨어져서 보행이 어렵고 눈빛이 흐려져 있는 경우가 있습니다.

먼저 소화기를 보강해서 식욕을 증진시켜야만 혈색이 개선되고 정신이 회복되기 시작합니다. 이처럼 항경련제의 후유증이 경련환자들에게 매우 중요하다는 사실이 확인되었습니다.

뇌전증 아동 중에 유난히 소화기장애를 동반하고 있는 비율이 높은 이유는 앞서 말씀드렸듯 항경련제와 큰 연관이 있습니다.
실제로 진료를 해보면, 항경련제를 장기 복용 중인 아동 중에 소화불량을 호소하는 아동이 많았습니다.
대부분의 양약이 그렇지만 특히 항경련제는 소화기 관련 부작용이 많은 약물입니다. 가볍게는 오심(메스꺼움, 헛구역질), 구토, 변비, 설사 등의 문제부터 만성적으로 소화불량 증세를 호소하는 분까지 계십니다.
특히 항경련제의 주요 부작용 중 식욕과다항진으로 인해, 위장 상태가 좋지 않음에도 과식을 하는 경우가 있어 더욱 쉽게 체기가 생길 수 있습니다.

다음은 주요 항경련제의 소화기 관련 부작용입니다.

항경련제	vigabatrin	clonazepam	valproic acid (divalproex sodium)	valproate	levetiracetam
위장계 주요 부작용	오심, 복통	식욕부진, 식욕항진, 구역, 구토, 복통, 변비, 설사, 타액 증가	구역, 구토, 소화불량, 설사, 변비, 복부경련, 식욕부진, 식욕항진	비정상적 체중 증가, 복통, 위 불쾌감, 구역, 구토, 췌장염	복통, 설사, 소화불량, 구역, 구토 식욕부진, 체중 증가
상품명	사브릴	리보트릴	데파코트 발픽스	오르필	케프라

이처럼 소화기와 경련이 매우 큰 상관관계를 가지고 있음을 분명히 인식하셔야 합니다.
아이가 체해서 경련이 일어났다면, 다음번에는 과식을 조심하고 자기 전에는 소화가 어려운 밀가루 음식 등을 덜 먹도록 하는 등의 노력이 꼭 필요합니다. 또한 소화환이나 체열방, 평위단 등의 한방 소화제를 병행하여 복용하는 것도 도움이 될 수 있습니다.

잘 먹고 잘 자는 것이 되지 않으면 건강하게 성장할 수 없고, 건강하지 않은 몸에서는 건강한 뇌발달이 이뤄질 수 없습니다.
그중 첫째는 바로 잘 먹는 것입니다. 이 단순한 사실을 기억하시면 경련 치료에 소화기 체질 개선 한약을 복용해야 하는 이유가 간단히 이해됩니다.

이렇게 소화기 한약 치료를 받은 부모님들은 모두

"아이가 밥을 잘 먹게 되었어요."
"핏기라곤 찾아볼 수 없던 얼굴에 혈색이 돌아요."
"키가 눈에 띄게 자라고 있어요."
"신기하게도 배나 머리가 아프단 소리를 안 하네요."

라고 말씀하십니다.

항경련제는 소화기가 약한 경련 아동에게 결코 근본치료약이 될 수 없습니다. 경련증상이나 소화불량 증세를 따로따로 보지 마시고 몸 전체를 보셔야 합니다.
소화기약 따로, 성장약 따로, 경련약 따로 있는 것이 결코 아닙니다. 몸의 전반적인 건강 개선만이 유일한 뇌전증의 근본치료 방법입니다.

4) 간질+미숙아(발달장애)

미숙아란 엄마의 자궁 내에서 충분히 성장하지 못한 채 출산한 아기로, 일반적으로 분만 예정일 3주 이전 또는 임신 기간 37주 미만에 태어난 아기를 뜻합니다.
미숙아의 경우 저체중을 동반하기 쉬운데, 정상 아이의 체중이 평균 3.4kg인 반면 저체중아의 경우 2.5kg 이하의 체중을 갖고 태어나게 됩니다.
저체중인 경우 큰 주의가 필요한데, 저체중이 신생아 사망의 주요 요인이기 때문이며 더불어 정상아에 비해 이후 발달 시 신체적, 인지적, 정서적 문제를 일으킬 확률이 높기 때문입니다.
또한 중추신경계(뇌 신경계)는 임신 후반까지 지속적으로 발달하는데, 미숙아의 경우 뇌발달 또한 미성숙한 채로 출생하게 된다는 문제점이 있습니다.
때문에 중추신경계 이상으로 두뇌발달이 지체되어 학습장애나 운동장애 등이 나타날 가능성이 높아지며 심한 경우 뇌성마비나 정신지체와 같은 장애를 갖게 됩니다.
실제로 내원한 뇌전증 아동 중에는 미숙아, 저체중아로 출산되거나 쌍둥이로 태어난 경우가 많았습니다.

미숙아(발달장애)의 생리적인 특징

미숙아는 위에서 살펴보았듯, 여러모로 제대로 성장하지 못한 채 태어난 경우이기에 정상아에 비해 더욱 세심한 보살핌이 필요합니다.

(1) 체온 조절

미숙아는 만삭아에 비해 체온을 조절하는 기능이 떨어져 환경의 영향을 더 쉽게 받기에 저체온과 고체온이 나타나기 쉽습니다.
그렇기에 옷을 너무 많이 입히거나, 덜 입히는 것을 경계해야 하며, 조금이라도 춥거나 더운 환경에 노출하는 것 또한 조심해야 합니다.

(2) 호흡 중추

호흡 중추가 다 발달하지 못하여 무호흡이 자주 발생할 수 있습니다.

(3) 간 기능

만삭아에 비해 간 기능이 미숙하여 '빌리루빈' 대사장애가 발생할 수 있는데, 이 장애의 대표적인 증상은 황달입니다.

(4) 면역 기능

임신 중 아이는 대개 모체로부터 임신 말기에 항체를 전달받게 됩니다.

그런데 28주 이전에 태어나는 미숙아는 바로 이 항체(면역물질)를 충분히 전달받지 못했기 때문에 면역력이 약할 수밖에 없습니다. 때문에 병원체에 감염될 위험성과 패혈증에 걸릴 확률이 높습니다.

(5) 위장 기능

미숙아는 위의 크기가 작고, 장 운동이 느리며 소화 기능 또한 미숙합니다. 재태기간 34주 미만의 미숙아는 젖을 빨고 삼키는 능력이 불완전하므로 튜브로 젖이나 우유를 넣어 주거나 혈관으로 영양을 공급하기도 합니다.

(6) 신장 기능

장 기능이 불완전하므로 혈액을 통해 운반되어 온 노폐물 여과 기능, 영양소 재흡수 기능 또한 부족합니다.
수분을 저장하는 능력이나 불필요한 수분을 배설하는 능력도 부족하므로 수분 조절도 미숙할 가능성이 높습니다.

(7) 심장혈관의 기능

미숙아들은 동맥관이 닫히지 않거나 다시 열리는 경우(동맥관 개존증)가 흔히 발생할 수 있습니다. 이 경우 심장에 부담이 가며, 호흡 곤란이 발생하게 됩니다.

미숙아 맞춤 치료

미숙아는 면역력이 매우 부족하므로, 감기에 쉽게 노출되며 체온 조절 기능 또한 부족하여 고온으로 올라갈 가능성이 높습니다.
아이가 고열이 난다고 당황하여 진통해열제를 먹이게 되면, 독소해독능력과 소화능력 모두가 부족한 미숙아에게는 매우 치명적인 문제를 야기할 수도 있으므로 대단히 조심하여야 합니다.
앞서 살펴보았듯 감기와 고열은 모두 경련을 유발하는 주요 원인이므로, 경련을 동반할 확률 역시 높아질 수밖에 없습니다.

본원에서는 20년간의 간질, 발달장애 임상경험으로 감기치료의 근본치료를 매우 강조합니다.

감기는 대표적인 바이러스 질환입니다. 즉, 면역력이 저하되어서 발생되는 것입니다.
서양의학에서는 감기약이 없습니다. 감기증상을 완화하는 약물이 있을 뿐입니다. 그런데 콧물을 줄여주는 항히스타민제, 가래기침을 완화해주는 진해거담제는 대표적인 경련 유발 감기약입니다.

그래서 본원에서는 감기증상 시에 대증요법(원인 치료가 아닌 임시처방)으로 무조건 항생제, 항히스타민제, 진해거담제, 기관지확장제 등을 남용하는 것은 금하고 있습니다.
감기증상을 잠시 완화할 뿐 면역력을 떨어뜨리면 감기만 달고 사는 게 아니라 약물에 의한 경련 유발과 면역저하로 인한 경련 유발이 동시에 발생될 수 있습니다.

경련, 발달장애 아동들에게 본원에서는 감기 시에 반드시 본원에서 고열, 비염, 모세기관지염, 중이염 시에 먼저 면역증강처방으로 감기치료를 권고합니다.

그러면 대부분 잦은 감기에 벗어날 뿐만 아니라 면역증강으로 항경련제의 부작용으로 약해졌던 인지력과 성장속도도 빠르게 정상화되었습니다.

성모아이 한의원에서는 대표적으로 세 가지 처방을 동시에 하고 있습니다.

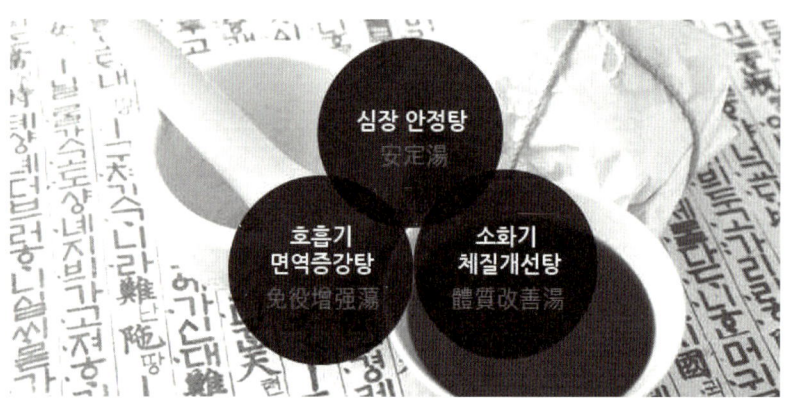

우선 '호흡기 면역증강탕'을 통해 부족한 면역력을 보강해 감기에 걸리는 일을 줄여야 합니다.

또한 심장이 약해 발생하는 고열이나 소화불량, 예민한 성격을 보완해 주기 위해 '심장안정환'을 처방해 허약한 심장의 과흥분을 안정시켜 주어야 합니다. 숙면이 촉진되어 성장발달 속도가 빨라집니다.

대부분 발달장애 아동들은 비위가 허약하여 잘 먹지 않는 경우가 많습니다. 본원에서 20년 임상경험으로 완성한 식욕증진 처방을 통해서 대부분 식사량이 늘게 됩니다. 식사량이 늘면 자연스레 성장발달 속도가 빨라지게 됩니다.
마지막으로 부족한 위장 기능을 보강해 소화불량으로 인해 발생하는 열을 근본치료하여야 합니다. 특히 위장 기능이 강화되면, 소화 흡수되는 영양소가 늘어나므로 다른 신체의 발달 또한 촉진하므로 매우 효과적입니다. 이를 위해 '소화기 체질개선탕'을 처방합니다.
발달장애 아동들이 숙면, 식사량 개선, 잦은 감기졸업 이 세 가지만 된다면, 발달 속도가 훨씬 빨라지는 것은 당연합니다.

본원에서는 영유아가 복용하기 쉽게 맑고 투명한 한약을 지난 20년간 연구해왔습니다.

지금 주변에 발달장애 아이들이 있다면, 그 아이가 혹 지금도 감기에 항생제 등을 남용하고 있다면, 감기약을 당장 면역증강 한약으로 바꿔야 하며, 식사량이 적다면 식욕증진처방으로 발달치료를 해야 하며, 잘 놀라고 밤에 숙면이 안 된다면 심장안정 천연약물로 치료해야 합니다. 더욱 많은 발달장애 아동들이 이 사실을 알면 좋겠습니다.

미성숙아는 이렇듯 다방면에서 세심하게 보살펴 주어야 건강하게 성장할 수 있습니다. 미성숙아라 하여 평생 발달이 느린 것은 결코 아닙니다. 조금 일찍 태어나 신체가 미성숙한 것뿐이니, 양질의 천연 비료를 적절히 사용한다면 정상아들과 같이 건강하고 튼튼하게 자랄 수 있음을 꼭 기억하시기 바랍니다.

"뇌전증 치료 결과
84% 효과
(근본치료/개선)"

성모아이 한의원 2013년 5월 이후
2017년 6월 기준 3개월 이상 치료 받은 뇌전증 환자 통계

뇌전증 근본치료 (증상 없이 유지)	약 32.5%
뇌전증 개선 – 항경련제 복용량 줄임 – 발달 개선 – 면역증강	약 51.8%
변화 없음 – 뇌전증이 호전, 악화 반복하는 중 – 인내심 부족으로 중도 포기 – 뇌전증 병력 3년~10년 이상인 경우 – 면역저하, 스트레스, 소화불량, 항생제 등 화학약품 남용 시 증상 악화 多	약 15.6%
계	100%

뇌전증 예후 84% 효과 (근본치료/개선)

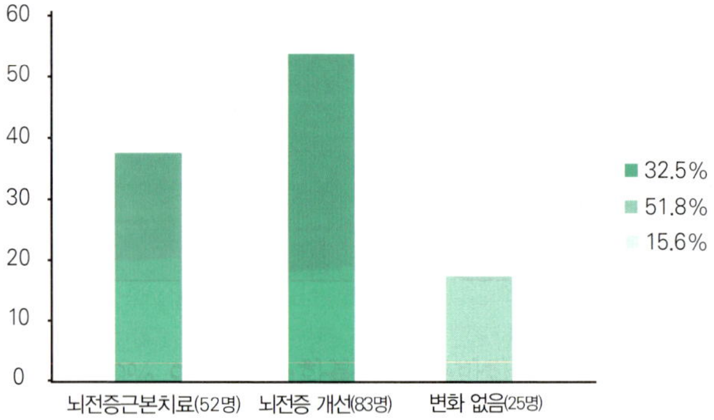

TIP

경련 아동 유의사항

– 경련증상이 있거나 전조증상이 있을 때는 반드시 손발을 자락해 주어야 합니다.

자락 방법: 수지침이나 당뇨채혈용 란셋으로 첫 번째, 두 번째 손 · 발가락 끝을 빠른 속도로 찔러 피를 내줍니다. 강직이 되었을 경우 억지로 펴지 말고 가까운 마디를 찔러 피를 냅니다. 지혈하지 않고 그대로 두어 피가 소통(출혈)되도록 해주어야 합니다.

– 열이 나더라도 바로 양약을 섭취시키지 않습니다.

오한이 동반되지 않으면서 미열이 나면 소화기 원인은 경우가 대부분입니다. 이때에는 먼저 공복을 취하게 하고 체열방을 복용시킵니다. 오한이 동반될 경우는 발열방을 복용시킵니다.
만약 38℃ 이상의 고열이 발생하면 한방 상비약인 소시호탕을 복용토록 해야 합니다. 대부분의 아동은 상비약 복용을 통해 해열이 되지만, 열이 떨어지지 않거나 40℃ 이상일 경우에는 해열진통제를 소량만 복용시키도록 합니다.

– 평소에 충분한 휴식을 취합니다.

경련은 항상 몸이 피곤할 때 일어난다는 사실을 기억하셔야 합니다. 특히 밀폐된 공간에서 땀을 흘리면서 운동하거나 장시간 머무는 경우 경련이 유발되기 쉽습니다.

체력소모가 큰 운동보다는 산소가 많은 곳(숲이나 공원)을 산책하며 틈틈이 휴식 시간을 가지는 것이 중요합니다.

– 수분 섭취를 많이 해야 합니다.

특히 더운 여름철, 땀을 많이 흘린 경우 경련이 유발될 수 있으므로 수분 섭취를 자주, 많이 해야 합니다. 미네랄을 보충하기 위해 죽염을 소량 복용하거나 동치미 국물을 마셔 주는 것도 좋습니다. 현미를 볶아 물로 끓여 마시거나 수박으로 수분을 보충하는 것도 효과적입니다.

– 경련 증세가 심할 때는 포룡환과 안심단을 복용합니다.

포룡환과 안심단은 심장을 안정시켜 주는 탁월한 효과가 있으며, 우황청심환과 같이 심장 열을 식혀 주는 약재에 보혈제를 첨가하여 장복할 수 있도록 만들어진 환입니다.

TIP

경련 시
가정에서 손발 따는 법

아이가 가정에서 경련을 하게 되면 부모님들은 당황하여 우왕좌왕하게 됩니다. 만약 발작이 15분 이상 지속되거나, 2회 이상의 발작이 의식 회복 없이 연달아 발생하는 간질 중첩증의 경우에는 반드시 응급실에 가셔서 진정제나 항경련제를 투여하여야 합니다.
그러나 이외의 경련 발작은 뇌에 비가역적인 손상을 주지 않는 것으로 알려져 있습니다. 그러므로 아이가 경련을 하게 되면, 당황하지 않으셔도 됩니다.
먼저 아이의 머리를 낮추고 주변의 위험한 물건을 없애신 후 손발의 1, 2지를 따 주시기 바랍니다. 1, 2지를 땄는데도 불구하고 의식이 돌아오지 않는 경우 열 손가락, 발가락을 모두 차례대로 따 주시면 됩니다.
손발을 따는 것은 심장의 부담을 덜어 주고, 소통을 시켜 주며, 손발을 딸 경우 아이의 의식이 훨씬 빠르게 돌아오며 경련 시간이 짧아지는 효과가 있습니다.
병원에서는 손발을 따는 게 아무런 과학적 근거도 효과도 없다고 하지만, 본원에서 알려드린 자락법을 환아에게 해본 보호자들은 이구동성으로 예전보다 증상이 빨리 해소되었고, 정신도 빨리 돌아왔다고 하십니다. 이미 수백 년 전 조상들이 해오던 응급처치법이기 때문에 시도해 보시길 권해드립니다.

- **손발 자락법**

손발을 딸 때, 어디를 따야 할지 위치를 물어보시는 경우가 많은데, 정확히 어디라기보다는 심장에서 가장 먼 쪽, 사지의 끝을 따주시는 것에 의미가 있습니다.

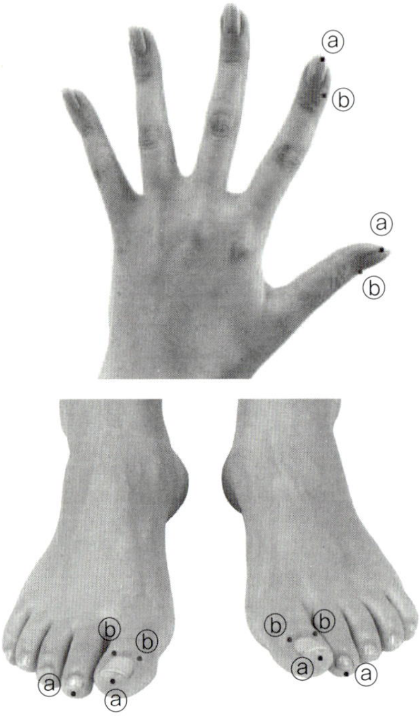

ⓐ가 1, 2지 끝에 있는 혈자리입니다. 아이가 경련하거나 답답해하고 있을 때는 위치를 찾느라 시간을 허비하지 마시고, ⓑ 동그라미로 표시된 손가락 발가락 끝을 빨리 출혈시키는 것이 중요합니다.

혈자리를 정확히 찾아서 따는 것이 중요한 것이 아니라, 손끝 발끝의 대략의 위치를 최대한 빨리 출혈을 시키는 것이 중요합니다.

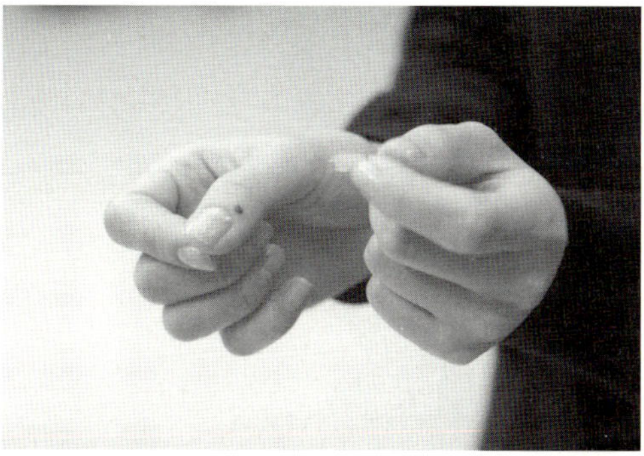

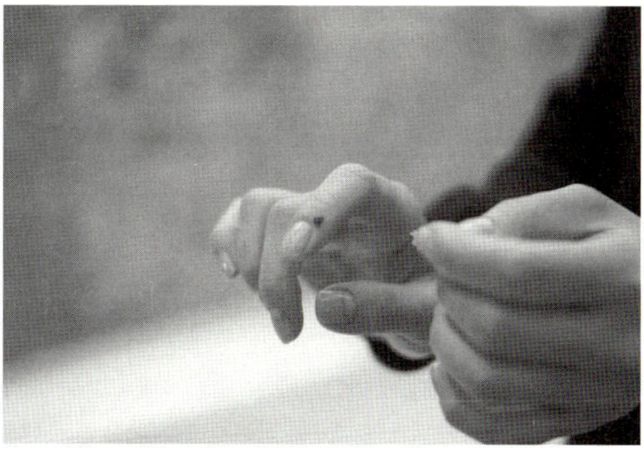

사진과 같이 피를 낸 후에는 지혈하지 마시고 주위를 주물러 피를 짜내도록 합니다. 발가락 역시 끝을 따 주시면 됩니다.

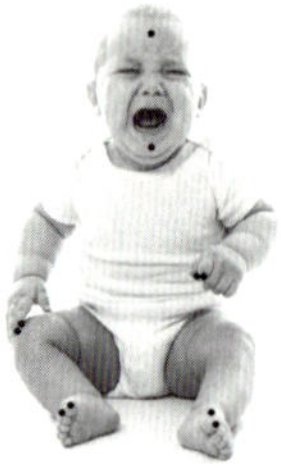

아이가 청색증이 동반될 경우(입술 주위, 미간 부위 등이 파래지는 경우)에는 얼굴도 함께 따주시는 것이 좋습니다. 얼굴 부위는 위에 표시한 입술 아래 쏙 들어간 승장혈, 입술 위 인중혈, 그리고 미간을 따주시는 것이 효과적입니다.
손과 발, 얼굴을 따 주시는 것은 부작용이 없으며 경련 시간을 단축시키는 데 큰 효과가 있습니다.
피를 내는 위치에 연연하기보다는 위생에 더 신경 쓰는 것이 중요합니다. 약국에서 판매하는 1회용 란셋(수지침용, 당뇨 채혈용)을 사용하는 것이 제일 좋습니다.
자락 후 아이의 의식이 돌아오면 포룡환을 복용시킵니다. 단, 의식이 없을 경우에는 기도로 넘어갈 위험성이 있으므로 어떤 것도 복용시켜서는 안 됩니다. 의식이 돌아온 후 포룡환을 복용시키면 심장이 안정되므로 연달아 경련하는 것을 예방할 수 있습니다.

경련을 한 후에 아이가 구토를 하거나 복통, 두통을 호소하며 밥을 먹으려 하지 않는 경우에는 억지로 밥을 먹이기보다 공복을 취하거나 소화가 잘되는 죽이나 미음 등만을 주시는 것이 좋습니다.
또한 동치미 국물의 경우는 천연 소화효소가 포함되어 있으며 짠맛(나트륨)이 링거의 역할을 할 수 있으므로 죽과 함께 복용 시 도움이 됩니다.

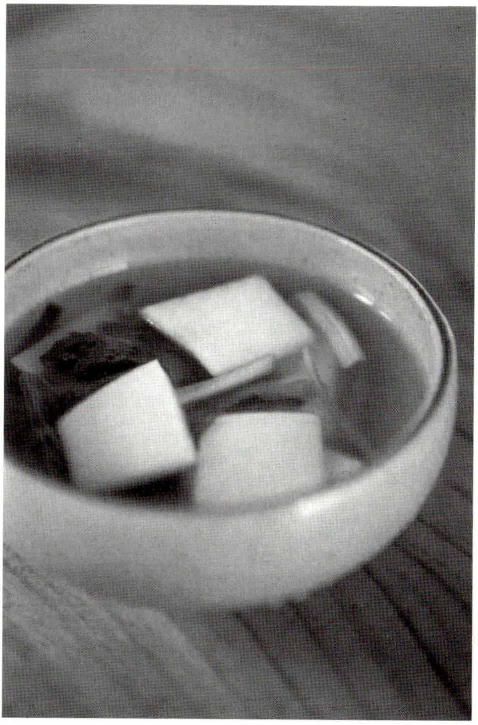

CHAPTER 2

소아난치성 간질

1

영아연축

영아연축(웨스트 증후군, West syndrome)은 일반인들에게는 낯선 병명입니다. 주로 1세 미만에 발생하는 원인불명의 뇌증으로 긴장발작, 무긴장성 발작, 간대성 근경련 발작 등의 다양한 발작을 동반하는 것이 특징입니다.

주로 목 부분에서 강직과 무력감이 나타나 꾸벅하고 고개를 숙이는 것처럼 나타나는 경우가 많아 경련인지도 모르고 방치되는 경우도 있어 주의가 필요합니다.
하지만 점차 경련의 강도와 빈도가 증가하여 발작이 한번 시작되면 수십 초 간격으로 반복하여 나타나기도 하고, 하루에 수십 회에서 많으면 100회 이상 계속되기도 합니다.
증세가 워낙 천차만별이여서 동영상만으로 확진을 하긴 힘들며, 뇌파검사를 통해 정밀한 진단을 하게 됩니다.

일단 영아연축으로 진단받게 되면 항경련제 복용을 가장 먼저 시행하게 되는데 안타깝게도 영아연축의 경우 50% 이상이 항경련제에 반응하지 않는 난치성 간질입니다.

예후도 불량하여 사망률이 무려 15~20%에 달하며 70~90%가 정신지체를 앓게 됩니다. 단 10%만이 정상 발달을 하게 되는 것입니다.
영아연축이 의심되거나 이미 진단받은 아이의 부모님들에게는 청천벽력과 같은 소리일 것입니다.

영아연축은 정말 특별한 치료법이 없는 것일까요?

영아연축과 항경련제

영아연축의 경우 뇌전증보다 항경련제의 유의미한 치료가 매우 드뭅니다. 혹 아이가 항경련제 복용 후 3년간 경련 없이 잘 지냈다 하더라도 항경련제를 중단하는 순간 80%는 1년 이내, 90%는 2년 이내에 발작이 재발하는 것으로 알려져 있습니다.

90%가 2년 이내에 재발하는 무서운 질환 영아연축. 그렇다면 과연 항경련제를 치료약이라고 해야 할까요, 증상 억제제라고 해야 할까요?
항경련제로는 근본치료가 되지 않는다 하더라도, 경련이 3년간 억제되는 것만 해도 좋은 것 아니냐고 반문하실 수도 있습니다. 하지만 항경련제는 반드시 다양한 부작용을 동반한다는 것을 기억하셔야 합니다.
부작용을 감수하고서라도 사용해야 할 때도 있긴 하지만, 아이의 건강한 발달과 직결된 문제이기에 항상 신중하게 판단하셔야 합니다.

가장 큰 문제는 영아연축 아동의 70~90%에서 정신지체가 동반된다는 것입니다. 발달지연 또한 함께 오는 경우가 빈번합니다. 여기에 더해 1세 이하 영유아 시기에 항경련제를 장기간 복용하는 것은 돌이킬 수 없는 부작용을 불러일으킬 수 있습니다.

모든 아이에게 가장 중요한 것은 '발달'입니다. 영아연축은 대개 1세 미만에 시작되는데, 이 시기는 아래 그래프에서 나타나듯 뇌발달(시냅스 형성)에 매우 중요한 시기입니다.

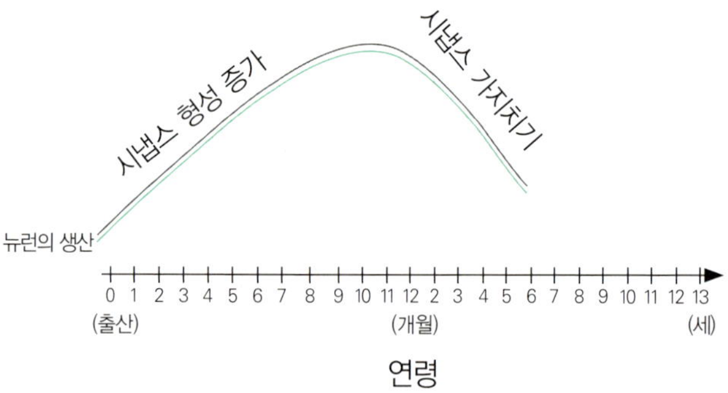

이 시기에 항경련제 복용 없이 뇌발달을 도와주는 천연 물질을 먹고 경련이 나을 수 있다면 기적과 같다 할 수 있겠습니다. 한의학에는 그런 기적을 만들 수 있는 방안이 있습니다. 본원에서는 지난 20년간 항경련제 없이 경련치료를 이뤄냈기에 확신을 가지고 말씀드릴 수 있습니다. 저는 영아연축을 항경련제 없이 한약을 통해 완치한 기적을 몇 차례나 보았습니다.

저는 이러한 사실이 널리 알려져 부디 항경련제 부작용으로 고통받는 아이들이 조금이라도 줄어들었으면 하는 바람입니다.

영아연축, 항경련제 없이 이겨 내기

우선 우리가 "Brain is body"라는 당연한 이치를 '경련'이라는 증상을 보며 뇌파검사만을 생각하는 사이 잊은 것은 아닌지 되돌아봐야 합니다. 건강한 몸에서만 건강한 뇌발달을 가져올 수 있음을 꼭 기억하고 기초부터 차근차근 다져 나가야 합니다.

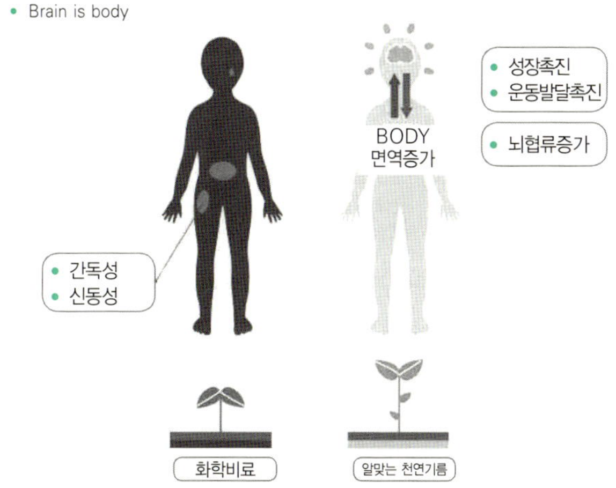

성모아이 한의원에서는 기본에 충실한 치료로, 놀라운 결과를 이뤄내고 있습니다. 아래 사례들을 보시면 제가 왜 그렇게 기본을 강조하는지 알게 될 것입니다.

성모아이 한의원 임상사례연구결과

(1) 대상

대학병원에서 영아연축을 확진받고 항경련제 투여 중이나 경련조절이 되지 않는, 양방치료가 무효한 난치성 영아연축 아동 중 아래 조건을 만족하는 아이.

① 최근 3년 이내 케이스

② 항경련제 복용 완전 중단

③ 1년 이상 경과 확인

(2) 연구분석

대상 중 임상적으로 유의미한 치료효과를 입증하기 위하여 성모아이 한의원의 탕약치료를 최소 6개월 이상 복용한 아동 총 10례를 분석했습니다. 10례의 케이스 분석 결과 항경련제의 복용 기간과 치료경과 사이에 유의미한 상관관계가 발견되었습니다. 항경련제의 복용기간이 짧을수록 치료 유효율이 높게 나타난 것입니다. 발달 정도의 연관관계 또한 추후 분석연구가 필요할 것으로 생각됩니다.

대상: 난치성 영아연축 케이스 중 항경련제 복용을 완전 중단하고 성모아이 치료를 최소 6개월 이상 받은 아동		
완쾌	60%	1년간 경련 발작이 없는 상태 유지, 인지발달 중
유효	30%	경련이 50% 이상 감소, 신체발달
경미한 호전반응	10%	항경련제 복용 전과 비슷한 정도의 경련
	100%	

이를 기초로 6개월 이상 성모아이 한의원의 탕약 치료 시 영아연축 완쾌율을 정리하면 60%(10례 중 완쾌 6례)의 치료율을 보였습니다. 10례 모두 의미 있는 호전 반응을 보였으며 최소 일주일에서 최대 1년간 복용해 온 항경련제를 모두 중단하였다는 부분이 주목할 만합니다.

항경련제를 동반 복용한 케이스까지 사례를 확장하면 훨씬 높은 치료율이 나타날 것으로 기대됩니다.

그나마 영아연축 치료에 의미가 있다고 알려져 있는 케톤 식이요법으로 경련소실과 인지정상화가 되는 비율이 30%를 약간 웃도는 정도인 것을 보면 본원의 영아연축 치료율은 놀라울 정도입니다. 더군다나 케톤 식이요법은 지속이 어렵다는 점을 생각해 본다면 성모아이의 치료율은 매우 획기적이라고 할 수 있습니다.

| 영유아 치료후기 |

"3개월 남아 영아연축 근본치료되다"

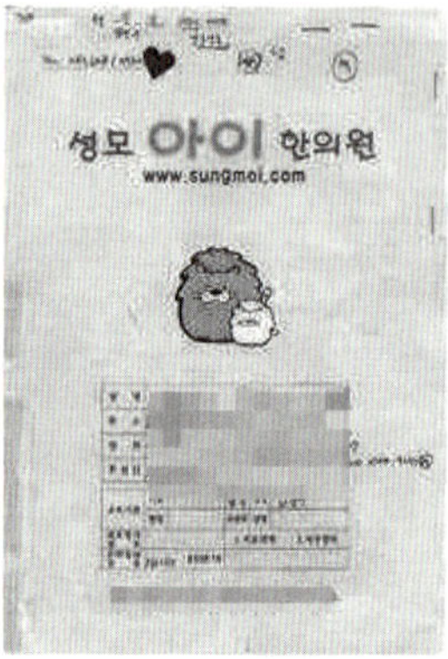

김**은 생후 2개월부터
유아연축이라는 병명으로 경기가 발병했습니다.
대학병원에 입원하였으며 약물치료 과정에서 김**는
동공이 풀리고 잠에 취해 정상적인 생활을
지속할 수 없는 상황이었습니다.
병이 호전되더라도 뇌, 몸에 안 좋을 거라는 판단하여
성모아이 한의원에서 한약치료 후

↓

2년 후 현재까지도 연축증상 전혀 없고,
건강하게 잘 지내고 있다고 합니다.
표정도 매우 밝아졌다는군요.(발달 촉진됨 ↑)

자세한 후기 내용은 나잇대별 진료후기 참고해주세요 ◡̈

"영아연축 완치! 정상적인 초등학교 입학하다"
(6년간 경련 재발 없음)

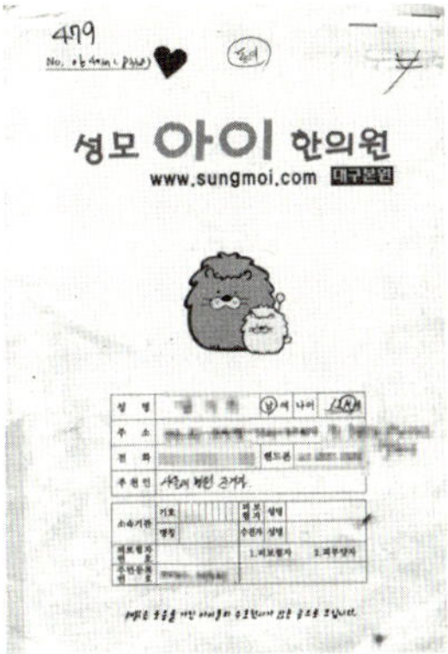

1일 7회~8회 하던 경련증상이 항경련제 완전 중단 후에도
경련증상 없이 잘 지내고 있어요.
수면 시 입면시간 감소, 깊은 수면 유지,
배 빵빵한 증상도 없어진 상태입니다.
더 이상 항생제, 항경련제는 복용하지 않는다고 하네요.
전반적으로 체력도 상승하였습니다.
현재 정상 생활 중입니다.

자세한 후기 내용은 나잇대별 진료후기 참고해주세요

| 영유아 치료후기 |

“생후 5개월 영유아 검사 시 소두증상, 영아연축 진단 후 1년째 건강한 우리 아이”

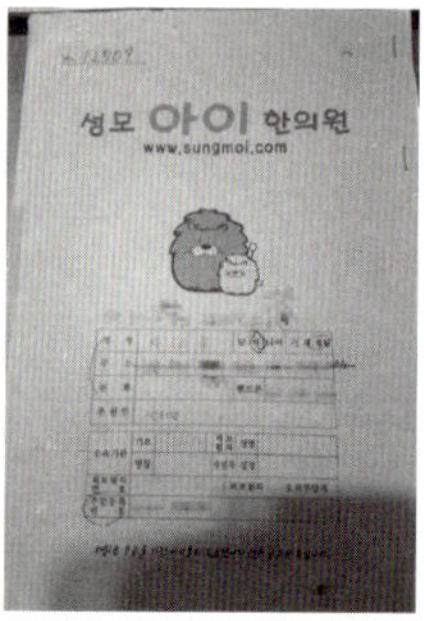

우리 아이는 2014년 12월에 건강하게 태어났지만 생후 2개월부터 영아연축이라는 병명으로 경련이 발생해 대학병원에 입원했어요. 약물치료 과정 중에 ○○이가 동공이 풀리고 잠에 취해 정상적인 생활을 지속할 수 없어 경련증상이 조금 호전되었더라도 뇌발달 및 다른 부작용이 더 클 것 같다는 판단했어요. 친척과 지인들로부터 성모아이 한의원을 소개받아 침과 한방약으로 치료를 하였어요.

발병 초기에는 하루 발작만 10회에서 15회가량이었고 발작 지속시간은 8분에서 15분가량이었으며 발작 증상 시 손발을 높이 들고 힘들어하는 모습을 보였어요. 동공도 항상 먼 곳을 응시하였으며 아이 스스로도 굉장히 힘들어하였습니다.

현재 3개월째로 성모아이 한의원에서 한약과 침을 통하여 치료해 본 결과로는 경기는 하루 2회에서 5회 정도로 호전되었으며 경기시간은 2분에서 5분으로 줄어들었어요. 특히 눈빛이 정상으로 돌아왔으며 상황이 계속 호전되는 것을 눈으로 확인하고 있어요. 박사님을 만난 것을 저희들은 행운이라고 느끼며 앞으로도 완치될 때까지 계속 치료할 겁니다.

오르필 완전히 끊고 1년간 경련 재발 없이
빠른 속도로 또래 친구들의 발달 수준을 따라가고 있다고 합니다.

자세한 후기 내용은 나잇대별 진료후기 참고해주세요 ◡̈

2

레녹스-가스토 증후군

레녹스-가스토 증후군 또한 많은 이들에게 생소한 병명일 것입니다.
1~8세 사이 소아기에 발생하는 연령의존성 난치성 간질증후군 중 하나인데, 여러 가지 간질 발작을 동반하며 성인이 되어서도 정신운동발달 지연을 동반하는 경우가 많이 있습니다.
영아연축은 대개 레녹스-가스토 증후군이 선행되는 경우가 30~40%에 이르고 지적 기능장애를 동반하는 경우가 많기에 특별한 주의가 필요합니다.

특히 발병 아동의 1/3에서 특별한 원인을 찾기 힘들기에 치료가 어려운 질환 중의 하나입니다. 특정할 수는 없지만 뇌의 발달 기형, 유전성 뇌질환, 유전성 대사 질환, 임신 및 출산 전후의 뇌손상, 심한 뇌염이나 뇌수막염 등이 원인으로 추정됩니다.
다양한 발작이 매일 동시다발적으로 발생하며, 점진적으로 정신지체가 진행되며 예후 또한 매우 나쁩니다. 극소수의 환자에게만 치료 효과가 나타날 뿐입니다.
대부분의 레녹스-가스토 증후군 환자들은 지적 능력이 뒤떨어지고 신경학적 결손을 가지고 있으며 성인이 되어서도 발작을 계속 경험하게 됩니다. 즉, 현재 아직은 만족스러운 효과를 보여 주는 치료법이 전무한 상태인 것입니다.

레녹스-가스토 증후군과 항경련제

앞서 언급했듯 레녹스-가스토는 예후가 불량한 질환입니다. 이 증상을 나타내는 환아는 전체 소아 뇌전증 환아 중 약 1~2%에 불과하지만 항경련제에도 잘 반응하지 않기에 특별한 주의를 요합니다.
무엇보다도 약 80% 이상이 거의 평생 경련 발작에 시달리게 된다는 점에서 어떠한 질병보다 무섭다고 할 수 있습니다.
레녹스-가스토 증후군 환자의 54~97%에서 비경련성 간질지속증이 나타나는 것으로 보고되고 있는데, 이는 항경련제인 벤조디아제핀(benzodiazepine)을 투여한 경우 발생하기 쉽다고 합니다.

이러한 이유로 레녹스-가스토 증후군 환자는 되도록 항경련제를 과도하게 사용하지 않도록 권장합니다. 복용하는 항경련제의 종류와 용량이 많아질수록 발작이 잦아지고 인지 기능이 더욱 저하되기 때문입니다.

영아연축과 마찬가지로, 레녹스-가스토 증후군의 주요 원인은 아직도 정확히 밝혀지지 않았습니다. 간질 발작 증상으로 인한 뇌손상과 항경련제의 부작용 등이 아닐까 짐작만 해볼 뿐입니다.

그러나 분명한 것은, 앞서 언급했듯 소아 특히 만 1세 이하의 영유아의 항경련제 복용은 뇌발달에 치명적이라는 사실입니다.
그렇기에 레녹스-가스토 증후군 또한 치료 시 가장 먼저 '발달'을 고려해야 합니다. 경련 조절과 함께 발달을 이루는 방법, 자신 있게 말씀드릴 수 있습니다.

근본치료만이 그 해답입니다.

천연 거름이 답이다

난치성 간질 치료의 목표는 증세의 완화가 아닌 '정상적인 발달'이 되어야 합니다. 아이의 체질에 따라 천연 약재로 구성된 한약으로 면역력을 증상시키고 허약한 내부 장기를 보(補)해 주어야 합니다.

다음은 성모아이 한의원에서 그동안 치료한 레녹스-가스토 증후군 아동 중 일부(70~80%)의 치료경과 그래프입니다.

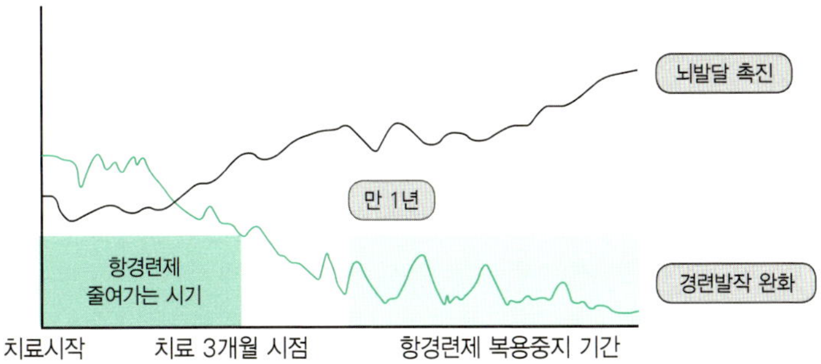

성모아이 한의원에서는 항상 '항경련제의 최소화'를 치료 목표로 삼고 있습니다. 레녹스-가스토 증후군 또한 마찬가지입니다.
약 3개월간 한약과 항경련제의 교차 투여 기간을 두고 경과를 지켜본 결과, 최소한 1년 이상 경련이 전혀 나타나지 않는 상태를 보여 드리고 있습니다.
위 그래프에서 볼 수 있듯, 뇌발달이 촉진되면 경련 횟수 또한 지속적으로 감소하게 됩니다.

다시 한번 강조하지만, 뇌와 몸의 발달은 결코 따로 진행되는 게 아닙니다. **"Brain is body", 몸이 건강해야 건강한 뇌발달이 가능하다**는 사실을 꼭 기억하셨으면 합니다.

“인지, 언어, 운동 발달, 감기 졸업”

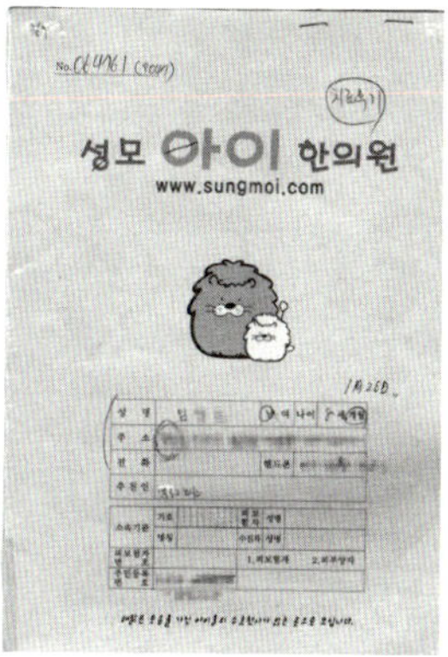

생후 8개월 레녹스-가스토 증후군 기적의 완치사례
(경련도 완치되고 정상보행이 가능해졌으며,
표현을 할 수 있게 되었습니다.
심지어 쌍둥이 다른 형제보다 성장발달이 촉진되었습니다.)

자세한 후기내용은 나잇대별 진료후기 참고해주세요 ◡̈

3

결절성 경화증

결절성 경화증은 뇌와 눈, 심장, 신장, 폐와 같은 기관에 양성 종양이 일어나는 신경계장애로 인구 3만 명 중 1명꼴로 발생하는 상염색체 우성 유전 질환입니다.

제1유전자(TSC1)와 제2유전자(TSC2)의 변이(mutation)로 발생하는데, 이로 인해 세포의 분화가 빠르게 이루어지고 몸 전체의 종양 성장이 촉진되어 여러 기관에 양성 종양이 생기게 되는 것입니다.
환자의 33%는 TS를 가진 부모로부터 유전되며 50%는 부모와 무관하게 새로운 돌연변이로 나타납니다.

결절성 경화증은 종양 외에도 여러 장기에 심각한 합병증을 유발합니다. 경련 발작, 지적장애, 자폐증, 발달지연과 같은 다양한 신경학적 이상과 행동장애, 피지선종 등이 나타나는데, 양성 종양이 어느 곳에서 자라느냐에 따라 증상도 달라집니다.

종양발생 부위	종양발생에 의한 증상	
뇌		간질성 경련(epileptic seizure), 학습장애, 지적기능장애, 발달 지연, 과잉 행동, 반항성, 자폐증
눈(망막)		시력손상
심장		50% 정도에서 심장횡문근종(cardiac rhabdomyomas) 발생
신장	혈관근지방종 (angiomyolipomas)	보통 성인에서 나타나며, 증상은 경미하게 나타나지만, 드물게는 생명을 위협하는 출혈의 원인이 된다.
	신낭종	주로 소아에서 나타나며, 무증상을 보이지만 말기에는 심각한 고혈압의 원인이 된다.
폐		종양으로 인해 호흡이 가빠지고 기침이나 급작스러운 폐허탈이 오기도 함. 방치할 경우 폐 기능이 제대로 이뤄지지 않는 폐부전으로 발전
피부		피부70~80%에서 혈관섬유종(angiofibromas) 발생 부위: 얼굴, 두피, 손톱 주변, 간혹 다리에 피부섬유종 발생. 대개 문제가 안 되나 미관상 흉터로 남음.

결절성 경화증의 가장 흔한 증상은 경련인데, 환자의 90%가 일생 동안 간질 발작을 경험하기에 이를 조절하는 것이 매우 중요합니다.
대개 생후 1년 이내에 시작되어 초기에는 영아연축, 부분 발작 등으로 나타나지만 시간이 지날수록 빈도수가 증가하고 약물에도 크게 호전되지 않는 난치성 경련으로 발전하기 쉽습니다.

현재 양방의학의 치료법은 대증 치료와 합병증 예방뿐입니다. 즉, 다른 난치성 경련과 마찬가지로 단순히 항경련제를 처방하는 게 유일한 치료법인 것입니다.
발병 초기에는 항경련제 처방으로 증세를 조절할 수 있겠지만, 시간이 갈수록 항경련제에도 아무 반응을 이끌어 낼 수 없기에 사실상 치료법이 전무하다 해도 무방한 상황입니다.

| 영유아 치료후기 |

"결절성 경화증이라는 희귀한 선천성 질환 치료"

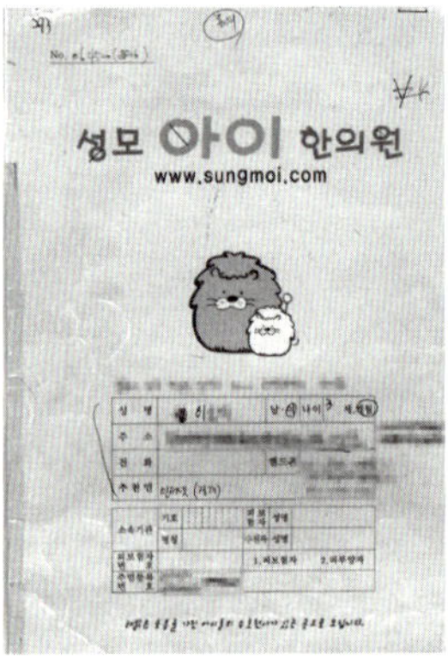

경련 치료

성장 발달

감기 졸업

피부 개선

38주쯤 신장에 혹이 있다는 진단을 받았습니다.
울면 볼에 오돌토돌하게 올라왔고
또래보다 약하게 태어나 깜짝깜짝 잘 놀라고
소리에도 예민했었습니다.
그러나 요즘은 울고 보채지 않고
옹알이도 많이 하게 되었습니다.
열이나 감기, 경련 없이 잘 지내면서 많이 성장하였어요.

자세한 후기 내용은 나이대별 진료후기 참고해주세요

약한 장기를 보강하여 종양 생성을 억제

앞서 말했듯 결절성 경화증은 뇌, 심장, 폐, 피부, 신장 등 모든 곳에 결절(양성종양)이 생겨나는 전신성 질환입니다. 현재 양방의학에는 결절성 경화증의 치료법이 전무합니다.

성모아이 한의원에서는 결절성 경화증의 원인인 유전자 문제에서 답을 찾기보다 몸의 약한 부위에서 종양이 기승을 부리는 것이라 보고 이를 억제하는 데서 그 해답을 찾았습니다. 그러므로 기본적인 면역력 증강과 종양 증상이 나타나는 약한 장기를 강화시키는 데 치료의 중점을 두고 있습니다.

• Brain is body

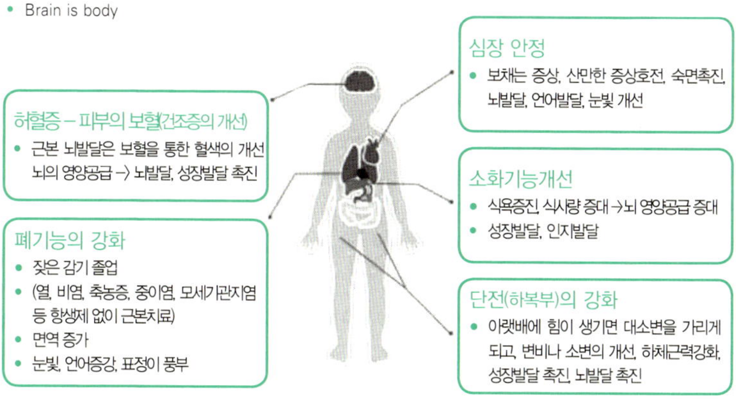

완치를 위해서는 종양이 생성된 후에야 나타나는 증상에 대한 대증치료가 아닌, 원인을 파악하고 예방하는 근본치료가 이루어져야 합니다.

4

사립체 질환

사립체(미토콘드리아) 질환은 사립체의 여러 대사 기능에 이상이 생겨 발생하는 질환을 통칭하는 것으로 에너지 생성이 제대로 이루어지지 않아 생기는 에너지 대사질환을 뜻합니다.
특정한 단일 증상은 없으나, 높은 산소 요구도와 에너지 요구량을 가진 조직이나 기관들이 먼저 영향을 받게 되므로 주로 뇌와 신경계에 이상이 나타나게 됩니다.
사립체는 세포에 존재하는 세포소기관으로 세포가 사용하는 에너지의 90% 이상을 공급하는 역할을 하는데, 여기에 이상이 생기면 뇌와 신경계, 근육 등에 적절한 에너지가 제공되지 못해 다양한 질환이 나타나게 됩니다.

• 미토콘드리아

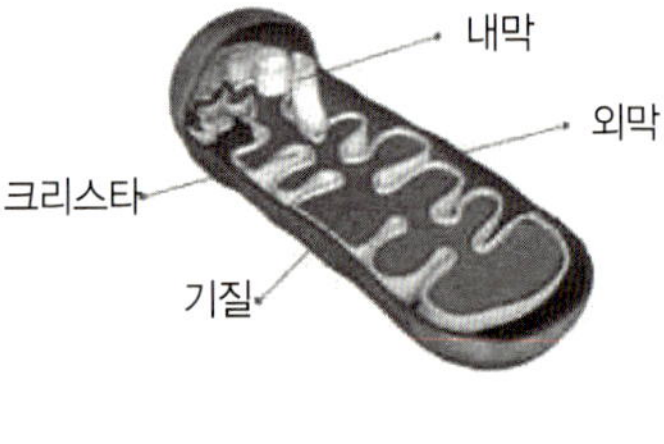

다른 난치성 질환처럼 정확한 원인은 아직 불명이나 시토크롬 C산화효소 결핍 환자의 약 절반가량에서 사립체 유전자의 이상이 발견되고 있어 유전자 이상이 아닐까 추측하고 있습니다.
몸의 어느 부분에서 필요한 에너지를 공급받지 못했는지 사람마다 모두 다르므로 증상 또한 다양하며 정도의 차이를 보입니다.
가장 흔한 증상은 경기와 간질, 발달장애이며 그 외에 발육부진, 근력약화, 시력 및 청력의 손상, 심장, 간, 콩팥 관련 질병, 호흡기질환, 당뇨병 등이 있습니다.
그중 뇌신경계, 근육, 심장, 간, 신장 등의 기관은 서서히 약화되며 진행성 경과를 나타내기 쉽습니다.

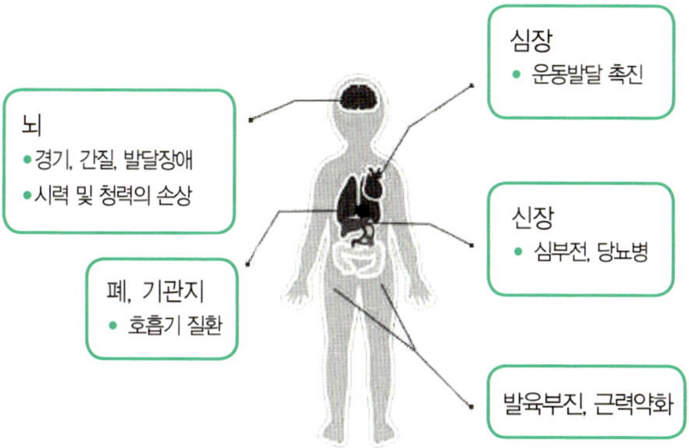

하지만 유감스럽게도, 아직 그 원인조차 제대로 파악하지 못하고 있기 때문에 치료법 또한 전무합니다. 현재까지 나온 어떠한 방법으로도 세포 손상과 사립체 질환의 진행을 막을 수는 없습니다.

하지만 이렇게 짐작해 볼 수는 있습니다. 쉽게 이해하면, 사립체 질환으로 인한 경련증상은 '뇌의 에너지 부족'으로 인한 것입니다. 그러므로 이를 치료하기 위해선 '뇌에 에너지를 공급'해야 한다는 것이 저의 판단입니다.

단순히 항경련제만 투여하면 간질이 조금 줄어들지는 모르겠으나 장기적으로 보았을 때 뇌 기능이 오히려 퇴화하기 십상이기에 우리 아이들은 갈수록 연약해지게 될 것입니다.

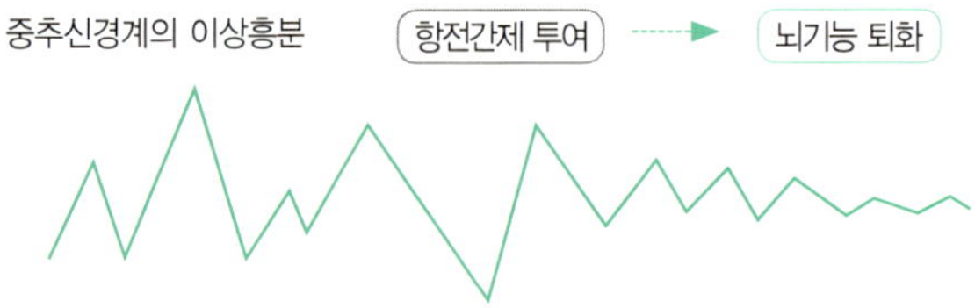

결국 답은 뇌와 심장, 신장 등에서 부족한 에너지를 채워 주고 강화시켜 주는 것입니다.

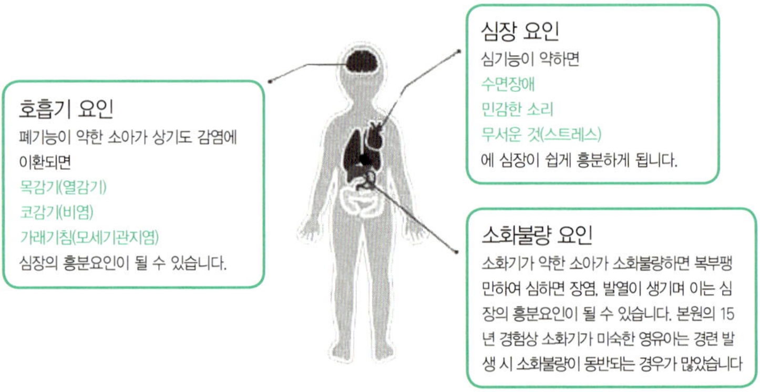

사립체 질환 또한 제가 계속해서 강조하는 "Brain is body"에 의한 질환이며, 또한 성모아이 한의원이 가장 자신 있는 치료법이 그 해답입니다.

5

백질연화증

백질연화증은 뇌의 혈류 감소로 인한 산소 결핍으로, 뇌실 주변의 백질 부위에 뇌백질이 괴사하는 질환입니다. 백질 부분은 특히 혈관분포가 취약하기에 가장 먼저 손상을 입기 쉽습니다.

뇌는 크게 백질(white matter)과 회백질(gray matter)로 나눌 수 있는데 백질은 회백질의 안쪽 신경 세포 섬유들이 모여 있는 곳이며 회백질은 뇌의 겉을 감싸고 있는, 어두운 회색 부분입니다.
이 부분에 손상을 입으면 뇌성마비, 간질, 정신지체 등 치명적인 증세가 나타납니다.

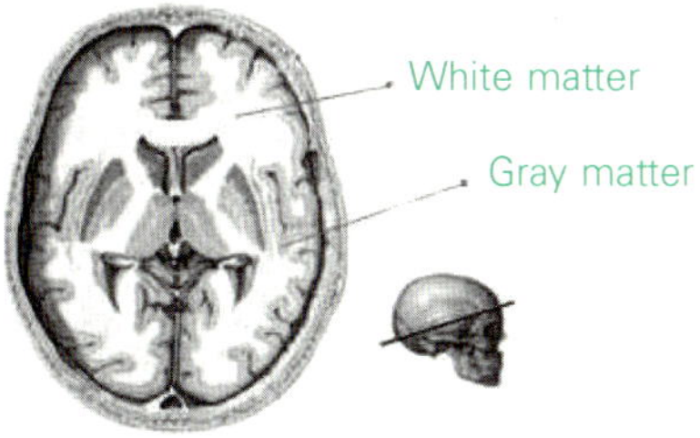

백질연화증은 주로 조산아(32주 미만) 또는 태내 혈액공급이 원활하게 유지되지 않는 상황에서 발생하는 것으로 알려져 있습니다.
산전의 경우 자궁 내 감염이나 태아의 뇌출혈, 미숙아로 출산이 주요 원인이며, 주산기의 경우 조기 양수 파열, 분만 중 허혈성 뇌증, 뇌출혈이 주요 원인입니다. 산후의 경우 뇌손상, 뇌혈관 질환, 뇌막염 등이 주요 원인입니다.

이처럼 다양한 원인으로 뇌에 손상이 가게 되면, 백질 주변에 혈액과 산소공급이 감소하거나 신경을 지지하는 뇌세포가 손상을 입게 됩니다. 둘 다 신경이 손상된 경우이기에 치료하기가 매우 까다로운 난치성 질병으로 분류됩니다.
운동 조절이나 내부 장기 기능에 심각한 문제를 초래하며, 시력 손상, 일시적 호흡 정지, 심박 감소, 간질 발작 등 다양한 증세가 끊임없이 나타나기에 초기 대처가 매우 중요합니다.
특히 치료가 빠르면 빠를수록 예후가 좋기에 아이의 발달이 조금 느리다 싶으면 '별일 아니겠지' 하며 쉽게 넘기지 마시고 한시바삐 정확한 원인을 알아보고 치료를 시작하시는 것이 매우 중요합니다.

이 질환 역시도 대증 치료보다는 약한 장기를 보강해 주는 근본치료가 해답이라는 사실만 기억하신다면 바르고 건강하게 성장하는 아이의 모습을 보실 수 있으리라 확신합니다.

“백질연화증(발달장애), 소아의 가래기침, 뇌전증 근본치료”
(1년간 경련 없음)

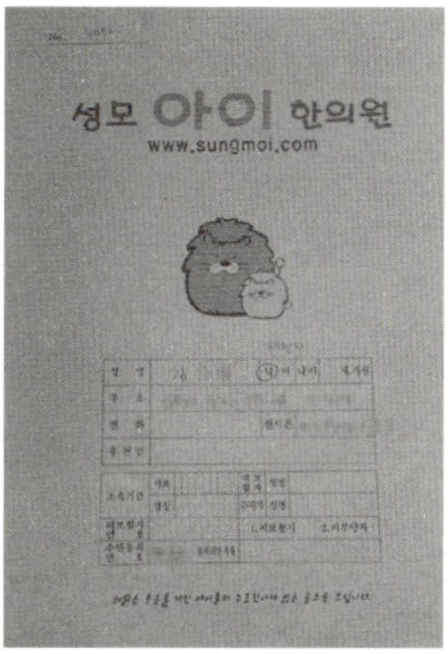

사브릴 500mg 중단 후 오히려 경기는 많이 호전되었고,
발달적 부분도 단어 구사하는 등 전반적인 근본치료되었습니다.
인지발달, 목 가누기, 팔다리에 힘이 생겼고,
표현력도 개선되었습니다.
무엇보다 처음 내원 시 가래가 심했는데
항생제, 진해거담제 복용 없이도 본원의 가래 치료 후
폐가 대부분 정상으로 돌아와서
1년간 항생제 복용이 없었습니다.

자세한 후기 내용은 나잇대별 진료후기 참고해주세요 ◡̈

"코감기, 열감기 졸업, 인지 기능이 매우 향상됨"

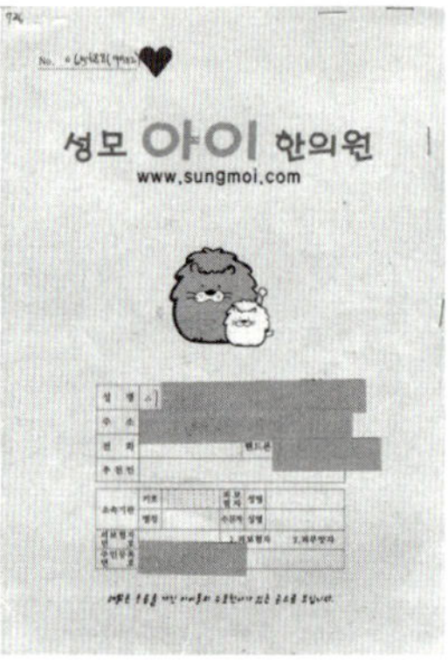

백질연화증(뇌수축소견)

3월까지 정상발달하다 식사량 감소하면서 발달 지체

호명반응 X, 눈 마주침 ↓, 뒤집기 X

쌍둥이로 31주 1.56kg 출생

동맥관개존증, 아토피 최근에 생김

↓

코감기, 열감기 졸업하고

식욕이 생겨 잘 먹고, 수면의 질이 향상됐습니다.

눈빛이 또렷해지고, 뒤집기 20회 가능해졌어요.

인지 기능도 매우 향상되었습니다.

자세한 후기 내용은 나잇대별 진료후기 참고해주세요 ◡̈

6

뇌량무형성증

뇌량무형성증은 1979년 스위스의 유전학자인 알버트 쉰젤에 의해 처음으로 보고된 질환으로, 뇌의 두 개의 반구를 연결하여 주는 '뇌량'이라는 섬유다발이 불완전하게 형성되거나 결손을 보이는 질환입니다.

뇌량은 앞서 살펴본 백질 중 가장 큰 부피를 차지하는 부분으로, 양측 반구의 정보 및 통합에 관여하는 매우 중요한 기관입니다. 임신 12주에 형성되기 시작, 임신 18~20주에 완성됩니다. 요즈음엔 산전 초음파에서 이 기관이 제대로 생성되었는지 여부가 가려지는 경우가 많습니다.

• corpus callosum

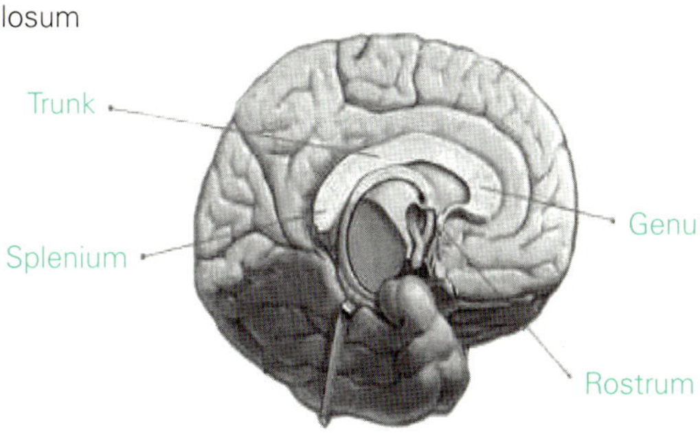

예후는 단순형과 복합형이 반반으로 나타나는데 구체적인 증세는 다음과 같습니다.

- **단순형(다른 질환이 동반되지 않는 경우, 50%)**

– 단순형 완전 결실: 정상발달(74%), 경도발달이상(14%), 중증발달이상(11%)

– 단순형 부분 결실: 정상발달(66%), 경도발달이상(7%), 중증발달이상(28%)

- **복합형(다른 질환 동반, 50%)**

– 뇌량 무형성증 외에 Dandy–walker 증후군, 뇌반구간 낭종, 수두증, 지방종 및 피질 기형 등이 동반.

– 질 기형 등이 동반

주요 증상들은 아래 표와 같습니다.

머리와 얼굴	대두증(macrocephalt): 전두부가 넓고 돌출, 후두골 돌출 등
눈	양안격리증(ocular hypertelorism): 두 눈 사이가 멂. 내사시(convergent strabismus) 시신경위축(optic atrophy) 망막색소변성
코	작고 짧으며 콧등이 넓고 콧구멍이 위를 향하고 있는 편
귀	귀의 위치 이상
구순구개열	10% 이상에서 보임.
손가락과 발가락	다지증: 손가락 및 발가락 수가 정상에 비해 많음. 합지증(syndactyly): 손가락이나 발가락이 붙어 있는 경우

소화기계	서혜부 탈장, 제대탈장
생식기계	요로하열(hypospadias), 잠복고환
성장	50%에서 성장지연이 나타나며 이로 인해 정상인과 비교했을 때 작은 키를 보임.
중추신경계	뇌량무형성, 지주막낭종, 중증의 정신지체, 뇌전증, 근긴장저하증, 대뇌피질의 위축
언어	중증의 언어장애
심장	선천성 심장기형

치료법은 아이의 건강한 발달을 목표로 하는 원인 치료입니다. 뇌량무형성증의 원인 치료는 약하게 태어난 아이의 면역력증강을 통하여 잔병치레를 줄이고 정상 발달하도록 도와주는 방향이 되어야 할 것입니다.

TIP

뇌파 검사의 의미

뇌전증을 진단하기 위해 다양한 방법들이 시행되고 있지만 그중에서 가장 흔하게 사용되는 방법이 바로 임상적인 뇌파 검사입니다. 양방의학에서는 대뇌피질의 과한 자극 흥분성이 뇌전증을 유발한다고 추정하므로, 뇌파를 측정하여 대뇌피질의 과자극 흥분성을 확인하려고 합니다.

그렇지만 논문 「간질의 진단에 있어 발작 간 뇌파 검사의 의의와 함정」(대한간질학회지 3(2):96-104, 1999)을 보면, 뇌파는 민감도와 특이도가 높지 않기 때문에 뇌파 검사는 뇌전증 진단에 있어서 한계를 가질 수 있다고 지적하고 있습니다. 이외에도 국내외의 다양한 논문에서 뇌파 검사(EEG)의 한계와 제한된 용도에 대해 언급하고 있습니다.

이에 성모아이 한의원에서는 2015년 1월부터 9월까지 본원을 내원한 아동 101명을 대상으로 뇌파 검사 여부 및 결과에 대해 자체적으로 통계를 냈습니다. 처음부터 뇌파 검사(EEG 검사)를 받지 않은 아동이 약 28.6%, 뇌파 소견상으로 간질파가 잡힌 아동은 29.4%, 정상 소견은 42%였습니다. 즉, 뇌전증을 진단받고 EEG 검사를 받은 아동 중 무려 과반수가 넘는 58.8%에서 정상적인 뇌파가 나타난 반면, 41.2%에서만 이상 뇌파가 보였습니다.

EEG 검사 여부 및 결과

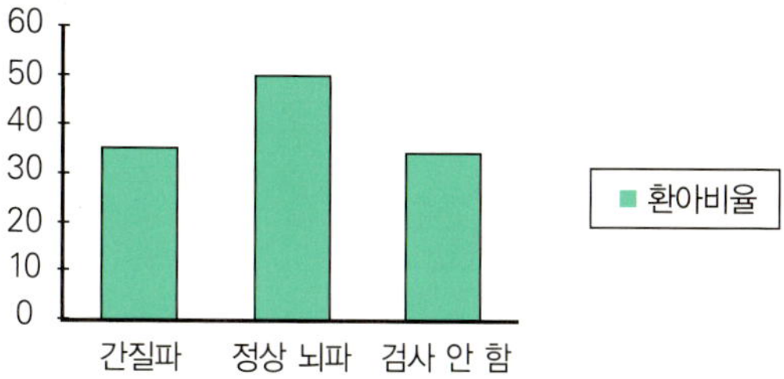

	검사 안 함	정상 뇌파	간질파
환아 비율	28.6%	42%	29.4%
내원 당시 뇌파 검사를 받고 온 환아 중 비율		58.8%	41.2%

뇌파 검사만으로 뇌전증을 진단할 수 있다면, 아마 위와 같은 결과가 나오기 힘들었을 것입니다.

TIP

뇌전증과 생기능 자기조절 훈련

뇌파를 이용한 생기능 자기조절(뉴로피드백) 훈련은 뇌파가 정신 상태를 반영하고 있으며, 이는 훈련으로 조절이 가능하다는 원칙을 전제로 합니다.
훈련자의 뇌파를 실시간으로 검토하며 시각 및 청각적 통제를 통해 스스로 의도하는 방향으로 뇌파를 조절하며 뇌 기능을 향상하는 훈련입니다.
1967년 NASA에서 우주비행사의 훈련 과정에서 간질 증상이 발생하자, 이를 해결하기 위해 Berry Sterman 박사가 본격적으로 시작한 연구입니다.

뇌는 학습기관으로 일정 기간 반복하여 훈련을 시행하면 의식적으로 과다한 노력을 기울이지 않아도 특정 범위의 뇌파를 조절하는 방법을 학습하게 됩니다. 이러한 조작적 조건형성 이론에 근거하여 특정 뇌파를 강화하거나 억제시켜 뇌파 간의 균형을 유지하는 훈련을 반복적으로 하게 되면 뇌의 자기조절 능력이 장기화됩니다.

뉴로피드백 훈련이 경련성 질환 치료를 위해 처음으로 사용된 이후, 알코올 의존 환자, ADHD, 우울증, 불안장애, 수면장애, 뇌손상 환자의 인지저하 치료와 더불어, 정상인의 집중력 유지 기능 개선, 부적절한 행동 및 충동성 억제, 두뇌 각성 조절 등 현재까지 다양한 분야에서 뇌 기능과 관련된 여러 가지 목적으로 활용되고 있습니다. 실제로 현재 국내 한의학계에는 경련성 질환 외에도

ADHD, 뚜렛장애, 진전, 울증, 사회공포증 등에 뉴로피드백 훈련을 한방치료와 병행하여 적용한 치험례가 여럿 있습니다.

측정된 신체정보를 이용해 정신 상태를 파악하여, 비정상적으로 증가된 뇌파를 낮추고 비정상적으로 감소된 뇌파를 강화하는 자기조절을 통해 치료하는 뉴로피드백 훈련은 "몸과 마음은 하나"라는 인체관을 기반으로 음양의 균형과 기를 조절하여 정신을 다스리는 방법으로 건강을 유지하고 질병을 치료한다는 점에서 한의학적 접근과 어느 정도 일맥상통합니다.[2]

2 뇌파를 이용한 생기능자기조절(뉴로피드백) 훈련에 대한 임상연구 동향-2000년부터 2013년까지 국내 학술지 논문을 중심으로-, 임정화, 성우용, Journal of Oriental Neuropsychiatry, 2014;25(3):271-286

"뇌량 무형성증 10개월 남아, 항경련제 90% 줄이고 경기 소실, 인지발달 ↑"

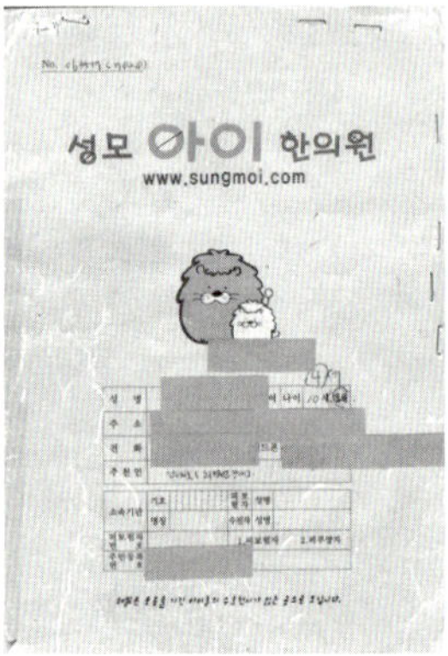
성모 아이 한의원
www.sungmoi.com

현재 잘 먹고 잘 자고 변 잘 봅니다.
팔다리 굵어지고 제법 단단해지고
인지능력도 많이 늘었습니다.
옹알이가 늘고 소리에 반응이 많아졌으며
전반적으로 발달되고 있음이 눈에 보입니다.

자세한 후기 내용은 나잇대별 진료후기 참고해주세요 ◡̈

"뇌전증, 발달장애 근본치료"

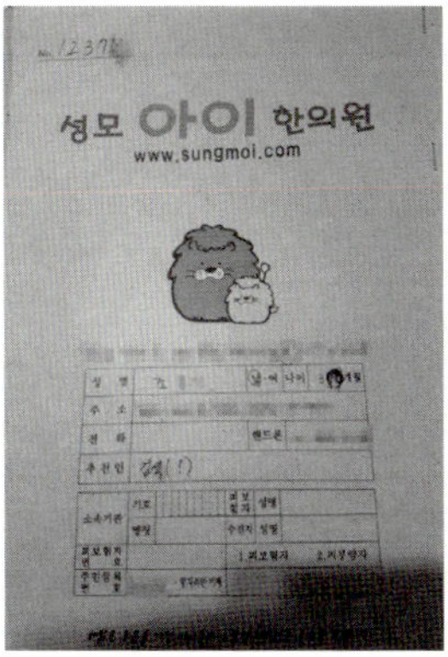

수면 중 예민 증상이 없어지고 수면 유지가 잘되며
경련이 소실되었다가 거의 1년 만에 경련했으나
그전과 양상이 확실히 다르다는 것을 느꼈다고 합니다.
자락하니까 빨리 돌아왔고 회복속도가 빠르다고 합니다.
인지능력이 매우 향상되었습니다.

자세한 후기 내용은 나잇대별 진료후기 참고해주세요 ◡̈

| 영유아 치료후기 |

"기적의 경련 완치! 4년 항경련제간 복용으로 보행 · 인지표현장애, 야뇨증상 有 현재 항경련제 완전히 끊고 2년간 경련 無 학업이 최상위권이 되다!"

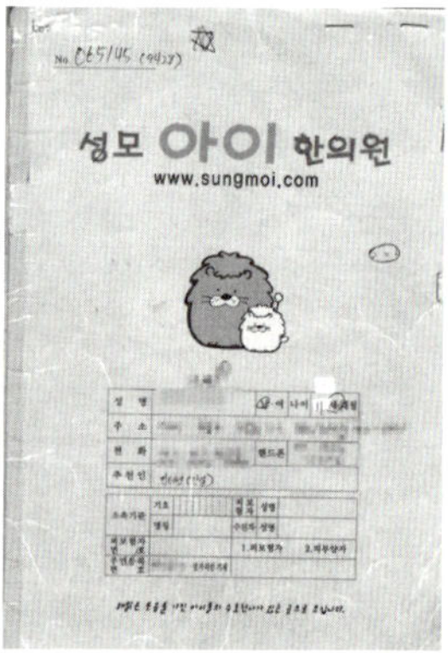

이 환우는 지금은 초등학교 6학년이 되었는데 키가 아빠보다 큼.
잦은 비염, 야뇨, 자주 쓰러지는 증상, 눈빛 없는 증상
모두 근치되어 정상이 되었다.
성적이 반에서 1등을 할 만큼 정상이 되었음.
야뇨 소실, 눈빛 개선, 결신발작 증상 없음!
성적 향상, 구음장애 개선!

자세한 후기 내용은 나잇대별 진료후기 참고해주세요 :)

"일 년 치료 후 항경련제 5가지 완전히 중단!
1년간 한 번도 경련 재발이 없었고
성장촉진, 발음개선, 보행개선 되었어요!"

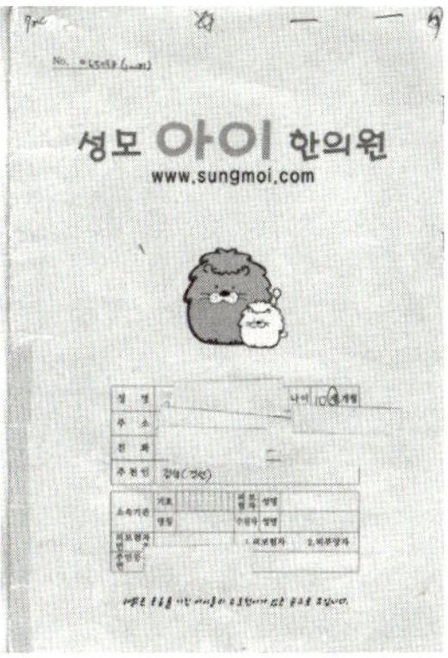

컨디션, 생기, 눈빛이 살아나고 전반적으로 체력이 상승했습니다.
잦은 비염에서 벗어났으며
항경련제 중단에도 발작 횟수, 강도가 줄어들었고
경련 후 의식 돌아오는 속도도 빨라졌습니다.
언어구사능력과 학습능력이 향상되었고
소극적인 성격에서 적극적으로 바뀌면서
친구들과의 관계도 좋아졌다고 합니다.

자세한 후기 내용은 나잇대별 진료후기 참고해주세요 ◡̈

CHAPTER 3

발달장애

1

언어발달장애

지난 20년간 언어, 지적발달장애 한의학 치료를 해온 결과, 뇌발달은 즉 몸의 발달이란 것을 깨달았습니다. 즉, 뇌는 사람의 오장육부와 경락으로 연결되어 있습니다. 사람마다 취약한 장기를 보강해주는 것이 뇌발달장애를 치료하는 근본적인 방법입니다.
구체적으로 설명하면, 식욕이 부진한 저성장 아동은 소화기가 허약한 것이므로 본원의 식욕증진탕을 통해 식욕을 1~수개월 내 개선시킬 수 있습니다. 식욕이 개선되면 얼굴의 혈색이 개선되고 활력이 생기며 예전보다 언어, 지적 능력이 현저히 개선됩니다.

최신 서양의학에서는 장내 좋은 세균이 뇌발달과 깊은 관계가 있다고 발표했습니다. 따라서 전 세계적으로 장내 세균을 보강하기 위해 각종 유산균을 복용하고 있습니다. 서양에서 혐오식품으로 여겨지던, 한국의 발효음식인 김치와 된장에도 관심을 보이고 있습니다.
그러므로 장내 세균을 손상시키는 항생제의 남용은 뇌발달에도 악영향을 미칩니다. 소화 기능이 약한 언어, 지적발달장애 아동들은 항생제 복용에 신중을 기해야 합니다.

또한 가공음식보다는 천연발효음식을 복용하는 습관을 가져서 장내세균을 증식시켜야 합니다.

본원에서 20년간의 처방경험 중에 재미있는 결과가 반복되었습니다. 본원에 체열방이라는 처방이 있습니다. 이는 잦은 열감기에 걸리는 발달장애 소아들에게 주로 처방됩니다.
그런데 열감기 때문에 입원을 밥 먹듯이 하던 소아들이 대부분 잦은 열감기에서 벗어나게 되는 놀라운 결과가 있었습니다. 더욱 놀라운 것은 열감기에만 벗어나는 게 아니라 몰라보게 언어능력이 는다는 것입니다.
그래서 본원에서는 발달장애 아동 중에서 열감기를 달고 사는 아동들은 거의 1년 내내 체열방을 처방하고 있으며, 열이 날 때나 나지 않을 때나 체열방을 물처럼 복용시키고 있습니다. 대부분 해열진통제, 항생제 없이도 열감기를 이겨내고 언어장애에서도 벗어나게 됩니다.
열감기에 자주 걸리는 언어장애 소아가 처음 내원하면 "이 처방(체열방)을 꾸준히 복용하면 열감기는 완전히 벗어나게 되고 언어장애에도 매우 놀라운 효과가 있습니다"라고 말씀드립니다.

체열방의 구성은 소화를 촉진하는 한약재로 구성되어 있습니다. 이는 곧 최신의학에서 강조하는 장내세균(소화촉진)과 뇌의 관계와 일치되는 결과입니다.
결론적으로 언어발달장애 소아 중에 식욕이 부진하고, 잦은 열감기에 걸린다면 소화 기능을 개선하는 것이 언어장애를 극복하는 가장 좋은 방법이라고 확신합니다.

2

심장, 폐와 뇌의 관계

전통적으로 한의학에서는 심폐는 자동차의 엔진과 같다고 표현됩니다. 심폐의 기능이 저하되면 뇌혈류 개선에 문제를 일으킵니다. 심폐 기능이 저하된 노인들은 기억력 감퇴와 치매, 중풍 등으로 인지장애, 언어장애가 나타납니다.

심장 기능이 저하된 노인이 스트레스가 과잉되어 항상 심장이 두근거리고, 수면장애가 지속되고, 작은 소리에도 쉽게 놀란다면 뇌 기능이 저하되어 표현력, 인지력, 기억력이 쇠퇴하게 됩니다.
소아 또한 마찬가지입니다. 노인처럼 면역력이 약하게 태어난 소아들에게 언어장애, 지적장애가 있는 경우 대개 쉽게 잘 놀라거나, 야제증, 수면장애가 있습니다.
본원에서 심장 기능을 안정시켜주는 처방을 복용하면 대부분 산만하거나 불안, 수면장애 증상이 개선되어 눈빛이 좋아지고, 표정이 풍부해지며, 언어, 지적능력이 향상되는 것을 확인할 수 있습니다.

폐 기능의 저하와 뇌 기능 역시 관계가 있습니다. 호흡기면역이 저하된 발달장애 아동들은 유난히 창백한 얼굴을 하고 있고 1년 내내 감기를 달고 있는 경우가 많습니다.
동의보감에서도 언어장애 아동들에 보중익기탕을 많이 처방하고 있습니다. 보중익기탕은 얼굴이 창백한 소아들에게 많이 처방되는 대표적인 처방입니다.
보중익기탕가감방을 얼굴이 창백하고, 1년 내내 감기를 달고 다니는 발달장애 아동들에게 처방해보면 대부분 잦은 감기에 벗어나게 됩니다.
거의 병원에 살다시피 하던 아동들이 감기에 걸리지 않게 되므로 항생제 복용도 거의 없어지게 됩니다.
대부분 폐 기능이 보강된 소아들은 감기만 덜 걸리는 것이 아니라 체력이 증진되어 에너지가 넘치고 눈빛, 표정, 표현력이 눈에 띄게 개선됩니다.

발달장애는 특정 질환이나 장애를 일컫는 것이 아니라 해당하는 연령대에 이뤄져야 할 발달이 성취되지 않은 상태로, 정상 발달 기대치보다 뒤처져 있는 경우를 뜻합니다.
크게 언어발달장애와 행동발달장애, 이렇게 두 가지로 분류할 수 있는데, 그중 언어발달장애는 대뇌의 언어 중추발달 지연 혹은 양육자와의 충분한 사회적 상호작용이 이루어지지 않아 말이 늦어지는 것으로, 학령기 소아의 3~10%, 일반 인구의 3~5% 정도에서 발생한다고 추정됩니다.

말을 시작할 나이인데도 아이가 전혀 말을 하지 않거나, 나이에 비해 언어의 내용이 부적절한 경우 혹은 어느 정도 말을 했으나 일시적 또는 영구적으로 말을 하지 않는 아이는 언어발달상 문제를 의심할 수 있습니다.

각 월령별 기대할 수 있는 아이의 언어 표현[3] 정도는 아래와 같습니다.

월령	특징
출생	울음, 몇 가지 소리에 반응함
1개월 반~3개월	목 울림, 웃음
6개월	옹알이
9개월	의사소통을 위해 몸짓 사용함(예: 손가락으로 가리키기).
9~10개월	단어를 이해하기 시작하고, 소리를 모방함
10~12개월	모국어가 아닌 언어의 소리를 더 이상 구분할 수 없음
12~14개월	첫 단어를 말하고, 상징적 몸짓을 사용함(예: 고개 인사).
16~24개월	어휘가 급격하게 확장됨(50단어 → 200단어)
18~24개월	첫 문장을 말함(두 단어 문장 사용).

언어발달장애의 증상은

- 표현성 언어장애
- 수용성-표현성 언어장애
- 음성장애
- 말더듬증

3 박성연, 2006, papalia, Olds&Feldman

이렇게 네 가지 경우가 각각 혹은 혼재되어 나타납니다.

표현성 언어장애의 경우, 수용성 언어 능력(타인의 말을 이해할 수 있는 능력)은 비교적 정상이지만 언어 표현성 장애가 나타나는 아동으로 간단한 단어나 문장을 표현하기가 어려워 몸짓이나 손짓으로 대체하려 합니다.

수용성-표현성 언어장애에 해당하는 아동은 타인의 말을 이해하는 능력과 자신의 생각을 말로 표현하는 능력에서 장애가 보입니다.

음성장애는 부정확한 발음이 자음에서 흔히 나타나는데, 자음을 대치하거나 음절의 마지막 자음을 생략하는 경우가 흔합니다. 빈번하게 잘못 발음되는 자음은 'ㅅ, ㅆ, ㅊ, ㅈ' 등이며 모음의 장애도 드물게 나타날 수 있습니다.

말더듬증은 연속되는 말이 비정상적으로 자주 끊어지거나, 말의 속도가 불규칙하거나 말을 할 때 불필요한 노력이 들어가는 경우입니다. 소리나 음절의 반복, 말소리의 연장, 말의 막힘 등이 나타납니다.

"열감기 졸업, 성장, 인지, 언어 정상발달"

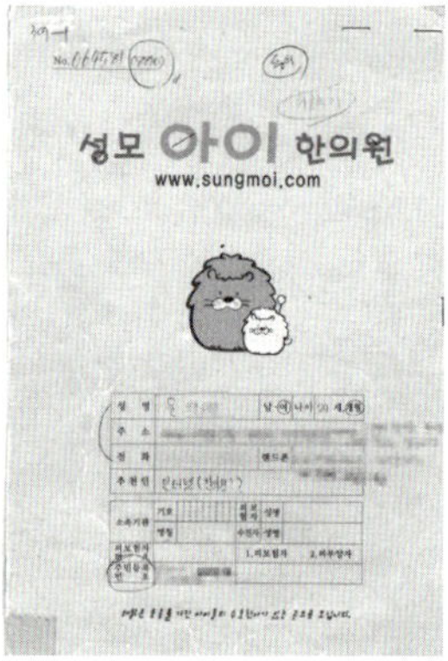

29개월 때까지 정상적인 단어를 구사하지 못했습니다.

(엄마, 아빠, 우와~ 등밖에 쓰지 못함.)

한약치료 후 걷는 거나, 뛰는 게 안정적이게 되었으며

행동이 빨라지게 되고 모방어 등 언어 정상 발달 가능해졌어요.

수면, 소화력도 좋아지고

열이 나도 신약 없이 열이 떨어지게 되었습니다.

자세한 후기 내용은 나잇대별 진료후기 참고해주세요 ◡̈

3

지적발달장애

지적발달장애는 생물학적 기능장애로서, 지적 능력 부족으로 학습이 불가하거나 제한되고, 환경 적응 등에도 어려움이 따릅니다.

지능은 인지 및 학습과 관련된 '개념적 지능'과 대인관계 및 사회생활과 관련된 '사회적 지능', 그리고 일상 행동과 연관된 '실제적 지능'으로 구분할 수 있습니다.

그러나 지적장애의 경우 생물학, 환경적, 사회문화적 원인에 따라 지능에 각각, 혹은 동시에 문제가 발생하여 나타납니다.

구분	IQ	정신지체에서 차지하는 비율	정신연령	내용
경도 정신지체	50~69	70~75%	9~12세	초등학생 정도의 학력과 상식을 획득하나 주위의 도움을 받아야 독립생활이 가능함.
중등도 정신지체	35~49	20%	4~8세	단순한 대화는 되지만 내용이 유치함. 적절한 지도를 통해 단순 작업은 가능함.
고도 정신지체	20~34	3~4%	2~3세	언어발달이 초기 수준에 머물러 훈련을 통해서만 기본 생활이 가능함. 보호와 감독이 필요함.
최고도 정신지체	20 미만	1~2%		의사소통이 어렵고 기본생활을 위해 지속적인 보호가 필요함.

4

신체발달장애

- **머리 가누기**

가장 먼저 나타나는 대근육 운동입니다.

생후 3주경, 엎드린 상태에서 고개를 들어 올릴 수 있고 3개월이 지나면 바로 누워서 머리를 들어 올릴 수 있습니다.

- **뒤집기**

생후 약 4개월 이후로 가능합니다.

- **앉기**

생후 6개월이 지나면 누군가 받쳐주거나 기대어서 앉는 것이 가능하지만, 7개월 이후에는 스스로 허리를 펴고 앉을 수 있습니다.

- **기기**

생후 7개월 이후로 가능합니다.

- **서기**

생후 8~10개월경이 되면 영아의 허리 및 다리 근골격이 강화되어 사물을 잡고 일어설 수 있습니다. 10~14개월이 지나면 혼자 서는 것이 가능해집니다.

• 걷기와 뛰기

빠른 경우 11개월부터 걷기 시작하는 경우도 있으나, 대체로 15개월이 되어야 가능합니다. 18개월이 되면 뛰기 시작합니다.

• 소근육 운동기술

약 3개월이 되면 손바닥을 사용하여 물건을 잡을 수 있게 됩니다. 5개월경이 되면 한 손의 물건을 다른 손으로 옮겨 잡을 수 있고, 9개월경이 되면 손가락을 사용하는 보다 정교한 손 사용 행동을 보입니다.

연령별로 발달장애를 의심할 수 있는 소견은 다음과 같습니다.

• 대운동발달

100일: 목을 가누지 못한다.

5개월: 뒤집지 못한다.

7개월: 혼자 앉지 못한다.

9~10개월: 붙잡고 서지를 못한다.

15개월: 걷지 못한다.

만 2세: 계단을 오르거나 내려가지 못한다.

만 3세: 한 발로 잠시도 서 있지 못한다.

만 4세: 한 발 뛰기를 못한다.

- **미세 운동발달**

3~4개월: 주먹을 꽉 잡고 펴지 못한다.

4~5개월: 장난감을 움켜쥐지 못한다.

7개월: 물건을 한 손에 쥐지 못한다.

12개월: 엄지와 검지로 작은 물건을 잡지 못한다.

18개월: 양말이나 장갑을 혼자 벗지 못한다.

24개월: 5개의 블록을 쌓지 못한다.

만 3세: 원을 보고 그리지 못한다.

만 4세: 십자가와 사각형을 보고 그리지 못한다.

그렇다면 이와 같은 발달장애 아동의 근본치료는 어떻게 이뤄져야 할까요?

1999년부터 1만 명 이상의 발달장애 아동을 치료한 결과, 대부분의 발달장애 아동들은 뇌의 발달뿐만 아니라 몸의 면역력도 저하되어 있었습니다.

면역증강을 통해서 식욕 향상, 감기 졸업, 숙면 촉진이 이루어지면 눈빛이 생기고, 눈 마주침이 좋아지며, 인지 · 언어 능력이 향상되고, 팔다리에 힘이 생기게 되는 등, 몰라보게 성장 · 발달하고 상호인지능력, 사회성의 개선이 촉진되었습니다.

저는 개원 이래 한결같이 발달장애 치료는, 몸의 문제 해결만이 근본치료라고 주장해 왔습니다. 실제로 허약한 몸이 보강된 대부분의 소아들에게 언어 · 인지발달, 집중력 개선, 표현력과 사회성 증대 등의 효과가 나타났으며 잔병치레에서도 자연스레 벗어났습니다.

언어발달장애 아동들은 잘 놀람, 불안함, 보챔, 수면장애와 같은 심장 기능의 저하 증상을 대부분 동반하고 있습니다. 그리고 비염, 축농증, 모세기관지염, 잦은 감기 등의 폐 기능 저하 증상을 동반하는 경우, 단전(아랫배)의 허약으로 인한 대소변장애, 하체 허약증을 동반하는 경우가 많았고, 체질에 따라서는 소화기의 허약으로 인한 식욕 부진도 있었습니다.
따라서 진정한 언어발달장애의 원인 치료란 심장 기능의 강화로 숙면 촉진, 폐 기능의 강화로 감기졸업, 단전의 강화로 하체 성장 · 발달 촉진, 소화 기능의 강화로 식욕 증진을 통한 뇌의 영양공급이 촉진되는 것입니다.

행동발달장애의 치료는 근육 혈액순환의 개선이 가장 중요한데, 이는 면역력의 증강을 통해 해결할 수 있습니다. 그렇기에 물리 · 재활 치료 등보다는 영유아의 체력, 면역력 증강이 우선되어야 합니다. 이를 위해서는 숙면을 취할 수 있어야 하며 식사량이 늘고 잔병치레가 줄어들어야 합니다.

허약한 부분을 집중적으로 보강하고 면역 증강 및 혈액 순환 개선을 통해 심장과 뇌발달을 촉진시키면 발달장애는 근본치료가 가능합니다.

| 영유아 치료후기 |

"열감기, 발달장애 근본치료 16개월 남아"

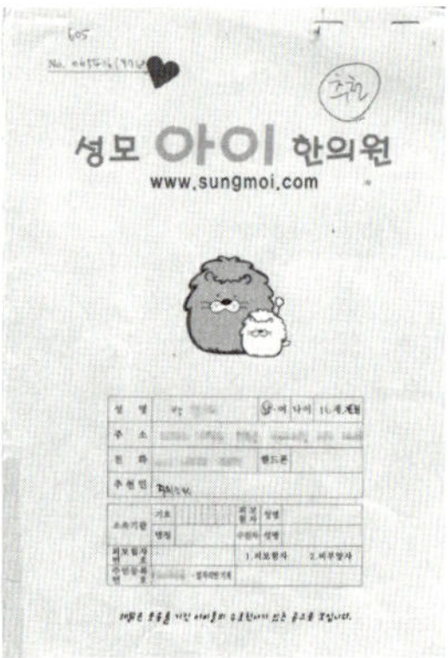

열감기로 수차례 입원한 적이 있고,

항생제 및 해열진통제를 자주 복용해 면역력이 저하되어 있었으나

치료 후 잔병치레 없었습니다.

열감기 졸업!

잡아주면 걷기가 가능했으나

혼자서 씩씩하게 걸어 다닐 수 있다 합니다.

발달도 향상 ↑

자세한 후기 내용은 나잇대별 진료후기 참고해주세요 ◡̈

5

뇌성마비

뇌성마비는 조기 뇌발달장애로 발생하는 여러 운동 및 자세의 비진행성 장애 증후군입니다.

발달장애, 유전, 대사이상, 허혈, 감염 등 여러 후천적 원인에 의해 발생할 수 있는데, 대부분 하나 이상의 원인 인자를 가진 다인성으로 나타납니다. 출생 전과 출생 시 인자가 원인인 경우가 75%를 차지하고 그 외 20% 정도는 원인불명입니다. 이 중 조산으로 인해 미숙아로 태어난 것이 뇌성마비 발생 원인의 단일 인자 중에는 가장 큰 비중을 차지하며, 출생 전 인자의 경우 모체의 자궁 내 감염이나 유전(중추신경계의 선천적 이상) 등이 있습니다.

운동과 체위의 장애 외에도 간질, 지능장애, 시각 · 청각장애, 언어장애, 인지와 행동장애 등의 발달장애를 흔히 동반합니다. 중증인 경우를 제외하고는 대부분 신생아기에는 증상이 발현되지 않다가 아이가 성장하면서 점차 증상이 나타납니다.
나이에 비해 운동발달이 늦거나 신생아 반사가 정상적이지 않은 것이 초기 증상이며, 좀 더 자라면 강직성과 무력증의 구분이 가능하게 됩니다.

주로 나타나는 증상은 다음과 같습니다.

- 팔과 다리의 움직임이 부자연스러움
- 좌우 팔다리가 비대칭적으로 나타나거나 상하지 근육긴장이 지나치게 나타남
- 외부 자극에 둔감하거나 과민 반응을 보임
- 앉을 때 W자 다리형태로 앉거나 발뒤꿈치를 들고 보행함
- 몸이 축 처지거나 뻣뻣함

뇌성마비는 조기에 발견하여 적극적인 치료를 할수록 아이의 운동과 움직임의 개선 효과가 좋습니다.

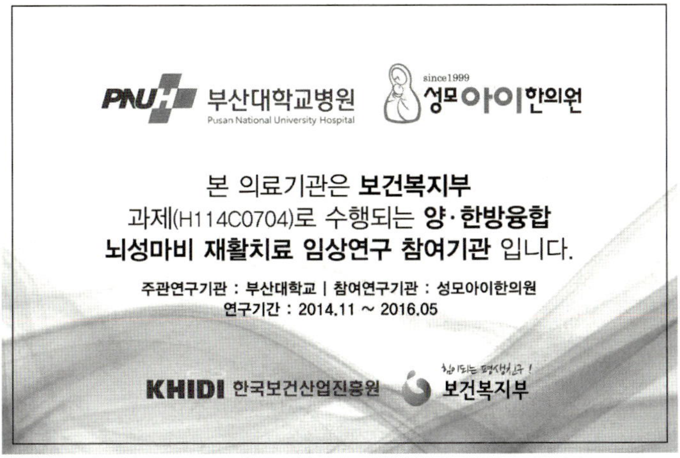

보건복지부 과제로 수행되는 '양 · 한방융합 뇌성마비 재활치료 임상연구' 기관에 선정 및 과제에 대한 '책임 연구원'은 '김성철 대표원장'으로 추대되었습니다.

대한한방소아과학회지 제31권 제1호(2017년 2월)
J Pediatr Korean Med. February, 2017;31(1):82-91
ISSN 1226-8038(Print), 2287-9463(Online), https://doi.org/10.7778/jpkm.2017.31.1.082

뇌성마비로 인한 발달지연 아동의 한방치료 3례

윤영주[1] · 김성철[2] · 유선애[3]
[1]부산대학교 한의학전문대학원 동서협진의학, [2]성모아이 한의원, [3]동의대학교 한의과대학 한방소아과교실

Abstract

Three Cases of Developmental Delay Due to Cerebral Palsy Treated with Korean Medicine

Yun Young Ju[1] · Kim Sung Chul[2] · Yu Sun Ae[3]
[1]Department of integrative medicine, School of Korean Medicine, Pusan national university,
[2]Sungmoi Korean Medical Clinic,
[3]Department of Pediatrics, College of Korean Medicine, Dongeui university

| 영유아 치료후기 |

"뇌성마비, 경련 모두 호전"

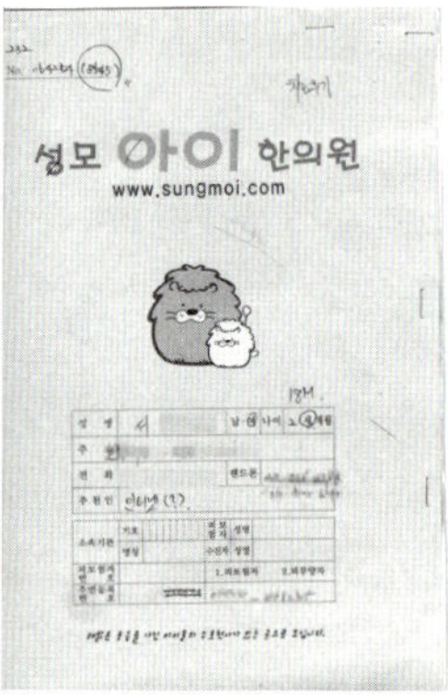
성모 아이 한의원
www.sungmoi.com

경련, 발달장애, 뇌출혈로 인한 뇌성마비 2급

쌍둥이로 8개월 만에 조산, 심장부종 有

생후부터 현재까지 항경련제 계속 복용 중

목을 잘 못 가누고 보행 안 됨. 좌측 팔, 다리 사용능력 저하.

↓

내원 이후 항경련제 중단. 경련은 없었음.

식사량 증가. 대변 좋아짐.

혼자 앉을 수 있을 만큼 힘이 생기고, 옹알이도 늘어남.

말귀도 알아듣고, 인지능력도 좋아짐.

걷거나 서는 것 잡아주면 가능해짐.

자세한 후기 내용은 나잇대별 진료후기 참고해주세요 ◡̈

6

자폐스펙트럼

자폐증(autism)은 70%가 정신지체를 동반하는 아동기 증후군으로 타인과 상호관계 및 정서적 유대 형성이 어렵고 의사소통 및 언어발달장애, 제한된 활동 및 흥미 영역 등의 증상이 나타나는 전반적 발달장애의 대표적인 질환입니다.

과거에는 원인을 정신 사회적인 측면에서 찾아 엄마의 책임으로 돌리는 경우가 많았으나, 최근에는 생후 30개월 이내에 발생하거나 출생 시부터 나타나는 신경생리학적인 장애가 원인이라는 것이 일반적인 정설입니다.

자폐장애는 다양한 원인에 의해 나타나는 행동적 증후군으로 사회적 상호관계의 장애, 의사소통 및 언어장애, 행동장애 등이 특징입니다.
따라서 정확한 진단을 하기 위해서는 전반적인 발달에 대한 병력과 임상소견이 중요합니다.

자폐 진단 기준

Kanner의 진단 기준	DSM-IV의 진단 기준
사회적 고립 · 선택되기 위한 예비적 반응을 보이지 않음. · 혼자 놀이에 빠져 있음. · 사람을 사물처럼 여김.	**사회성 결함** · 비구어적 행동 사용의 현저한 부족 · 발달 수준에 적절한 또래 관계를 발달시키지 못함. · 타인과 나누려고 하지 않음. · 사회적 또는 정서적 상호성의 결여
비정상적인 언어 · 반향어 · 지나치게 상상력이 없음. · 대명사의 역치	**의사소통의 질적 결함** · 언어발달의 지체나 결여 · 대화를 시작하고 유지하는 능력의 결함 · 상동적이고 반복적이며 특이한 형태로 언어를 사용함. · 가장놀이의 결함
동일성에 대한 고집 · 일상과 의식을 따름. · 변화를 거부함.	**활동과 관심의 제한** · 강도나 내용에 있어서 제한된 관심 · 특정적이고 비 기능적인 일과나 의례적 행동 · 상동적이고 반복적인 운동 습관 · 특정한 사물에 대하여 지속적인 집착을 보임.

아직까지 자폐장애를 완치시킬 수 있는 약물이나 특정한 치료 방법은 밝혀지지 않았습니다. 일반적으로 증상 억제를 위해 신경정신과 약물을 복용하는 것 외에는 별다른 방법이 없는 것이 현재 실정입니다.

현재 양의학에서 대표적으로 사용하는 자폐증 치료 신경 정신과 약물은 다음과 같습니다.[4]

약물	진정효과	기립성 저혈압	심혈관 장애	성기능 장애	기타
SSRI				있음	오심, 구토, 설사, 두통, 불면
Risperi-done	있음	있음	있음		체중 증가, 추체외로계 부작용 (운동장애), 불안, 오심, 구토
Clozapine	용량 관련	흔함	흔함		체중 증가, 간질발

이 약물들은 공통적으로 구토, 졸림, 두통, 심혈관계 질환 증가 등의 부작용 사례가 보고되고 있어 장기간 투여는 신중히 결정해야 합니다.
우리 아이가 복용하는 자폐 약물이 정말 치료약일까요?

4 식약처

"정신약물치료는 일반적으로 정확한 진단 평가에 기초하여 투약하고, 정신약물치료만으로 완전 회복은 힘들며, 약물치료의 위험도와 이득을 고려해서 전략을 수립해야 한다. 그리고 치료 기간 동안 나타난 부작용에 대해 살펴 사용하는 것이 원칙이다."

– 《신경정신과학》, 대한신경정신과학회, 하나출판, 1998

"지적장애나 자폐를 위한 약물은 없으며, 의사는 이러한 아동에게 약물을 처방하기 전에 지속적인 주의를 기울여야만 한다.
이 같은 아동의 경우 내재되어 있는 질환을 치료하는 것이 아니라, 아동의 저항행동을 억제하기 위한 약물을 처방하는 것이다. 이것은 주로 화학적 억제를 통해 치료하는 방식이다."

– Johnny L.Matson, Frank Andrasik, Treating Childhood Psychopathology and Developmental Disabilities, 2012

건강한 사람도 과도한 스트레스와 피로가 누적되고 체력(면역력)이 떨어지면 사람을 만나는 것도 귀찮아지고 혼자 있고 싶어질 수 있습니다.

자폐증은 선천적으로 약한 몸을 가진 아이들에게 이러한 현상이 극대화되어 나타나는 것으로 보입니다. 때문에 자폐증 역시 면역력 증강을 위해, 체질과 상태에 따른 맞춤 보강을 해주어야 합니다. 즉, 자폐증 또한 단순한 뇌 질환이 아니라 내부 장기의 허약증이 원인이 되어 나타나는 복합적인 증세입니다.

따라서 근본적인 치료란 에너지가 부족한 아이들이 더 기운 나도록 해주고 심장의 기능을 증강하는 처방을 복용시켜 성장하고 발달하는 데 필요한 에너지와 혈액을 늘려 주는 것입니다. 그렇게 해주면 아이들은 전보다 에너지가 더 생기게 되고 활기차지며 눈빛도 좋아지고 발달하게 됩니다.

성모아이 한의원은 아이의 체질에 따라 맞춤형 치료 한약을 처방하는데, 단순 1회 복용에 그치지 않고 6개월 이상 장기 복용을 통하여 원인 치료를 합니다.
뇌의 혈액량을 증가시켜 뇌세포에 영양을 공급하는 본원만의 뇌빈혈 치료 처방과 인체의 면역력을 증강하고 연동운동을 촉진하여 기를 보하는 처방이 있으며 이 두 가지 약을 함께 번갈아 복약하면 무척 효과적입니다. 성모아이 한의원에서는 아침 · 점심 · 저녁 한약을 아이에게 맞게 각각 따로 처방함으로써 보다 아이의 몸에 필요하고 알맞은 치료가 이루어지도록 합니다.

2세 이전에 증상이 나타난 경증의 경우, 2~3년 동안 집중적으로 복약하고 그 이후는 관리 차원에서 복약합니다. 2세 이후에 증상이 나타났거나 뇌발달이 많이 늦은 중증의 경우에는 3년 정도 집중적으로 복약하고 이후에 관리 복약합니다.

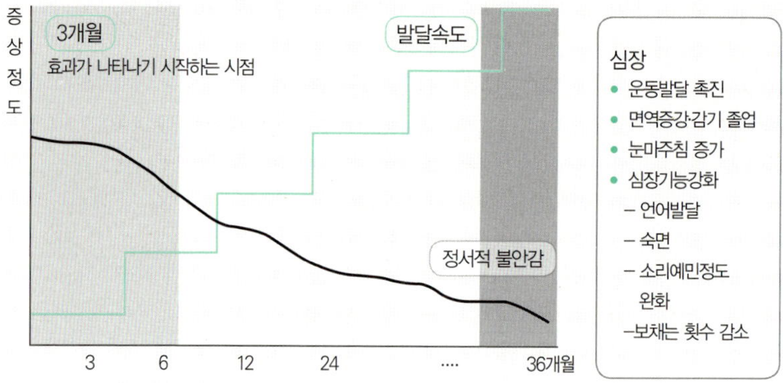

꾸준히 원인 치료를 받은 아동은 인지, 표정, 행동, 팔다리 힘 등의 발달 속도가 빨라지고 정서적인 불안감(자주 놀람, 밤에 보챔, 수면장애)이 급격히 감소됩니다.

1999년부터 20년 동안 수많은 자폐 아동들을 발달 치료한 결과 이와 같은 전반적 발달장애의 한방치료는 어릴 때 시작할수록 효과가 빨리 나타날 뿐만 아니라 치료기간도 줄어듭니다.

"7세 남아, 발달성 자폐 치료후기"

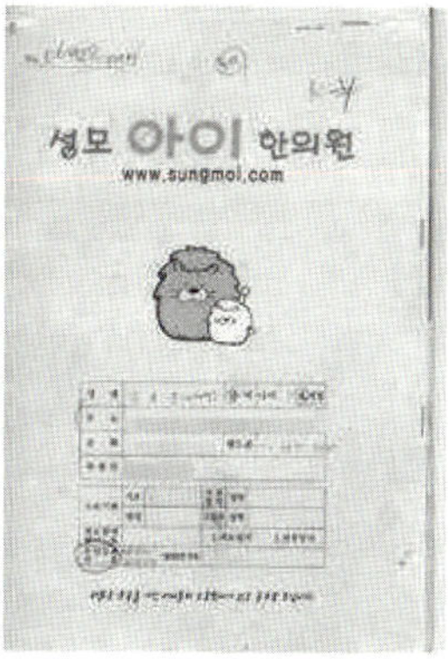

발달장애 3급
문장연결 말하기 가능
말하기, 걷기는 좀 느리며 예민하고 겁이 많음.
숙면이 안 돼서 1년 전부터 현재까지 리스페달 복용 中
↓
예전보다 겁이 많이 사라짐, 씩씩하고 밝아졌습니다.
말하는 것도 늘고 표현이 많이 늘었으며
다른 분들도 봤을 때 말이 늘었고 표정, 표현이 좋아졌다고 얘기한답니다.
이제 감기는 여름에 걸리지 않고, 뭐든지 시도하려고 합니다.

자세한 후기 내용은 나잇대별 진료후기 참고해주세요

"10세 남아 열경기, 자폐 치료후기"

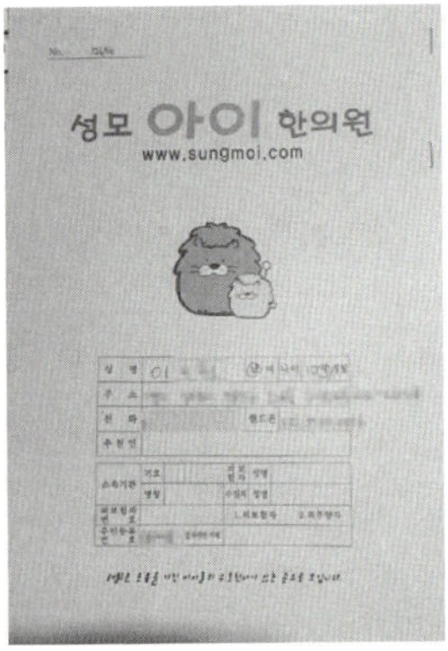

열경기 無, 손발 끝이 따뜻해졌고
설사 또는 묽게 보던 변이 단단해졌습니다.
심장 두근거림이 전보다 덜하고
언어가 좋아지고 이해력이 좋아졌습니다.
불안하고 초조한 모습이 많이 줄어들었습니다.

자세한 후기 내용은 나잇대별 진료후기 참고해주세요 ◡̈

7

아스퍼거장애

아스퍼거 증후군(Asperger's syndrome)은 1944년 오스트리아 의사인 '한스 아스퍼거(Hans Asperger)'가 자폐장애와 유사하여 사회적 교류장애는 보이지만 지능이 정상이고 언어장애가 없는 증례를 기술하면서 명명한 장애입니다. 정확한 원인은 아직 밝혀지지 않았지만, 유전과 관련이 있는 것으로 추정되고 있습니다.

자폐증과 달리 언어와 인지적 발달이 양호하며 지능은 대부분 평균범위에 속합니다. 언어지체 및 인지발달장애는 드물지만 사회성의 질적인 장애, 즉 비언어적 의사소통장애가 현저합니다. 타인과의 접촉을 거부하지는 않지만 관심과 행동이 한정적인 편인데다가 교우 관계를 원만하게 이어 나가지 못해 다른 사람과의 감정적인 교류가 결여될 수 있습니다.[5]

아스퍼거 증상을 보이는 아이들은 대부분 학습장애를 보이지 않아서 부모님들이 치료의 필요성을 느끼지 못하는 경우가 많습니다. 하지만 사회성 결여 등의 이상소견이 성인기까지 유지되는 경향이 있어서 사회생

5 《소아정신질환의 개념》, 조수철, 서울대 출판부, 2002

활은 물론 훗날 성장해서 정상적인 결혼 생활을 유지하기 힘든 경우도 존재합니다. 막연히 '좋아지겠지' 하는 낙관론으로 방치할 것이 아니라 주의 깊게 아이의 증상을 관찰하여 꼭 치료해 주어야 합니다.

현재 양방의 아스퍼거 증후군 치료법은 주로 항우울제와 항불안제를 복용하는 것인데, 단지 아동의 저항 행동을 억제할 뿐 질환을 원인 치료하는 것이 아닙니다. 심지어 약물 복용 후 부작용과 증상의 악화로 어쩔 수 없이 치료를 중단하는 경우도 간혹 있습니다.
즉, 지적장애나 자폐를 위한 약물은 없으며, 의사는 이러한 아동에게 약물을 처방하기 전에 지속적인 주의를 기울여야 합니다.

당장 증상을 억제하기 위해 우리 아이에게 주는 약이 치료약이 될지, 독이 될지 신중하게 판단해야 합니다.

부족한 에너지를 보강하여 사회성을 길러 주자

아스퍼거 증후군은 사회성의 결여를 해결하는 것이 가장 큰 중점입니다. 건강한 성인도 과도한 스트레스와 피로가 누적되면 외부와의 교류를 단절하고 싶어지기 마련입니다. 본원에서는 아스퍼거 증후군 또한 선천적으로 약한 몸을 가진 아이들, 특히 약한 심장을 가지고 있거나 심장에 열이 있는 아동에게 이러한 현상이 극대화된 것으로 보고 체질과 상태에 따라 맞춤별 보강을 해주어 치료하고 있습니다.

즉, 아스퍼거 증후군은 단순한 뇌 질환으로 볼 것이 아니라 내부 장기의 허약증이 원인이 되어 나타나는 복합적인 허약증으로 인식해야 합니다. 내부 장기의 이상 증상을 치료하고 면역을 증강시켜야만 원인 치료가 가능합니다.

- 심장 기능의 안정 ⇒ 숙면 촉진 ⇒ 뇌발달, 사회성 발달, 돌발행동의 감소, 안정감
- 폐 기능의 강화 ⇒ 감기 졸업 ⇒ 면역 기능 강화, 체력의 증강으로 혈색, 표정이 밝아짐
- 소화 기능의 강화 ⇒ 식욕증진, 뇌의 영양공급 증대 ⇒ 혈색 개선, 인지력 개선, 집중력 개선
- 단전의 강화 ⇒ 대소변의 정상화 ⇒ 하체발달, 성장발달, 이목구비가 뚜렷해짐, 인지력 증강

이때 내부 장기의 이상 증상을 치료하고, 신체의 면역을 증가시켜 근본적으로 치료하는 것이 중요합니다. 근본적인 치료란 에너지가 부족한 아이들이 더 기운이 나도록 해주고 심장의 기능을 증강하고 뇌혈액 순환을 촉진하는 처방을 복용시켜 아이들이 성장하고 발달하는 데 필요한 에너지와 혈액을 늘려 주는 것입니다. 그렇게 해주면 아이들은 전보다 에너지가 더 생기게 되고 활기차지며 눈빛도 좋아지고 발달하게 됩니다.

이외에도 꾸준하게 학습 훈련을 반복하여 듣고 이해하는 능력이 개선되면 타인과의 의사소통이 훨씬 원활해질 수 있으며 자신감을 찾을 수 있

습니다.

참고로 아스퍼거 증후군은 치료 시기가 빠를수록 경과가 좋았습니다. 더 늦기 전에 신속히 치료를 받아야 합니다.

TIP

뇌전증, 발달장애, 잦은 감기의 연관성

소아 뇌전증 및 발달장애를 겪는 아동들이 대부분 항경련제를 복용하면서 재활치료를 받고 감기에 걸리면 항생제를 복용합니다. 정말 안타까운 현실입니다. 그중에서도 항경련제와 항생제를 복용하면서 운동하러(재활치료) 다니는 발달장애 아동들이 가장 안타깝습니다.

감기(염증)는 인체가 피로하면 나타나는 현상입니다. 따라서 피곤할 때 운동을 하면 잘 낫지 않게 됩니다. 피로할 때 항생제를 복용하면 체력이 더 저하됨에도 불구하고, 항생제를 복용하면서 운동까지 하는 모습을 보면 그저 안타까울 따름입니다.
감기가 1년 내내 계속되는 것은 명백하게 면역력이 떨어졌다는 것을 의미합니다. 발달 또한 당연히 지연될 수밖에 없습니다. 그런데 그 와중에 힘든 운동까지 병행하게 되면 우리 아이의 체력 강화는 영영 요원할 수밖에 없습니다.
본원에서는 소아 뇌전증과 발달장애 모두 우선 감기가 근본적으로 치료되어야만 나머지 증상들의 호전이 가능하다고 안내해 드리고 있습니다.

그러나 본원에서는 1세 이하의 영아도 복용할 수 있는 증류 한약으로 면역력을 증강시켜 항생제 없이도 감기의 제반 증상을 치료하고 있습니다. 실제로 면역 증강 처방을 받은 아동의 약 90%가 항생제 없이도 감기가 완치되었습니다.

대부분의 발달장애 아동들은 치료받은 지 1년이 지나면 감기 졸업 상태에 이릅니다. 스스로 감기를 이겨 낼 수 있는 만큼의 체력이 되면 몰라보게 에너지가 생기게 되면서 눈빛·표현력·근력이 호전되고 성장이 촉진됩니다.

아이의 발달 치료를 위해 내원하는 부모님들께 항상 이렇게 말씀드립니다.

"어떠한 언어, 재활치료보다도 감기 졸업이 중요합니다. 그만큼 체력이 증강되어야 표현이 늘고 팔다리 힘이 생깁니다. 언어가 늦거나, 팔다리의 힘이 모자라는 아이들은 거의 대부분 면역력이 저하되어 있습니다. 이런 아이가 감기증상이 있을 때마다 항생제만 복용한다면 재활치료가 무슨 소용이 있겠습니까? 앞으로는 항생제 대신 면역 증강 물질을 섭취해야 합니다. 감기를 졸업할 수 있는 체력이 생기면 언어·성장 발달은 당연히 좋아집니다."

뇌와 팔다리는 몸의 일부입니다. 몸이 건강해야 뇌와 팔다리 역시 건강해질 수 있습니다. 호흡기 · 소화기 · 심장 기능의 강화야말로 진정한 발달치료라고 할 수 있습니다.

TIP
영유아 두침

영유아들은 두개골 봉합 부위에 천문(泉門, 숨구멍)이라고 하는 결합조직만으로 덮여 있는 부분이 존재합니다. 소천문의 경우 생후 6~8주 내로 폐쇄되고, 대천문은 일반적으로 생후 14~18개월이 지나면 닫힙니다. 이러한 생체적인 특징으로 인해 부모님들께서 자녀의 나이가 어릴수록 두침 치료에 대해 우려를 표하시는 경우가 종종 있습니다.

본원에서 시행하는 두침치료는 뇌로의 혈류 공급을 원활히 하여 뇌발달을 촉진하는 일종의 '마사지'라고 보셔도 무방합니다. 실제로 저는 지난 20년 동안 뇌전증, 발달장애, 틱, ADHD 등 난치성 질환을 갖고 있는 수많은 영유아들이 두침 치료를 통해 치료 속도가 빨라지거나 증상이 더욱 개선되는 것을 목격했습니다.

아래는 실제로 본원에서 두침을 맞고 있는 아이들을 동의하에 촬영한 사진입니다.

– 1~2세

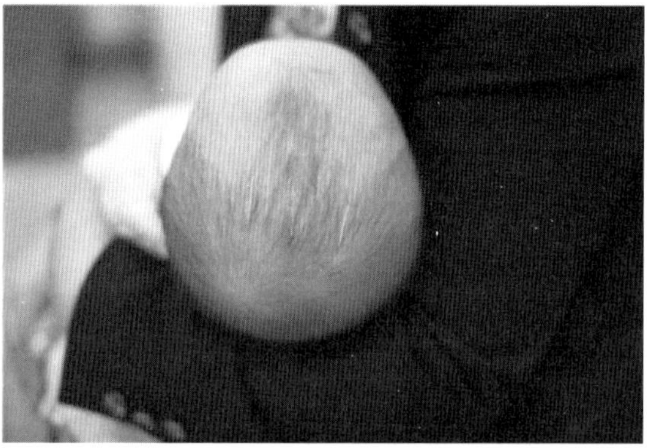

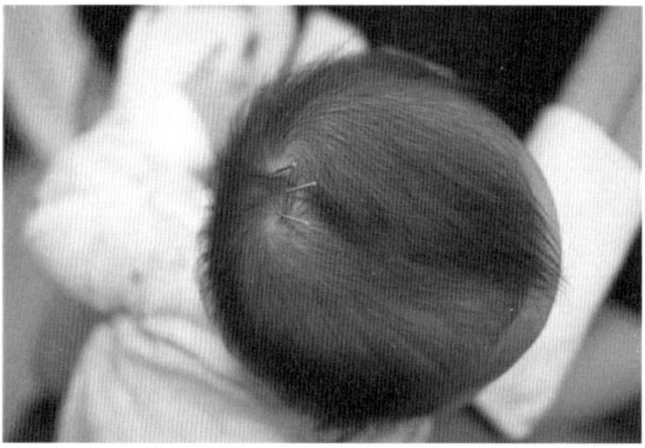

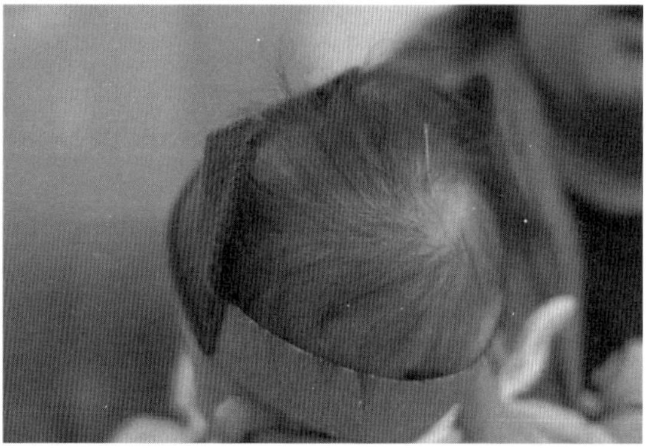

– 3~6세

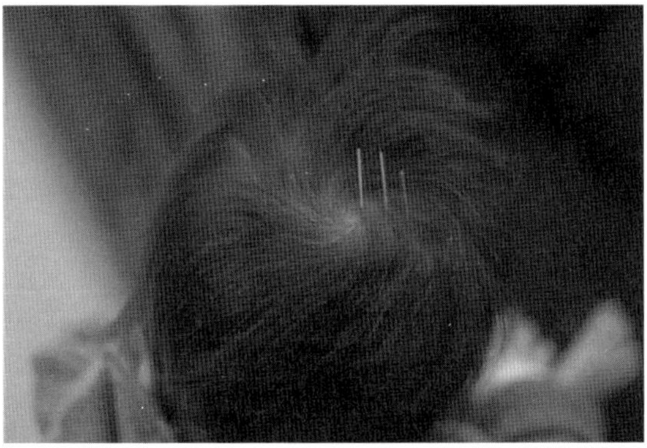

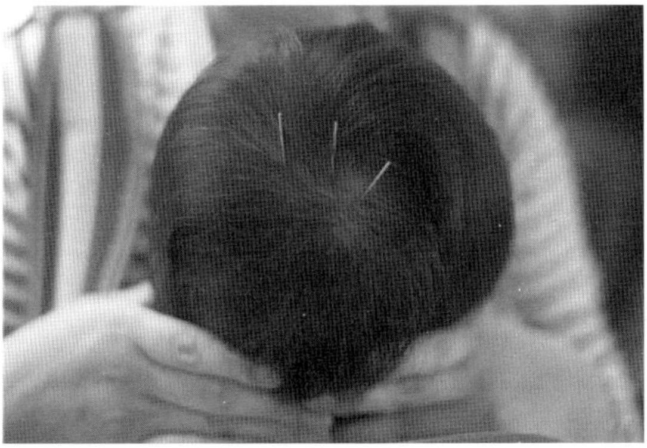

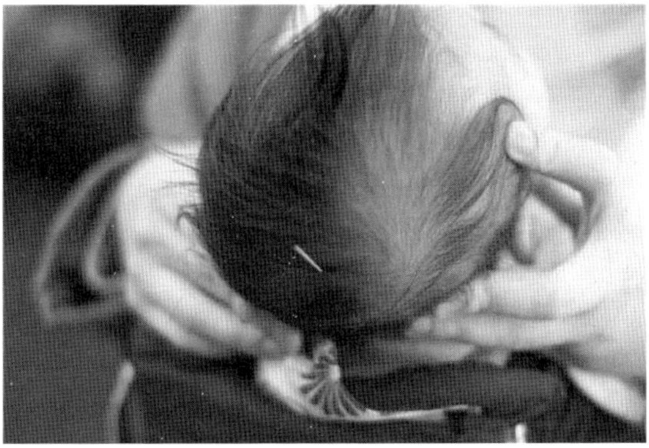

- 7~10세

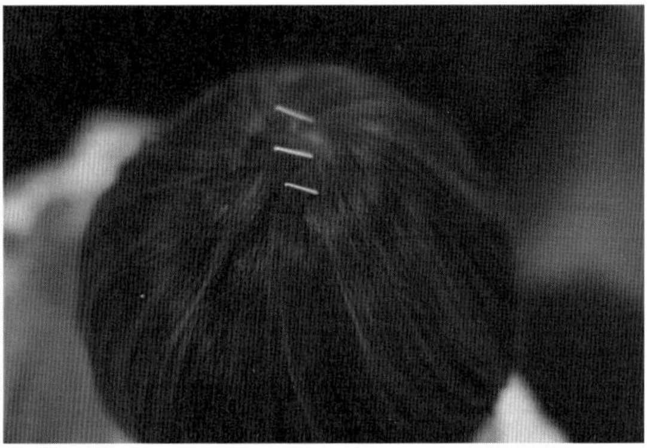

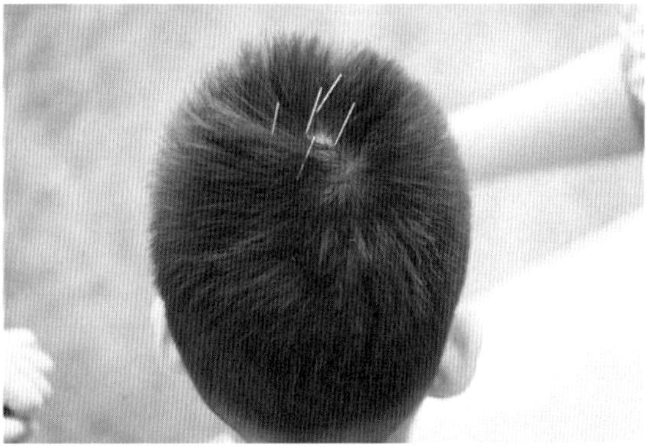

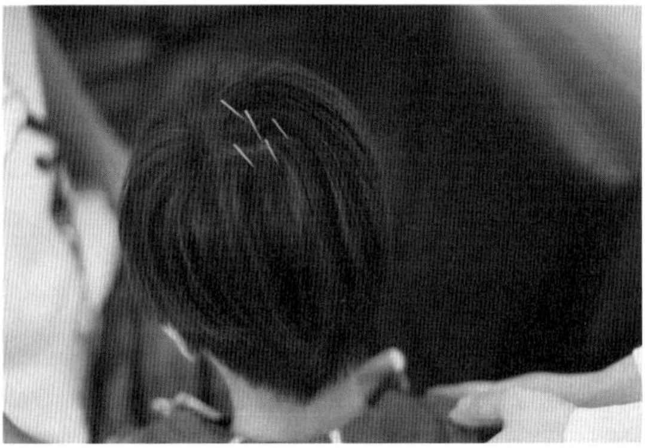

– 11~15세

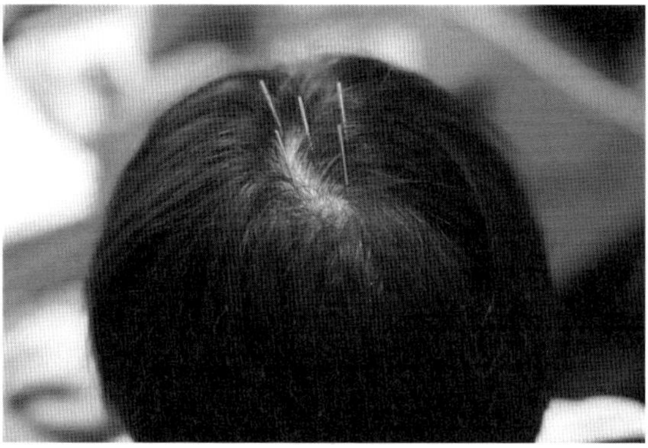

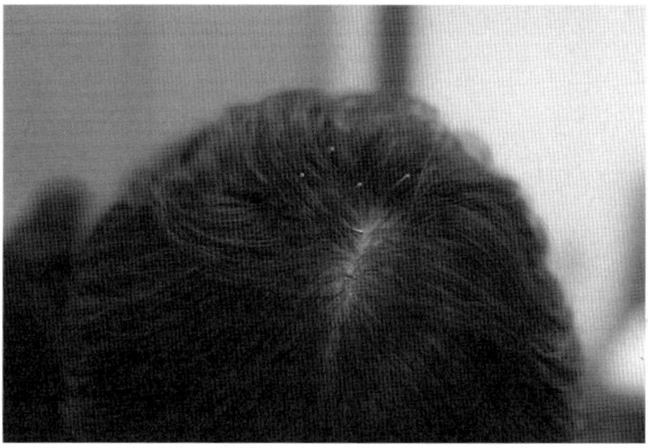

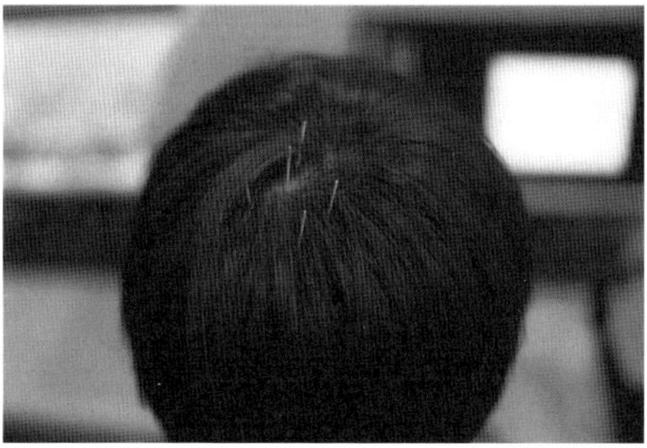

– **16세 이상**

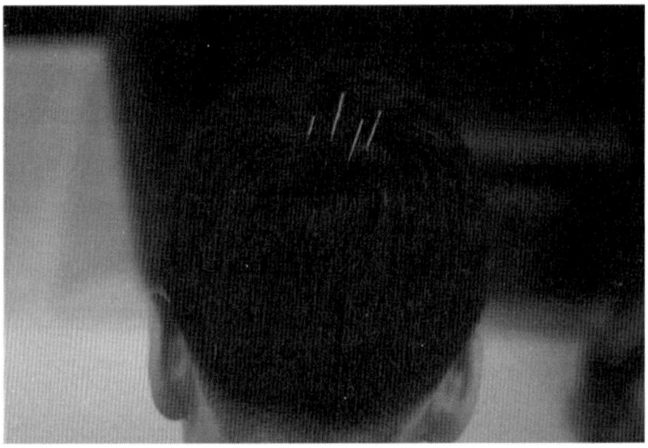

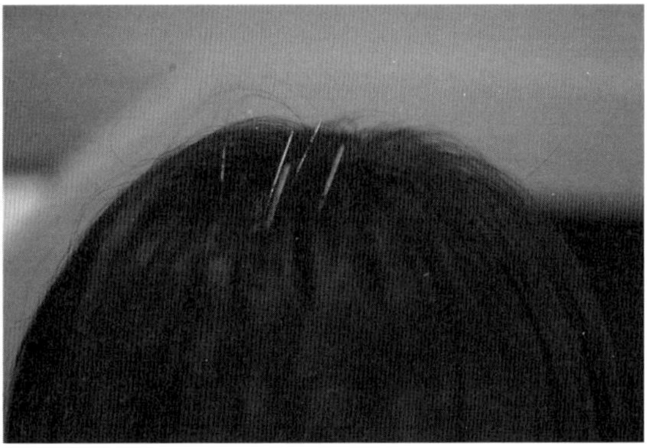

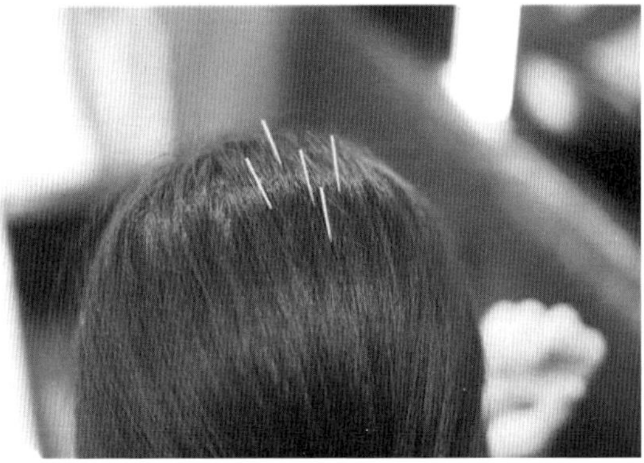

CHAPTER 4

진료후기 (나잇대별)

0~2세

※ 실명 표기된 환아의 경우 치료후기 동의서를 받았습니다.

김성철 박사님을 만난 것을 행운이라고 생각합니다

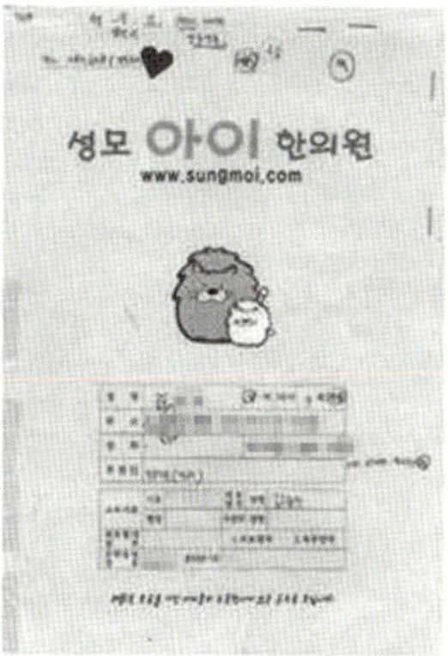

이름	김○○(차트번호-708)		
성별	男	내원 시 나이	3개월
주소	전남 순천시		

초진 당시 상태 및 현병력	**C/C. 영아연축** – P/I. 2015년 3월 초(내원하기 2주 전)부터 경련증상 나타남. – 광주 기독교 병원에서 '신생아 간질성 뇌병증' → '영아연축' 진단받음. – MRI 소견 정상. 2주 동안 입원 후 퇴원. – 처음에는 팔다리가 강직되면서 눈이 돌아가고 – 입술을 파르르 떨었음. – 현재 팔다리 강직만 있음. **동반증상** – 조금 예민하고 가끔 잘 놀람. – 수족냉증 – 더울 때 땀을 많이 흘림.
치료내용	– 한약 처방과 침 치료 – 파동치료 및 호흡기치료

치료경과	**2015.3.25.** 자다가 깨면 경련할 기미가 있고, 연속적 기침을 함. **2015.4.8.** 경련 횟수가 처음보다 줄고 경직도 덜하다고 하심. 잠은 잘 잠. **2015.5.23.** 어젯밤에 잘 잤다고 함. 아직 목은 가누지 못하지만 그전보다 목에 힘이 생겼고, 소화도 잘된다고 함. **2015.6.12.** 그렁그렁거리고 기침 조금 함. 잠은 잘 잤고 잘 먹는다 함. 경련 지속 시간 짧아짐. **2015.7.8.** **잠 잘 자고 경련횟수 줄었음.** **2015.7.22.** 17일부터 **목에 힘이 점점 생긴다 함.** **뒤집으려고 하고 목도 반대로 가누기도 함.** **2017.11.** 현재까지 경련 전혀 없이 잘 유지되고 있으며 발달도 좋아지고 있는 중이라고 함. 잠도 잘 자고 감기증상도 없다고 함.

진료후기	김태현은 2014년 12월생으로서 병적 증상이 없이 출생하였으나 생후 2개월부터 영아연축이라는 병명으로 경기가 발병하여 대학병원에 입원하였으며 약물치료 과정에서 태현의 상황은 동공이 풀리고 잠에 취해 정상적인 생활을 지속할 수 없어 병이 호전되더라도 뇌나 몸에 안 좋을 것이라 판단해 친척과 지인의 소개로 성모아이 한의원을 알게 되어 침과 한방약으로 치료를 하였습니다. 발병 초기에 하루 발작만 10회에서 15회가량이었고 지속시간은 8분에서 15분가량 되었으며 발작증상 시 손발을 높이 들고 힘들어하였습니다. 동공도 먼 곳을 응시하였으며 스스로가 굉장히 힘들어하였습니다. 현재 3개월째 성모아이 한의원에서 한약과 침을 통하여 치료한 결과 경기는 하루 2회~5회 정도로 호전되었으며 시간은 2분 정도로 줄어들었습니다. 특히 눈빛이 정상으로 돌아왔으며 상황이 계속 호전되는 것을 눈으로 확인하였습니다. 박사님을 만난 것을 저희들은 행운이라는 것을 느끼며 앞으로도 완치될 때까지 계속 맡길 것입니다.
치료후기	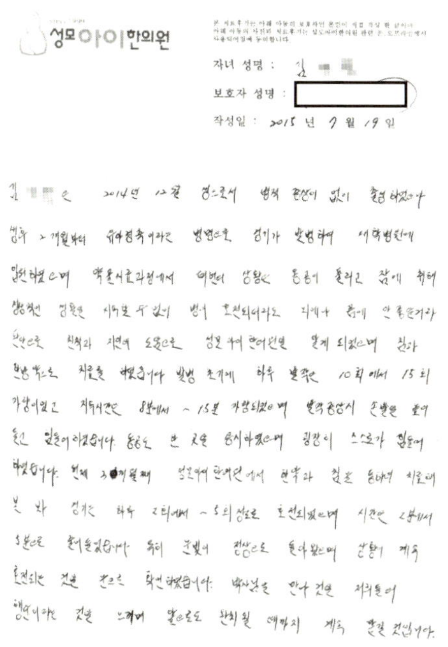 성모아이한의원 자녀 성명 : 김 보호자 성명 : 작성일 : 2015 년 7 월 19 일

경련 치료, 성장발달, 감기 졸업, 피부 개선

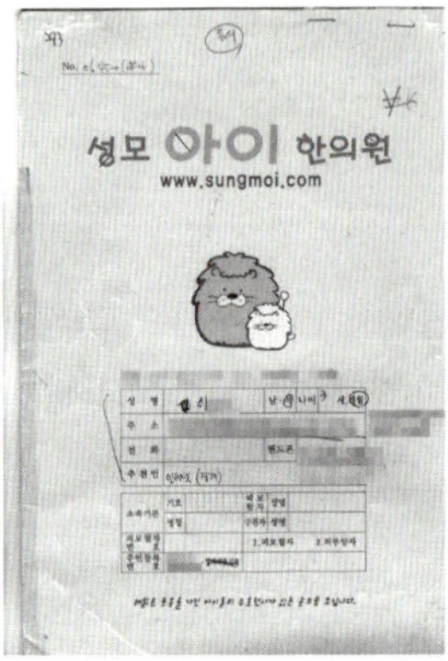

<table>
<tr><td>이름</td><td colspan="3">이○ ○(차트번호-367)</td></tr>
<tr><td>성별</td><td>女</td><td>내원 시 나이</td><td>3개월</td></tr>
<tr><td>주소</td><td colspan="3">경북 포항시 남구</td></tr>
</table>

<table>
<tr><td>초진 당시
상태 및
현병력</td><td>C/C. 결절성 경화증
O/S. 출생 시 진단받음
- 2012년 2월 14, 15일 경련 발생, 최근 15~17회 정도
- 오른팔을 떨면서 눈이 한쪽으로 쏠림.
- 뇌파 소견 정상. 항경련제는 복용하지 않음.

✔ 동반증상
- 40주 자연분만
- 38주쯤 심장에 혹이 있다는 진단받음.
- 깜짝깜짝 잘 놀람. 소리에 예민함.
- 울면 볼에 오돌토돌하게 올라옴.
- 신장에 혹이 있음.</td></tr>
</table>

치료경과	**2012.3.28.** **첫 내원 이후로 경련 한 번도 안 했음. 많이 성장했음. 잘 먹고 잘 잠. 피부 상태 개선됨(좁쌀처럼 올라오지 않음).** **2012.4.13.** 경련 없는 상태 계속 유지 중. 깜짝깜짝 놀라는 것 덜함. **2012.5.16.** 경련했는데 횟수는 비슷하지만 강도는 줄었음. 경련할 때 울지 않음. **2012.7.25.** 5월 이후로 경련 없었음. 요즘은 울고 보채는 것도 안 함. 옹알이 많이 함. 열이 나거나 감기증상도 없었음. **2012.9.7.** 치아가 나지 않아서 걱정했는데 아랫니가 나기 시작함. **2012.11.12.** 경련 없이 잘 지내고 있음. 놀라는 것 덜함. **2012.12.22.** 약간 기침하나 항생제 복용 안 하고 넘어감. **보행기 잡고 조금씩 걷기 시작함.** **2014.3.20.** 특별한 증상 없음. **많이 성장했음.** **2014.9.12.** 엄마, 아빠 외의 단어는 못 함. 숫자는 가끔 이야기함. **2015.3.26.** **열이나 감기, 경련 없이 잘 지내고 있음.**

치료내용	○○는 결절성 경화증이라는 희귀한 선천성 질환을 갖고 태어난 아이입니다. 이로 인해 경련증상과 함께 발달장애가 나타나서 부모님께서 정말 걱정을 많이 하셨습니다. 본원은 ○○가 또래보다 약하게 태어났음에 주목하여 약한 새싹에 천연 거름을 주듯이 천연 약재로 구성된 맞춤 처방을 복용시켜 정상 발달을 유도했습니다. 다행히 약 복용 후 한 달도 채 지나지 않은 상태에서 경련도 거의 하지 않게 되고 좁쌀처럼 오돌토돌한 피부도 많이 호전됐습니다. 또한, 원래 ○○는 고열이 나면 거의 경련을 했지만 이제는 열이 나더라도 경련을 하지 않는다고 어머님께서 무척 기뻐하셨습니다.

생후 5개월 여아의 영아연축 근본치료
(항경련제 완전히 끊고 1년간 경련 재발 없음. 발달장애 증상도 매우 개선됨.)

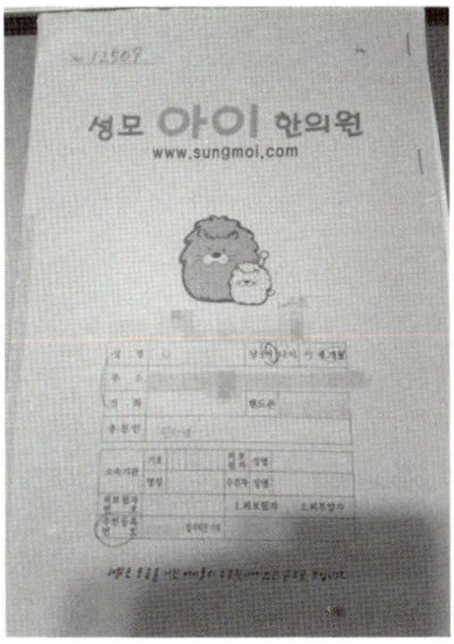

이름	우○ ○(차트번호-12509)		
성별	女	내원 시 나이	5개월
주소	충북 청주시 청원구		

초진 당시 상태 및 현병력	**C/C. 영아연축** – 영유아 검사 시 소두증상, 영아연축 진단 – 항경련제 복용 10일째 – 목 가누기, 뒤집기 안 됨. – 기침, 콧물, 재채기 – 딸꾹질 자주 함.
치료경과	**2015.03.07.** 증상 많이 감소 **2015.03.30.** 혼자 스스로 뒤집기 시도 중 **2015.08.12.** 옹알이도 많이 늘고 '엄마아빠'라고 말함. ✔ **약물복용 추이** – 2015.02.: 오르필 아침, 저녁 250 – 2015.04.: 오르필 아침에만 200 – 2015.04.20.: 오르필 아침에도 중단

진료후기	경련 횟수가 줄고 양상이 약해지는 모습을 보였습니다. 전체적으로 증상이 호전되는 양상을 보였습니다. 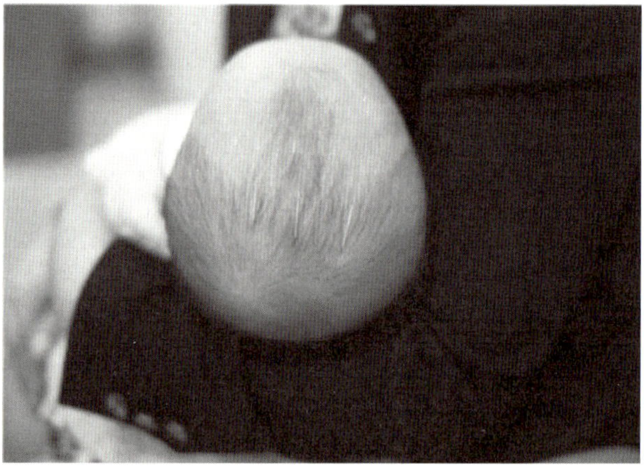

경련도 치료하고 기대하지 않았던 발달까지 이루어져서 놀랍습니다

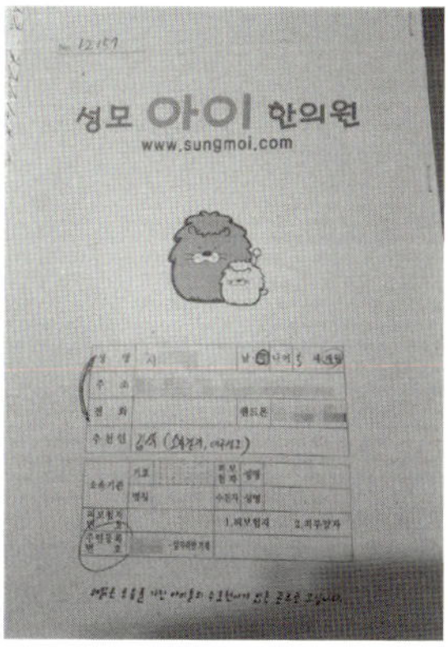

이름	지○○(차트번호-12157)		
성별	女	내원 시 나이	5개월
주소	서울시 양천구		

초진 당시 상태 및 현병력	**C/C. 경련** – 경기(내원 1개월 전 발병) – 눈 돌아가고 입술 경련 – 녹변 자주 봄. – 2주 전부터 복부 부위가 오돌토돌함. – 케프라 1mg 복용 중
치료경과	**2014.06.30.** 뒤집기 횟수 늘음. **2014.07.02.** 체해서 소화가 잘 안 되는지 토함. 주변 사물 인식 잘함. 이유식 시작할 예정. **2014.07.05.** 오전에 경기 한 번 살짝 있었음.

치료경과	**2014.07.11.** 2~3일은 경기, 이후는 전조증상만 있었음. **2014.07.18.** 잠 잘 자고 변도 호전됨. 힘이 많이 세지고 밥도 잘 먹음. **2014.08.22.** 약간 멍하고 혼자 웃었다 말았다 함. **2014.10.01.** 경기는 조금씩 하는데 심하지는 않음. 경기 횟수와 강도가 많이 줄었음. 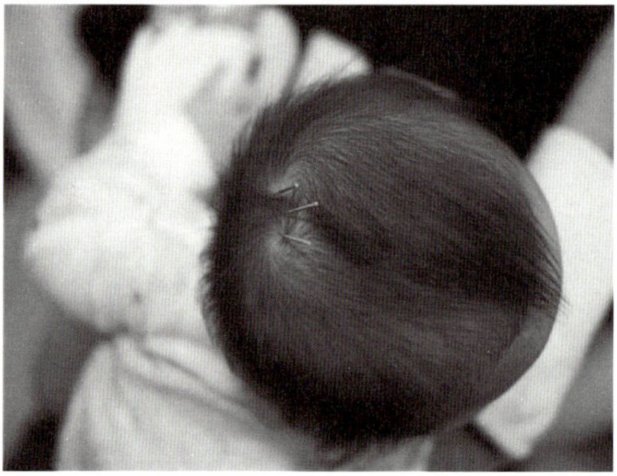

생후 5개월 남아의 영아연축 근본치료
항경련제 완전히 끊고 영아연축과 전체적인 발달증상들이 매우 좋아졌어요

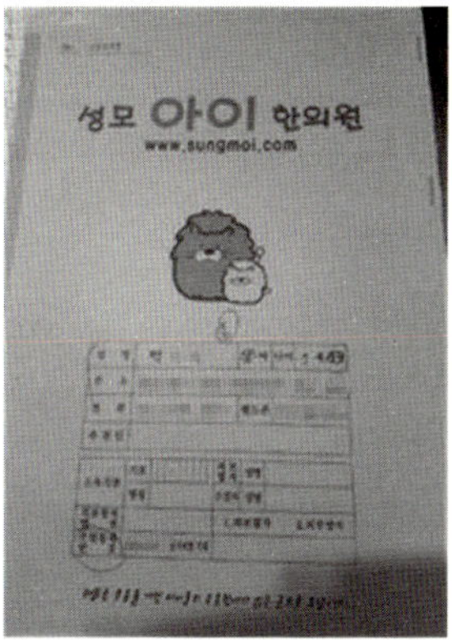

<table>
<tr><td>이름</td><td colspan="3">박ㅇㅇ(차트번호-12279)</td></tr>
<tr><td>성별</td><td>男</td><td>내원 시
나이</td><td>5개월</td></tr>
<tr><td>주소</td><td colspan="3">경기도 화성시</td></tr>
</table>

<table>
<tr><td>초진 당시
상태 및
현병력</td><td>C/C. 영아연축
- 놀라는 것처럼 경기(병원 안 감)
- 그 후 한 달 뒤부터 경기 양상 보임.
- 영아연축 진단
- 녹변
- 이유식 5개월 정도 안 하다가 다시 시작
- 호르몬요법 한 달 했음.</td></tr>
<tr><td>치료경과</td><td>2014.11.11.
연축증상 없음. 경기증상 없는 지 한 달째

2014.11.25.
이틀 전 구토증상(경기는 없었음)

2015.01.08.
항경련제 중단 후에도 경련증상 없이 잘 지내고 있음.
소근육이 덜 발달</td></tr>
</table>

진료후기	조금씩 놀라는 건 간헐적으로 보이긴 했지만, 연축증상은 2014.10.09.부터 계속 없습니다. 눈 마주침은 처음과 확연히 다르게 개선되었고, 옹알이 역시 늘었습니다. 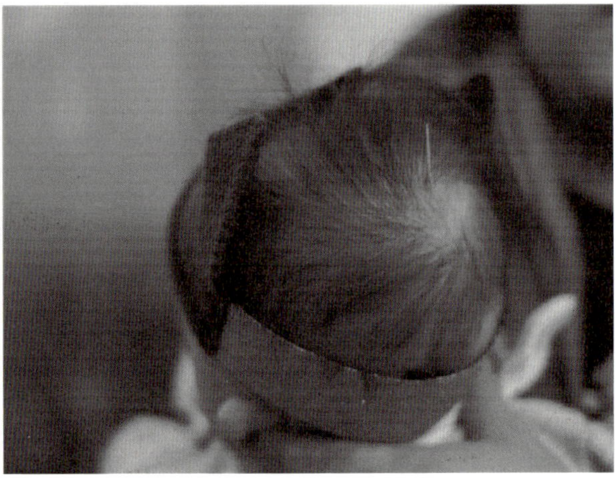

호명반응이 없던 백질연화증 가진 우리 아이 눈빛이 또렷해지고 인지 기능이 향상되다

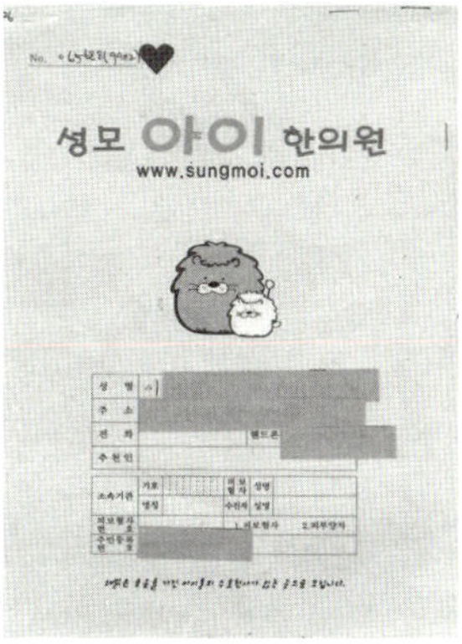

이름	이○○(차트번호-726)		
성별	女	내원 시 나이	5개월
주소	대구시 동구		
치료 기간	2015.5.~2016.2.		

초진 당시 상태 및 현병력	**C/C. 백질연화증(뇌수축소견)** ✔ **동반증상** – 3月까지 정상발달하다 식사량 감소하면서 발달지체. – 호명반응 X, 눈 마주침 ↓ – 쌍둥이로 3주 1.56kg 출생 – 가벼운 안진, 난시, 사경 – 조금씩 목가누기 함(30~40도). – 뒤집기 X – 동맥관개존증, 아토피 최근에 생김.
치료내용	– 한약 처방과 침 치료

치료경과	낮잠 자다가도 깨고, 칭얼대는 등 수면의 질이 안 좋았었는데 한약 복용 후 안 깨고 잘 잔다고 함. 손발이 차고 코감기, 열감기를 달고 살았었는데 코감기는 덜 한다고 함. 식욕이 생기고, 기본 체온이 올랐다고 함. 열은 38도 정도 열 1회 났으나 손발 따줌. 해열제복용 X. 눈빛이 또렷해지고, 뒤집기 2회 정도 가능했으나 현재 20회로 늘고 장난감을 잘 가지고 놀고 엄마를 인지하고 엄마와 떨어지면 운다고 함. 인지 기능이 매우 향상됨.

생후 6개월 여아의 무호흡증 근본치료
(심장수술 후 무호흡증 가래기침을 항경련제, 항생제 없이 근본치료하기)

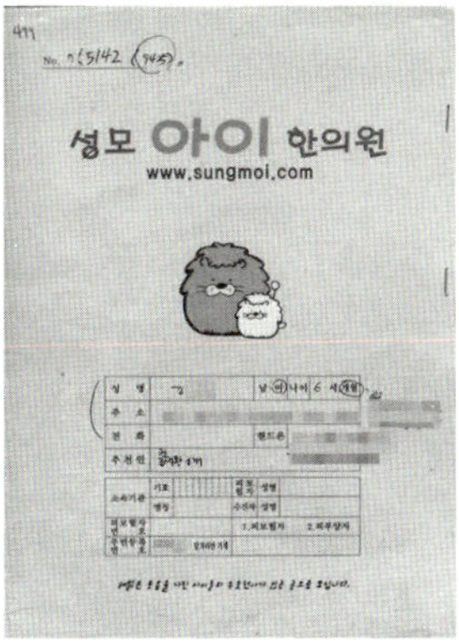

이름	김○○(차트번호-499)		
성별	女	내원 시 나이	6개월
주소	대구 달서구		

초진 당시 상태 및 현병력	**C/C. 뇌전증** **P/I.** – 항경련제 약을 한 달 전부터 현재까지 복용. – 뇌전증(출생 후 MRI 소견 백질 미미 소견. 간질파 X) – 현재 모세기관지염으로 항경련제+항생제 복용 中 – 그렁그렁+기침 ✔ **동반증상** – 예민한 편 – 36주 미숙아 출생(1.95kg)
치료경과	**2014.2.** 심장 수술했다 함. **심장 수술하고 나서 폐가 안 좋아짐.** 기침 가래 생김.

치료경과	**2014.3.** 그렁그렁거리고 폐에서 소리가 남. 수면 무호흡증 진단받음. 경련은 없음. 경련 약 끊은 지 두 달 됨. 이틀에 1번으로 무호흡증상 **2014.4.** 가래기침증상 소실, 혼자 앉기 X, 하체에 힘이 전반적으로 없다 함. **2014.5.** 무호흡증은 나타나지 않음. 잠도 잘 자고 잘 먹음. 가래기침 조금 하는데 기침하면서 구토 동반. 하체 보혈제 먹은 후 변볼 때 밀어내는 힘이 조금 생긴 것 같다 함. **2014.6.** **무호흡증소실, 가래 기침 X, 가끔 변비, 하체 힘 생김. 항경련제 완전히 끊고도 정상호흡. 재발 없음.** 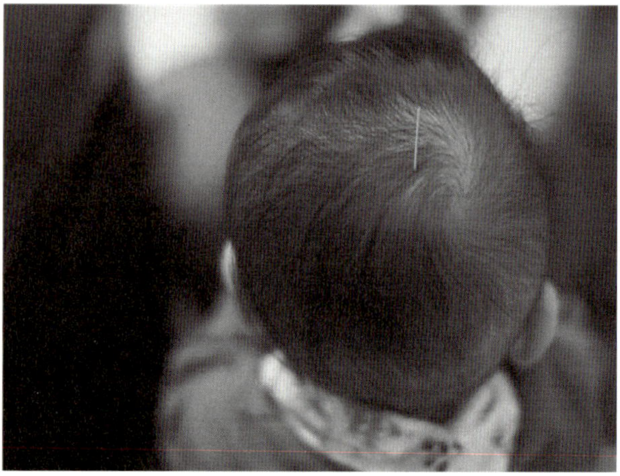

생후 2개월부터 복용하던 항경련제 완전히 끊고 경련 근치되고 정상발달 됨
(면역력이 생겨서 감기약 없이도 감기가 낫고 경련도 이제 하지 않아요)

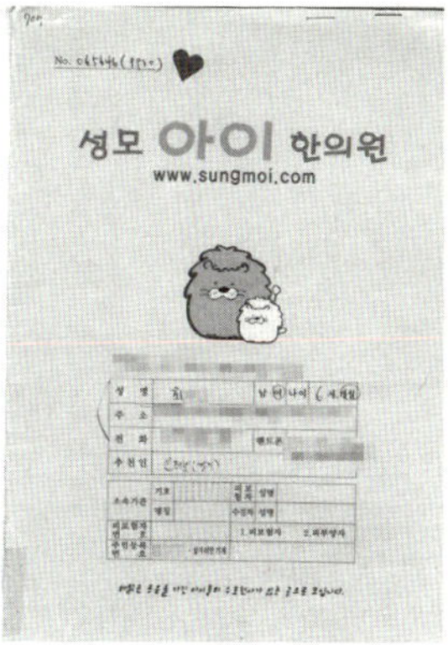

이름	최○○(차트번호-707)		
성별	女	내원 시 나이	6개월
주소	경북 경산시		

<table>
<tr><td>초진 당시 상태 및 현병력</td><td>C/C. 뇌전증
– 간질 약을 2개월 전부터 현재까지 복용
– 올해 1월경에 수유량이 줄더니 경기함.
– 1월 중순 무렵 5~6회
→ 경대 입원, 항경련제 복용, 재입원
– 엑세그란 추가 증량했는데도 경기를 했음.

✔ 동반증상
– 현재 호흡기, 알레르기 X
– 전신 건조 甚 – 발적 시 비판텐, 리도맥스
– 소리 민감, 겁 多</td></tr>
<tr><td>치료내용</td><td>– 한약 처방과 침 치료</td></tr>
</table>

치료경과	**2015.3.** **항경련제를 1.5까지 늘렸다가 내원 후 한약 복용하면서 1까지 줄임, 줄여도 경련은 없었다 함.** **2015.4.1.** 경련 5분, 표정 변화, 청색증, 강직 동반 (감기 기운, 열 ↑, 체기 있는 상태에서) **2015.6.19.** **경련이나 감기증상 X. 잠도 잘 자고 잘 지냄.** **2015.8.14.** **경련 X, 잘 자고 변비 호전** **2016.2~7.** 경련 없었고, 잘 먹고 잠도 잘 잔다 함. **2016.7.30.** **7월 9일자 항경련제 복용 중단함.** **2017.1.** 미열 약간 있었으나 경련까지 안 갔다 함(체열방복용). 현재까지 경련 없었음. ✔ **항경련제 복용 추이** 2015.1.: 케프라 1mL 2회 2015.3.13.: 케프라 1mL 2회, 엑세그란 100mg 1회 **2016.1: 케프라 0.8mL 1회 감량, 엑세그란 중단(경련 없었음)** **2016.7.9.: 항경련제 복용 중단**

치료경과	

[redacted] 의 항경련제 복용 추이

날짜		항경련제 종류, 복용 용량
2015	1 /	케프라 1cc씩 2회 (0.5 → 1 → 1.5.)
〃	3 / 13	케프라 〃 / 엑세그란 100mg (0.3 tab) 1회
	/	현재까지 유지 中
2016	1 /	케프라 0.8cc 씩 2회, 엑세그란 중단.
	/	↳ 발작X.
〃	2/ 9	X [illegible] 복용 중단 발작 X
	/	
	/	
	/	
	/	
	/	
	/	
	/	
	/	
	/	
	/	
	/	
	/	
	/	
	/	
	/	
	/	

생후 7개월 영아연축 혜민이 눈빛이 돌아오면서 발달하고 있어요

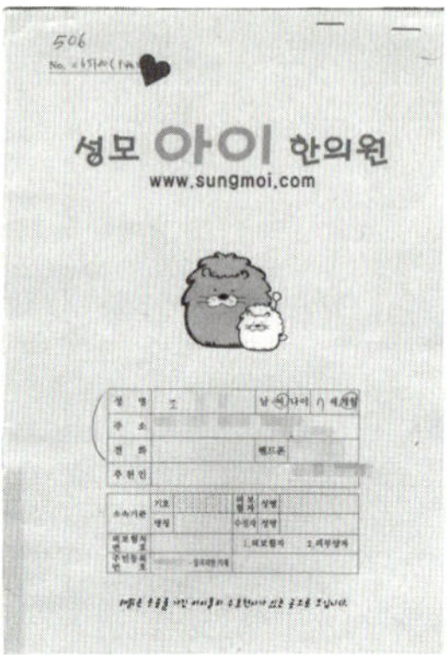

이름	조○○(차트번호-506)		
성별	女	내원 시 나이	7개월
주소	부산광역시		

초진 당시 상태 및 현병력	**C/C. 영아연축, 발달장애** **P/I.** – 출생 후 바로 경련 시작함. DPT, 장티푸스 예방 접종 후 경련 수차례 함. **– 출생 후부터 현재까지 항경련제(토파맥스, 사브릴, 케프라) 복용 중** – 뇌파 검사상 약간 경련파 보임. – 발달장애, 저작 및 연하장애. 손에 힘이 없고 혼자 앉지 못함. 기어 다니지 못함. 사경 의심됨. ✔ **동반증상** – 이유식 시작 못 함(이유식 시작 후 항경련제 복용량 줄이기 원하심). – 대소변장애(변비)

치료경과	**2014.2.12.** **발목 부분이 예전보다 부드러워졌고 눈빛도 조금씩 좋아지는 것 같다고 함.** **2014.3.8.** 수면 상태 개선됨. 유산균을 복용하지 않아도 배변 호전(1일 1회) **2014.3.15.** 토파맥스 복용량 반으로 줄임(이틀째). **항경련제 복용량 줄인 후 식사 상태 개선.** 현재까지 이상 없음. **예전보다 조금씩 발달하는 것 같음.** **2014.4.4.** 며칠 전부터 이유식 시작. 엊그제부터 사브릴 복용량 1/2로 줄임. 토파맥스 복용 중단함. **2014.4.19.** 사브릴 복용 중단. **현재 4개월째 경련증상 없음. 소리에 대한 반응, 잡는 힘 좋아짐(장난감을 두 손으로 잡음).** **낯가림 약간 시작함. 입면 및 기상 시간 패턴 생김. 예전에는 손발이 싸늘했는데 현재는 따뜻함.** **2014.4.26.** 월요일부터 피리독신 복용 중단함. 오늘 아침 2분간 경련. 정오에 분유 먹고 10분 후 2분간 경련. 4시에도 경련. 사브릴 500mg 복용함.

치료경과	**2014.5.3.** 페니토인 투여 후 진정됨. 현재 페니토인, 토파맥스, 정장제 복용 중. **혼자 앉기 가능함.** **2014.7.7.** 항경련제 동일한 용량 복용 중. 경련은 없는 상태 유지 중. **수면 상태 개선(간혹 한 번 깨는 정도로 좋아짐). 잡고 서는 것 가능함. 걸음마 조금 함.** **2014.8.9.** 4월 이후로 경련 없었음. 수면, 소화 상태 모두 좋음. **네발로 기는 것 가능함. 잡고 걸음마 시작함. 옹알이하려고 함.** **2014.11.27.** 변비 있음(2일에 1회). 경련 없음. **2015.1.21.** **변비 호전됨. 잘 먹고 잘 잠. 항경련제 복용량 줄였음. 경련 없었음.**
치료경과	태어날 때부터 영아연축을 진단받고 줄곧 항경련제를 복용해 온 ○○이는 경련이 지속될 뿐더러 발달이 또래에 비해 늦어지고 있었습니다. 아직 어린 나이임에도 불구하고 경련이 조절되지 않아서 항경련제를 무려 3종류나 복용하고 있었지만, 다행히 본원의 치료를 받는 동안 거의 다 줄일 수 있었습니다. 예전에는 잠도 제대로 푹 못 잤지만 이제는 어쩌다 한 번씩 깨는 정도로 많이 개선됐고, 혼자서 걸음마도 가능해지고, 옹알이도 많이 늘었으며 변비도 호전되었습니다. ○○이가 몰라보게 좋아지자 ○○이의 다른 가족들도 소개를 받고 본원을 방문하셨습니다.

생후 10개월 소아의 항경련제 완전히 끊고 경련 극복

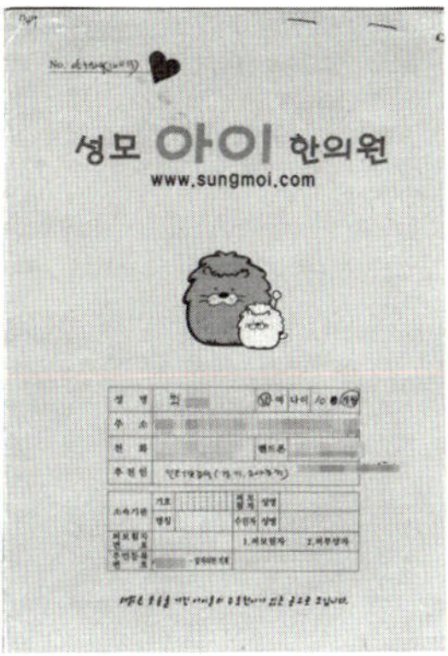

이름	최○○(차트번호-749)		
성별	男	내원 시 나이	10개월
주소	경남 김해시		

초진 당시 상태 및 현병력	**C/C. 경기** – 항경련제 올해 6월부터 하루에 케프라 2mL씩 복용 중 (0.5mL → 1mL → 0.8mL → 2mL) **O/S.** – 생후 7~8일: 첫 경기 – 생후 8개월 때: 경기 재발 **P/I.** – 고신대 병원 MRI EEG normal – 뇌출혈로 한 달 입원 시 경기 증상 나타남. – 6.13. 경기 2회, 그 이후 매일 3회 증상 나타남. – 어제 3회 발작(30~40초 사지강직 후 경련)하여 약 용량 늘림. 2주마다 경기패턴 나타남.

초진 당시 상태 및 현병력	✔ **동반증상** – 소리 예민 잘 놀람. – 깊은 숙면 X – 유산균, 엠브로토스(당영양제) 복용
치료내용	– 한약 처방과 침 치료 – 파동치료
치료내용	**2015.8.17.** 2–2 복용 후에도 장염증상 여전해서 지사제 복용함. 일주일 증상 계속되어 탈수증상으로 링거 맞음. **2015.8.19.** **일주일간 항경련제 복용 X** **2015.9.2.** 후두염 입원, 경련 X, 컨디션 ↓, 잘 먹고 잘 잠. **2015.10.** 열났지만 경련까지 안 갔다 함. **2015.11.** 한 달 동안 감기나, 경련증상은 없었다 함. **2015.12.21.** 금요일부터 설사. 완화 후 토요일 저녁 죽, 분유 먹고 어제부터 설사 3~4회. 설사약 복용 후 오늘 식은땀 흘리며 늘어짐. 35.3도 저체온증, 응급실 장염 진단받고 포도당 투여 후 돌아오는 길 경련함.

치료내용	
	2015.8. **항경련제 복용 중단** **2016.4.** 놀라는 것도 줄고 현재까지 경련 없이 잘 지낸다 함. ✔ **항경련제 복용 추이** 2015.6.13.: 케프라 0.5mL씩 2회 복용 케프라 1mL씩 2회 복용 케프라 0.8mL씩 2회 복용 2015.7.3.: 케프라 2mL씩 2회 복용 **2015.8.12.: 항경련제 복용 중단**

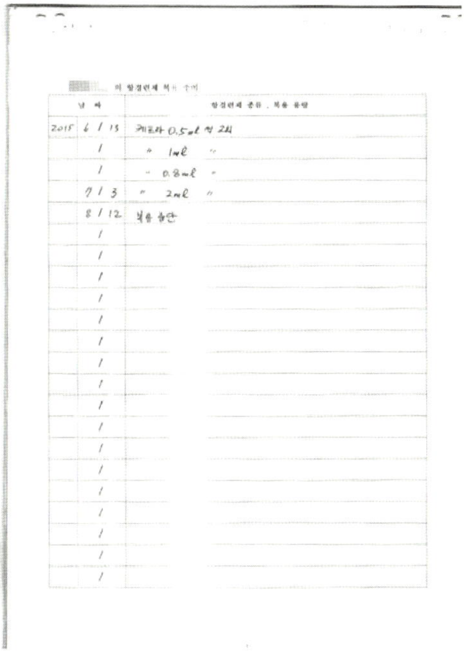

[redacted]의 항경련제 복용 추이

날짜		항경련제 종류, 복용 용량
2015	6 / 13	케프라 0.5ml 씩 2회
	/	" 1ml "
	/	" 0.8ml "
	7 / 3	" 2ml "
	8 / 12	복용 중단
	/	
	/	
	/	
	/	
	/	
	/	
	/	
	/	
	/	
	/	
	/	
	/	
	/	
	/	
	/	
	/	
	/	

치료후기	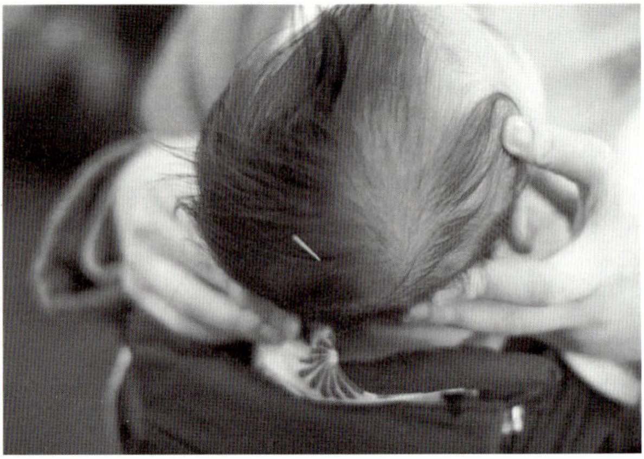

영아연축, 발달장애 항경련제 없이 치료되다!
성모아이 한의원, 일생일대의 현명한 선택이었습니다

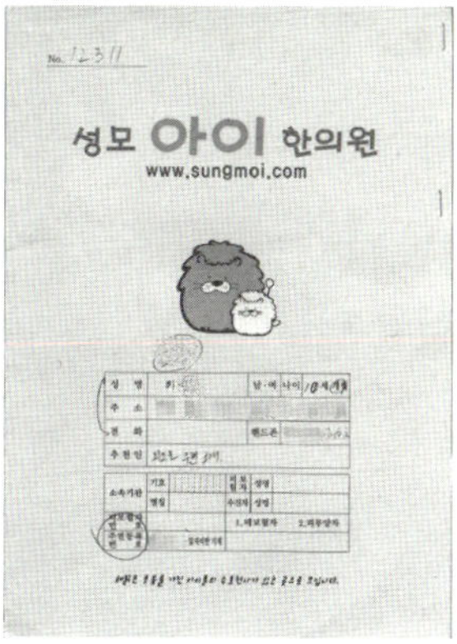

이름	이○ ○(차트번호–12311)		
성별	男	내원 시 나이	10개월
주소	경기도 수원시		

초진 당시 상태 및 현병력	– 아주대학교 진단: MRI(정상) / 뇌파(이상) – 배고프거나 졸릴 때 경기를 자주 함. – 호흡곤란은 없으나 한 번 경기가 시작되면 15회 이상 지속됨. – 아직까지 항경련제 복용력은 없음. – 발달이 또래보다 2~3개월 늦고 아직도 기는 것과 물건을 쥐는 것을 하지 못함. – 자주 깨며 숙면을 취하지 못함.
치료경과	**2014.10.23.** 엄마, 아빠라는 말을 처음으로 하기 시작. 인지 능력이 생김. **2014.11.4.** 숙면을 취하는 시간이 점점 길어지며, 경기 횟수가 절반으로 줄어듦.

치료경과	**2014.11.6.** 푹 자고 일어나면 경기를 거의 하지 않음. **2014.11.18.** 감기증상은 호전되었으며 혼자 앉아 있을 수 있게 되었음. 웃음기가 많아지고 눈빛이 이전보다 또렷해진 것이 느껴짐. **2014.11.25.** 다리에 힘이 생김. 이전엔 엄두도 내지 못했던 보행기도 혼자 잘 탐. **2014.12.12.** 경기 지속 시간의 감소. 1일 2회 정도로 경기 횟수가 감소함(첫 내원 당시 15회 이상). 인지력이 상승되었으며 전체적으로 근육이 발달됨. 원래 호주에 거주하였으나, 치료를 위해 한국에 온 아이입니다. 간혹 소화기가 좋지 않은 친구들은 한약을 처음 먹고 설사를 할 수 있습니다. 하지만 한약을 복용하면 소화기 기능이 개선되어 일주일 내외로 설사는 곧 멈추게 되므로 걱정하지 않아도 되는 사항입니다. 영아 연축을 진단받았으나 빠른 속도로 또래 친구들의 발달 수준을 따라가고 있습니다. 물론 경기 양상도 가벼워졌으며 횟수 또한 눈에 띄게 줄었습니다.

치료경과

생후 2년은 중요한 발달의 시기이기 때문에 항경련제를 지양하고 발달과 경기에 모두 초점을 맞추어 치료해야 합니다.

치료경과(부모님께서 느끼신 것을 토대로 기록하였습니다.)
2014년

10/6	첫 내원
10/10	자락하는데 항상 우측 손이 유독 혈액량이 적다.
10/15	10일부터 한약 먹고 물설사 밤잠 자는 시간이 늘었다. 숙면하는 느낌.
10/17	설사하지 않고 정상변 보기 시작함.
10/23	엄마, 아빠라는 말을 한다. 인지능력이 생긴것을 느낀다.
11/4	잠자는 것이 많이 좋아졌다. 변도 비교적 잘 보는 편 경기횟수 반으로 감소
11/6	숙면하면 훨씬 경기를 안 한다.
11/11	9일부터 맑은 콧물 노란코, 9일 심하게 체해서 손 따주고 포룡환
11/18	감기증상은 호전 혼자 앉기 시작하였으며 웃기 시작하였고 눈빛이 또렷해짐을 느낌. 추워지고 경기는 조금 늘었다.
11/20	코막힘 증상 빼고는 괜찮았다.
11/25	다리에 힘이 생겨서 "보행기 타고는 날아다닌다"라고 표현
12/12	경기할 때 시간이 감소 1일 2회 정도 경기한다(첫 내원 당시 15회 이상). 인지력 상승 대근육 발달은 많이 되었다. 아직 소근육 발달이 더딘것 같다.

치료경과	생후 9개월 만에 아주병원에서 영아연축을 확진받았습니다. 하루에 최소 15회 이상 경기하고 감기에도 자주 걸리는 연약한 아이였습니다. 또래에 비해 발달이 더딘 것이 눈으로 보일 만큼 확연했으며, 이유식을 할 시기가 지났음에도 항상 모유만 먹으려고 했습니다. 새벽에 깜짝깜짝 자주 놀라 깼으며, 예민하고 소리에 민감해 보채는 경우가 많았습니다. 약국에서 산 감기약을 항상 달고 살 정도로 연약해 저희 부부는 정말 걱정이 많았습니다. 병원에서는 항생제 치료를 시작하자고 했지만, 아무리 생각해도 연약한 아이 몸에 항생제는 너무 무리일 것 같아서 다른 치료법을 고민해보다 성모아이 한의원을 알게 되어 내원하게 되었습니다. 아이에게 침 치료와 한약 처방도 위험하지 않을까 걱정되긴 했지만 원장 선생님이 워낙 확신에 차 있으셨기에 믿고 한방 치료를 시작하게 되었습니다. 반신반의하며 2주 정도 한약을 복용시키자 놀랍게도 아이가 점차 활발해지기 시작하였습니다. 종종 감기에 걸리기도 했지만 평소보단 잘 이겨 내는 것처럼 느껴져서 꾸준히 2개월 정도 한약을 복용시키자 이전보다 훨씬 건강해지는 것이 눈으로 보였습니다. 그도 그럴 것이 처음으로 "아빠 엄마"라는 말을 또렷하게 하고, 이유식을 먹기 시작했으며, 항상 누워만 있던 아이가 드디어 기기 시작하더니 보행까지 하기 시작했습니다! 무엇보다 경기가 하루에 1~2회 정도로 엄청나게 감소하여 정말 항생제 대신 한약을 선택한 것이 아이와 저희 부부의 일생일대의 현명한 선택이었다고 생각하고 있습니다. 이제 또래 아이들과 거의 비슷한 발달을 보이고 있어 원장 선생님을 믿고 꾸준히 한약 복용을 합니다.

치료경과

MMR081P7

의 사 소 견 서

원본대조필 인

병록 번호 : 1915135
연 번 호 : 2014-21251

성 명	이[illegible]	주민등록번호	13[illegible]	나이	만 0세	성별	남
주 소	경기도 [illegible]			전화			

<소견 내용>

생기 뒤어 2~3개월 전부터 주로 배고프거나 잠이 들무렵 앉아있거나 누워있을때 갑자기 머리를 숙이거나 팔 여들리면서 양팔을 순간적으로 들었다 놓는 증상이 한번 있을때 10번정도 하루에 5~6회 정도 있어 본원 내원하여 시행한 Brain MRI 상 특이소견 없었고 사물 잘 따라보지 못하는 증상 있어 안과검사 시행하였으나 망막, 시신경 등 에 특이소견 없다는 이야기 들었으나 EEG 상 hypsarrhythmia, burst suppression pattern 보여 infantile spasm 진단 받은 환아입니다

위와 같이 진료소견함.

발 행 일 2014년 10월 02일
의 료 기 관 아주대학교병원
주 소 경기도 수원시 영통구 월드컵로 164 (원천동 산 5)
전화 / 팩스 전화 (031) 219-5114, FAX. (031) 216-6656
발 급 의 사 면허번호 1[illegible] 의사성명 김이[illegible] (서명 또는 인)

• 주 : 발급의사 날인과 병원장 직인이 없는 진단서는 무효임.

영아연축 완치되다(6년간 경련 재발 없음)
정상적인 초등학교 입학하다

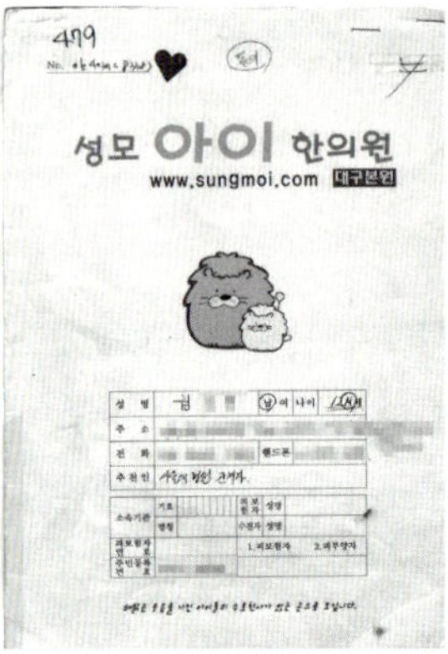

이름	권○○(차트번호–479)		
성별	女	내원 시 나이	12개월
주소	대구 북구		

초진 당시 상태 및 현병력	**C/C. 영아연축** **O/S.** – 2011년 1월 동산병원에서 진단받음. **P/I.** – 계속 경련증상 – 눈빛이 없어지고(공포) 손목을 까딱거림. – 한 달 7회~10회 – 항경련제 일주일 복용 후 지금은 X ✔ **동반증상** – 소리 민감, 예민함, 겁 多 – 좌 안면 붉은 발적 – 좌측 발달 약함. – 왼쪽 고개를 많이 기울인다. – 입술 많이 건조 – 복부 팽만 – 숙면 X, 잘 깸.

치료경과	**2011.1.19.** 경련 1~2분 간격으로 계속, 오늘이 제일 심했다 함. **2011.2.9.** 이틀 전부터 변을 많이 봐서 그런지(배가 빵빵했었는데 좀 들어감) 기분 좋아함. 아직 신약 복용 중 **2011.2.23.** 잠드는 시간이 조금씩 단축되고 있다. 자주 깨는 것도 적음. 아침에 일어나 경련하는 건 조금씩 줄어들고 있고, 낮에도 덜하고 자고 일어났을 때는 약간씩 연달아 하지만 에너지는 넘친다. **2011.2.26.** 힘이 넘친다. 엄지, 검지를 이용해 작은 과자 부스러기도 집고, 호기심 多. 어젠 네발 기는 자세도 시도 **2011.3.2.** 기려고 시도를 많이 하고, 사흘 동안 경련이 없었다. 감기증상도 X **2011.3.11.** 경련증상 계속 X 대학병원 뇌파검사 후 신약 줄일 예정 **2011.4.15.** 3일 전 항경련제 줄임. 경대병원 '요로감염' 입원 중이며, 항생제 복용함. **2011.7.15.** 중간에 설소대 수술+연골 수술해도 경련 없이 잘 지냈고 항경련제 줄임. 검사해 보니 떼고 해도 될 것 같다함. 또래 애들만큼 좋아졌다.

치료경과	**2012.1.10.** 경기는 계속 없었고 눈 마주침도 잘되고 소리에 예민하거나 민감한 것도 X. 잠자는 것도 잘 자고 깨기는 하나 바로 잔다 함. 먹는 것도 잘 먹고 특히 밥을 잘 먹는다 함. 배 빵빵한 것도 전혀 없고 변도 잘 본다 함. 좌측 안면 붉은 발적도 X, 감기증상도 전혀 X. 뛸 때 넘어지지 않으려고 고개를 한쪽으로 기울임. 기저귀를 떼는 중이라 함. 규칙적으로 대소변 보고 말은 잘 못해도 마려울 때 기저귀를 잡고 표현으로 소통한다 함. **2012.3.28.** 지난주에 1년 넘게 안 하던 열감기를 앓았다 함. 해열제 안 먹고 발열방 먹고 잘 지나갔다 함. 이번 주는 감기증상도 없이 잘 지낸다 함. 고개는 여전히 기울어지고 뛸 때 심하다. 경련도 안 하고 잘 지낸다 함. 잠도 깨는 거 없이 잘 자고 잘 먹고 예전에 비해 너무 좋아졌다 하심. 변도 잘 누고 상태도 좋다 함. **2012.8.22.** 많이 먹었다 싶은 날이면 자락하니깐 열이 난 적도 없이 잘 지냄. 말도 많이 늘었고 잘 따라 하고 많이 함(대화가 됨). 까치발하는 것도 좋아졌다 함. **2017.~** 2017년 보약 지으러 내원했는데 6년간 경련 재발 없었다고 함. 감기도 덜 걸림. 정상적으로 초등학교에 입학하여 현재 1학년 재학 중. 더 이상의 경련 없이 정상적인 성장발달 중.

<table>
<tr>
<td>진료후기</td>
<td>1일 7회~8회 하던 경련증상이 항경련제 완전 중단 후에도 경련증상 없이 잘 지내고 있습니다. 입면시간 감소, 깊은 수면 유지, 배 빵빵한 증상도 없어진 상태입니다.
전반적으로 체력이 상승하였고 현재 정상 생활 가능해졌습니다.
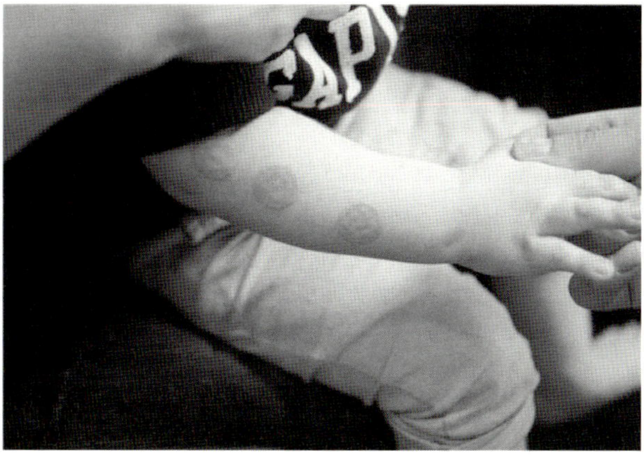</td>
</tr>
</table>

영아연축 소아 항경련제 완전히 끊고 경련이 1년간 없으며 지금은 걸어 다닐 수 있음 (기적의 영아연축 근본치료)

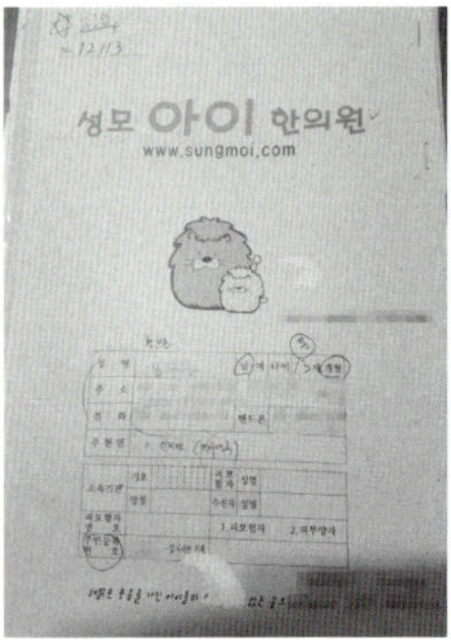

이름	김○○(차트번호-12113)		
성별	男	내원 시 나이	13개월
주소	인천 서구		

초진 당시 상태 및 현병력	**C/C. 영아연축, 발달지연** 첫 내원 4개월 전부터 오르필, 사브릴, 엘칸 복용 **O/S.** 생후 9개월 동네 병원에서 영아연축 진단 후, 종합병원에서 MRI상 경기파 잡힘. **P/I.** - 목가누기는 되고, 배밀이 안 됨. - 옹알이 안 됨. - 전신 건조 - 예민, 소리에 민감 - 누런코, 기침(양약 복용 중)
치료경과	**2014.05.12.** 원래 잠 깨서 놀라서 깨는데 안 놀라고 깸.

치료경과	**2014.05.30.** 예전보다 많이 활발해짐. **2014.06.10.** 내원하면서 1회, 새벽 1회 경기(자락하고 금방 돌아옴) **2014.07.01.** 경기 안 한 지 12일째, 항경련제 저녁에만 먹임. **2014.07.07.** 이틀째 항경련제 완전 끊었음. 경기 안 함. 옹알이가 늘음. 세워주면 제법 잘 서 있으며 겨드랑이 지탱해주면 보행 시도함. **2014.07.12.** 항경련제 중단 3일 만에 조울증처럼 울다 웃다 반복. 항경련제 1회 먹였더니 잘 놀고 잘 잠. **2014.09.02.** 엄마를 확실히 인지하는 듯함. **2015.08.11.** – 경기 안 한 지 1년 됐음. – 잠 잘 잔다. – "엄마, 아빠, 맘마"라고 말함. – 잘 앉고, 목가누기, 옆으로 가는 정도는 함. – 호흡기증상 거의 없음. **2016.06.21.** 아직 버스, 택시 타면 소리에 많이 놀라기는 하나 잠은 잘 잔다고 함.

치료경과	**2016.07.19.** 눈빛이 좋아짐. 말이 많아지고 키 성장. 요즘엔 잘 안 놀람. **2016.08.23.** 자전거를 스스로 타기 시작. 엄마와 대화 가능함. **2016.10.07.** 오후에 졸린 눈이 되면서 숙여서 엎드림. 사지에 힘이 없었음. 자락해주고 포룡환, 평위산 먹이니 트림함. **2016.11.21.** 피로하면 경기, 일주일 정도 괜찮다가 주말에 한 번 경기함. MRI는 정상임. **2016.12.05.** 2주 정도 괜찮다가 외식하러 가서 걷다가 힘 빠짐(잠깐). **2017.01.17** 아침 먹다가 1회, 본인이 이겨내려고 함. **2017.02.07.** 언어이해, 표현력 좋아짐. 열 내린 후 경기 없었음. **2017.03.21.** 갑자기 숨을 가쁘게 쉴 때가 있음. 스트레스 시에 숨 쉬기 힘든 듯함. 강직 1회 **2017.04.04.** 3주째 경련 없음. 30분 이상 외부활동 매일 함.

진료후기

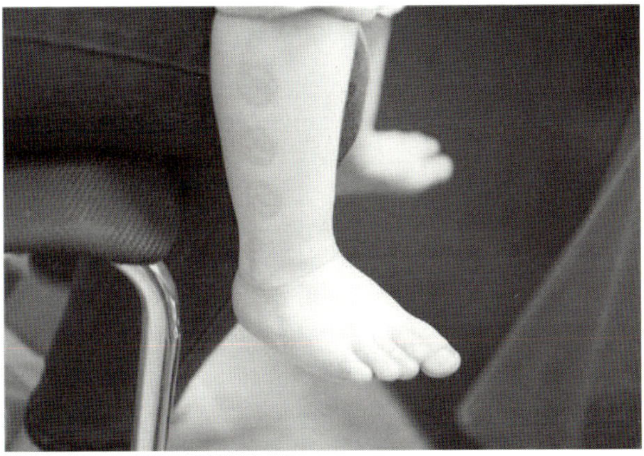

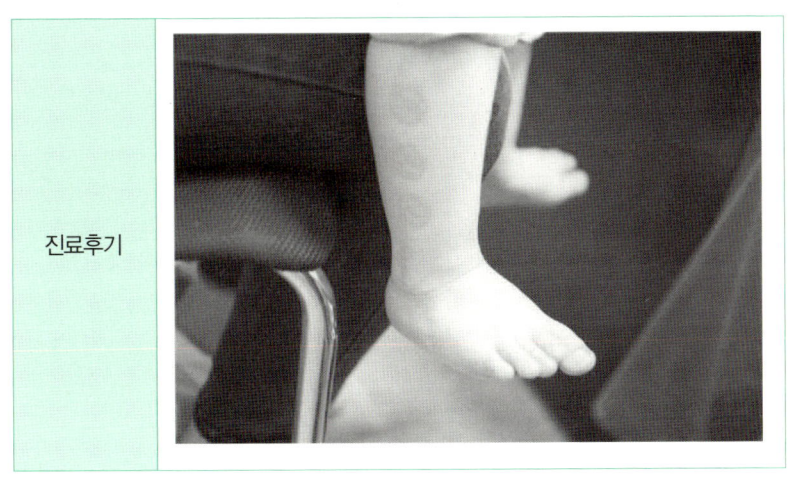

감기에는 상비약만 먹어도 금방 나아요

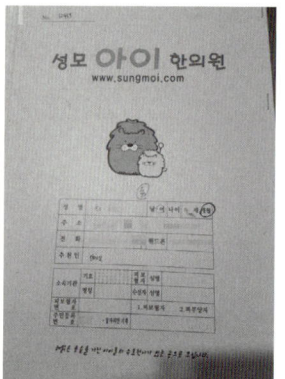

이름	최○ ○(차트번호-12455)		
성별	女	내원 시 나이	13개월
주소	서울 은평구		

초진 당시 상태 및 현병력

C/C. 경련

O/S.

2014.12.25.: 첫 경련. 응급실 가서 경련 한 번.

뇌파, 피검사, MRI, 소변검사 이상 없음.

P/I.

2014.12.25.: 첫 경련. 응급실가서 경련 한 번. 탈수로 인해 경련.

2014.12.29.: 전날부터 안 먹더니 경련. 응급실 가서 경련 두 번.

12.30.부터 항경련제 복용

✔ **동반증상**

– 몸 안 좋으면 심하게 구토증상

– 평소 호흡기증상 주로 기침, 콧물, 편도선

– 현재도 코 막힘

– 편식 多

치료경과	**2015.1.19.** 잠깐 멍한 증상 2회(의식 있었음) 외에는 괜찮았음. **2015.2.12.** 경련증상은 많이 줄어들었으나 약간의 멍한 증상은 있음. **2015.2.27.** 감기증상 조금 있으나 처음보다 많이 호전되고 있다 하심. **2015.3.~** 약간의 감기증상은 있으나 신약 먹지 않고 상비약 먹으면서 잘 보내고 있음. ✔ **항경련제 복용 추이** 2014.12.30.: 라믹탈 5mL 2회 복용 2015.1.9.: 라믹탈 5mL 1회 복용

성모아이 한의원을 몰랐다면 지금도 열감기를 달고 살고 화학약품을 먹고 있겠죠 (열감기, 발달장애 근본치료)

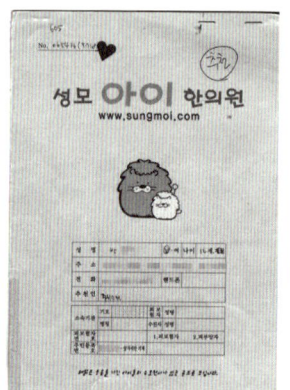

이름	박○○(차트번호-605)		
성별	男	내원 시 나이	16개월
주소	대전광역시		

초진 당시 상태 및 현병력	**C/C. 발달지연, 잦은 감기** **P/I.** - 생후 13개월 검사 당시 9개월의 발달 수준. MRI 소견 정상. - 재활치료(작업치료, 물리치료) 한 달 반 정도 받음. - 잡고 일어서기는 가능하나 혼자 서는 것은 불가능함. - 눈빛이 약하고 사시 경향이 있음. - 지난주에 고열로 입원함. ✔ **동반증상** - 깜짝깜짝 잘 놀람. 수면상태는 괜찮음. - 열감기가 잦고 항생제, 해열제를 많이 복용함. - 식사량이 적음.
치료경과	**2014.11.12** **열도 안 나고 감기증상도 없었음.** 설사한 적 있는데 상비약 먹고 괜찮아짐.

치료경과	**2014.12.17** 한 손 잡아주면 걸으려고 함. **2015.3.25** 놀라는 게 예전보다 덜함. **2015.4.22** 특별한 사항은 없었음. **혼자 걸음.** **2015.6.26** **열감기증상 없음.**
치료후기	ㅇㅇ는 내원하기 전 잦은 열감기로 수차례 입원한 적이 있고, 항생제 및 해열진통제를 자주 복용하여 이미 면역력이 상당히 저하되어 있는 상태였습니다. 치료를 시작하기 전 약한 새싹(정재)에게는 독한 화학 약품 대신 꾸준히 천연 약재 거름을 주어야 잔병치레 없이 튼튼하게 자랄 수 있다고 어머니께 말씀드렸습니다. 보다 빠른 호전을 위해 어머니께서는 ㅇㅇ를 데리고 타 지역에서 매주 침 치료를 받기 위해 내원하셨습니다. 감기를 졸업해야 영양분이 성장의 밑거름으로 사용됩니다. 즉, 잔병치레가 없어야만 음식물과 숙면을 통해서 생성된 에너지가 성장발달로 원활하게 작용됩니다. 따라서 ㅇㅇ의 성장을 위해 오전에는 열감기 졸업을 위해 열감기 예방 및 소화기 혈액 순환제를, 저녁에는 면역증강 및 뇌혈액 순환제를 처방했습니다. 꾸준한 치료를 통해 이제 정재는 열감기를 졸업했고, 요즘 들어 부쩍 성장한 모습을 보여 주고 있습니다. ㅇㅇ가 혼자서도 씩씩하게 잘 걸어 다니는 모습을 볼 때마다, 본원의 의료진들 모두 뿌듯한 보람을 느낍니다.

치료후기	정재는 태어난 지 일주일 만에 조리원에서 토사물이 기도로 넘어가는 바람에 청색증이 왔어요. 저산소증으로 뇌손상이 의심됐지만 당시 대학병원에 20일 가까이 입원하면서 여러 검사를 한 결과 별다른 이상이 없었는데 너무 못 먹고 열감기를 달고 살았어요. 당연히 못 크고 발달도 늦더라구요. 생후 6개월부터 16개월까지 입원만 여섯 번(폐렴, 요로감염, 바이러스성 고열 등등) 했어요. 너무 힘들어서 도망치고 싶을 때 친정 엄마의 권유로 성모아이 한의원을 오게 되었지요. 그때가 정재가 18개월 때고 지금은 30개월이 됐네요(한약을 먹은 지 11개월째). 한약을 3개월 정도 먹었을 때 느껴졌던 변화 – 활발해짐, 얼굴에 생기가 생기고 먹는 게 좋아짐. – 눈빛이 또렷해지고 눈 마주침이 좋아짐. 6개월 후 변화 – 그렇게 안 늘던 몸무게가 4kg 가까이 늘어남(18개월 때 9.2kg). – 열이 나는 빈도가 확 줄어듦. – 사물에 대한 관심이 많아지고 두 돌 가까이 됐을 때 걷기 시작함. 10개월 후 변화 – 옹알이가 다양해지고 목소리가 엄청 커짐. – 올해는 항생제, 해열제 안 먹고 상비약으로 감기, 소화불량 치료함. – 몸이 단단해지고 체력이 많이 좋아짐. 인지가 많이 향상됨.

치료후기

발달지연으로 아직 언어도 안 되고 소근육 발달도 많이 늦지만 그래도 1년 전과 비교해 보면 엄청 좋아졌다는 것을 느낍니다. 성모아이 한의원을 몰랐다면 아마 지금도 열감기를 달고 살고 항생제, 해열제를 먹고 있겠죠. 생각만으로 너무 끔찍해요. 또래 아이들과 비슷해질 때까지 열심히 다녀볼게요. 고맙습니다!

since1999 성모아이한의원

본 치료후기는 아래 아동의 보호자인 본인이 직접 작성 한 글이며, 아래 아동의 사진과 치료후기는 성모아이한의원 관련 온, 오프라인에서 사용되어짐에 동의합니다.

자녀 성명 : 박[redacted]

보호자 성명 : 김 [redacted] [redacted]

작성일 : 2015 년 10 월 11 일

정제는 태어난지 일주일 안에 조리원에서 로타옹이 기도로 넘어가는 바람에 청색증이 왔어요
저산소증으로 뇌손상이 의심 됐지만 당시 대학병원에 20일 가까이 입원하면서 여러 검사를 한 결과 별다른 이상이 없었는데 너무 못먹고 열감기를 달고 살았어요. 당연히 못크고 발달도 늦어지구요
생후 6개월부터 16개월까지 입원만 여섯번.. (폐렴 요로감염 바이러스 고열 등등)
너무 힘들어서 도망치고 싶을때 친정 엄마의 권유로 성모아이한의원을 오게 되었지요.
그러니까 정제 18개월때고 지금은 30개월이 됐네요.
한약을 먹은지 11개월 째..

한약을 3개월 정도 먹었을 때 느껴졌던 변화는
혈색이 좋아짐. 얼굴에 생기가 생기고 먹는게 좋아짐
- 눈빛이 또렷해지고 눈맞춤이 좋아짐

6개월 정도 지나서 - 그렇게 안늘던 몸무게가 4kg 가까이 늘고 (18개월때 9.2kg)
열이 나는 빈도가 확 줄어듬. 사물에 대한 관심이 많아지고
두돌 가까이 됐을때 걷기 시작함.

10개월 넘어가는 요즘은 옹알이가 다양해지고 몸집이 엄청 커짐.
올해는 항생제, 해열제 안먹고 상비약으로 감기, 장염 등을 치료함.
몸이 탄탄해지고 체격이 많이 좋아짐 식사가 많이 향상됨

발달지연으로 아직 언어도 안되고 소근육 발달도 많이 늦지만
그래도 1년전과 비교해 보면 엄청 좋아진 걸 느낍니다.
성모아이 한의원을 몰랐다면 아마 지금도 열감기를 달고 살고 항생제, 해열제를 먹고 있겠죠. 생각만으로도 너무 끔찍ㅠ
또래 아이들과 비슷해 질때까지 열심히 다녀볼게요.
고맙습니다!!

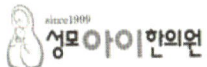

뇌성마비, 경련 모두 호전
(소화력이 좋아지고 경련도 줄었어요)

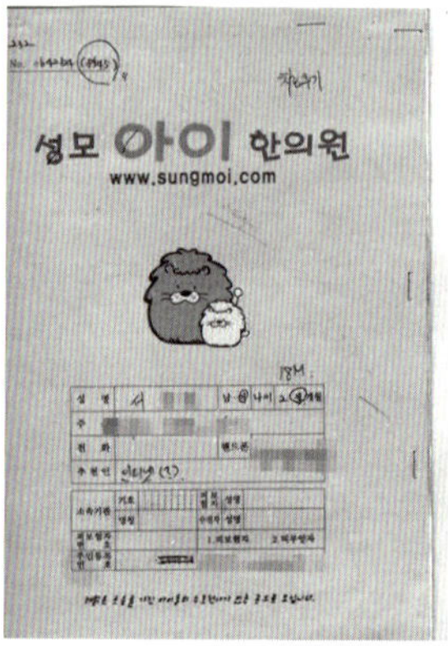

이름	이○ ○(차트번호-232)		
성별	女	내원 시 나이	18개월
주소	전북 익산시		

초진 당시 상태 및 현병력	**C/C. 경련, 발달장애** **P/I.** – 뇌출혈로 인한 뇌성마비 2급. 쌍둥이로 8개월 만에 조산. – 심장부종 있었음. – 생후부터 현재까지 항경련제 계속 복용 중. – 목을 잘 못 가누고 보행 안 됨. 좌측 팔다리 사용능력 저하. – 사시, 교정안경 착용 중. ✔ **동반증상** – 수면 중 자주 놀라고 예민하고 겁 많음. – 식사량 매우 적음. – 변비 경향
치료경과	**2011.8.12.** 내원 이후 항경련제 중단. 경련은 없었음. 식사량 증가. 대변 좋아짐.

치료경과	**2011.10.27.** 경련 잘 안 하고 체하는 것도 덜함. 의미 있게 '엄마', '아빠' 함. **2012.4.25.** 최근까지 감기증상 없이 건강함. 경련 계속 없었는데 며칠 전 아빠가 오징어를 줘서 체했는지 살짝 경련함. 사시증상 덜함. **2012.5.8.** 혼자 앉는 것 힘 있어짐. 옹알이 많이 하고, 말귀 알아들음. 인지상태 좋음. **2012.8.13.** 먹는 것도 예전보다 잘 먹고 소화도 잘 됨. 잠도 잘 자는 편. 경련 없음. **2012.7.7.** 잠 잘 자고 놀라서 깨는 것 없음. 체기 없고 경련도 없음. **2012.10.16.** 항경련제는 계속 복용 안 하고 있음. 며칠 전 체해서 한 번 살짝 경련함. 걷거나 서는 것 잡아주면 가능.
치료경과	ㅇㅇ는 쌍둥이로 태어난 뇌성 마비 아동으로 내원 당시 목가누기도 잘되지 않는 정도의 발달 상태였습니다. 출생 이후부터 지속적으로 항경련제를 복용하고 있었고 식사량이 현저히 적고 몸무게도 작았습니다. 항경련제와 한약을 3개월 정도 함께 복용 후 항경련제를 서서히 줄이기를 권유드렸으나 부모님께서 항경련제를 끊고자 하는 의지가 강하여 내원 이후 바로 항경련제를 중단하였습니다. 다행히 경련증상이 심하게 나타나지 않았습니다.

치료경과	이렇게 ○○처럼 바로 항경련제를 중단하였을 때 반발증상이 나타나는 경우가 있어 우려하였으나 의외로 반발증상이 적었습니다. 하지만 항경련제는 용량을 서서히 감량하는 방식으로 중단하여야 안전합니다. ○○는 전형적으로 소화기 문제로 인하여 경련이 유발되는 경우에 속한 아이로 체기가 동반되었을 때마다 경련증상을 보였습니다. 이 때문에 오전에는 소화기 면역증강제를 사용하였고, 저녁에는 발달을 위한 성장 보혈제 처방을 복용하였습니다. 한약을 복용하면서 소화 기능이 서서히 좋아지고, 딱딱한 변을 보던 대변상태가 호전되자 식사량도 증가하는 동시에 경련증상이 감소하였습니다. 원인 치료를 통해 항경련제를 중단하여도 오히려 경련 빈도가 감소한 케이스로 경련뿐만 아니라 발달 또한 매우 촉진되었습니다. 내원 당시 가끔 뒤집기를 하고 목가누기가 잘 안 되던 상태에서 현재는 잡아주면 걷거나 서는 것이 가능한 정도까지 발달한 것입니다. ○○의 부모님께서는 ○○가 소화불량이 동반될 때마다 경련이 나타날 수 있다는 사실을 배우시고, 항상 소화불량을 유발하지 않도록 노력하고 계십니다.

열성경련 확실히 졸업했습니다

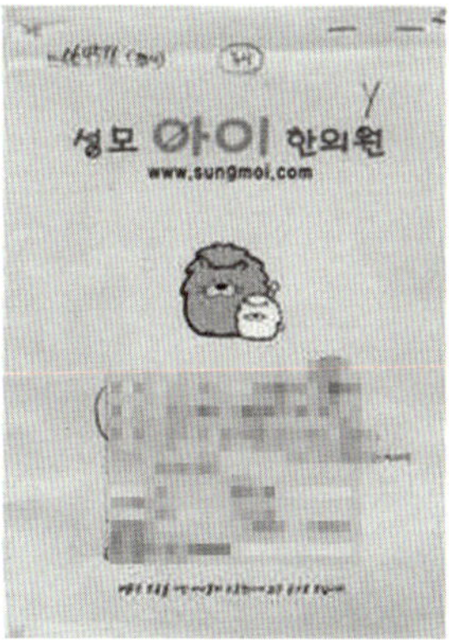

이름	최○○(차트번호-291)		
성별	女	내원 시 나이	19개월
주소	경북 영천시		

초진 당시 상태 및 현병력	– 소아경기, 열성경련–항경련제 복용 X – 발달은 정상 – 피부 건조 – 예민함, 수면 시 자주 깸. – 겁 多
현병력	– 선천적 고관절 탈구로 인하여 1세에 수술 후 열성경련 발생 – 수술 전 잘 먹었으나 수술 후 식사량 감소, 구토, 변비 생김.
치료경과	**2012.03.17.** 식욕이 조금 올라갔음. 치료 시작 후 경련 약하게 함. 저녁에는 코 막힘. 숨을 잘 못 쉬어 잠을 잘 못 잠. **2012.03.11.** 구토증상 여전. 새벽에 2회 경련발작(1분 간격)

치료경과	**2012.04.12.** 경기는 안 함. 잠도 코 증상이 괜찮아져서 잘 자고 보채는 것도 없음. **2012.04.27.** 감기로 인하여 발열, 구토. 양약 대신 체열방 먹고 완화. 당시 경련 X **2012.05.31.** 경기는 3월 11일 이후 없음. 감기, 변비, 구토 모두 없음. 수면 매우 호전되고 예민하고 겁 많은 것도 좋아짐. **2012.08.20.** 지금까지 경기 X. 아프거나 열나거나 한 적도 없다고 함. 걷는 것도 조금씩 나아짐. **2012.11.05.** 지금까지 경기 없음. 키가 많이 성장함. **2013.06.28.** 그 이후 최근까지 열, 감기, 경기 없음. 먹는 것도 잘 먹고 소화도 잘되고 변비증상도 없음.
진료후기	선천적 고관절 탈구로 돌 전에 큰 수술을 한 후 심장, 소화기가 매우 약해진 상태로 내원한 ○○는 당시 잦은 감기, 소화불량으로 인해 숙면을 거의 취하지 못해 허약해질 대로 허약해진 상태였습니다. 열도 자주 올라 경련 또한 잦은 상황이었습니다. 숙면을 이루지 못하니 제대로 발달이 이뤄지지 않아 경련 또한 나아지지 않는 악순환이 반복되고 있었습니다.

치료경과	때문에 먼저 숙면을 취하게 하기 위해 심장을 안정시켜 주는 처방과 소화를 도와주기 위해 소화기 독소 제거제 및 위장 혈액 순환을 촉진하는 약재를 복용시켰습니다. 다행히 잦은 열과 소화 불량은 한 달 후 모두 개선되었습니다. 일단 영양 흡수가 좋아지니 발달이 촉진되어 감기에 걸리는 횟수가 현저하게 감소하였습니다. 진통 · 해열제를 달고 살던 ○○였지만, 완전히 끊고 아주 심한 경우에만 본원의 체열방을 통해 열을 내렸습니다. 이렇게 열감기 근본치료가 이뤄지자 열성경련 또한 깔끔하게 사라져 잘 먹고, 잘 자고, 감기에 걸리지 않는 건강한 아이로 재탄생하게 되었습니다.

발달장애 소아의 가래기침, 뇌전증 근본치료(1년간 경련 없음)

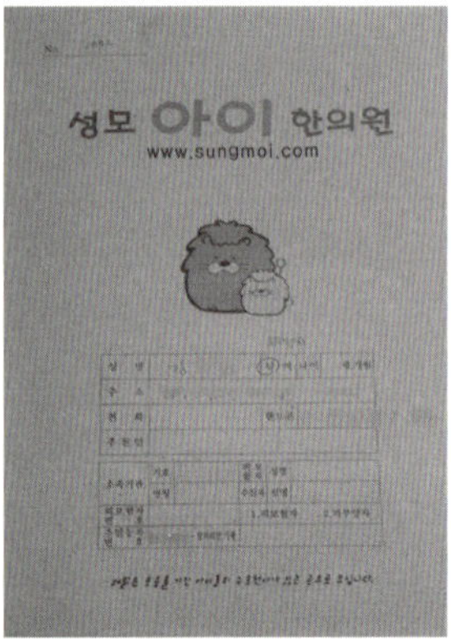

이름	김○○(차트번호-12772)		
성별	男	내원 시 나이	10개월
주소	광명시 금하로		

초진 당시 상태 및 현병력	**C/C. 백질연화증, EEG 이상** 항경련제 약을 약 7개월 때부터 복용(사브릴 500mg 오전, 오후 2회 복용) ✔ **동반증상** – 깊은 숙면이 잘 안 됨. – 비염증상 有, 가래 有 – 자주 울고 보챘는데 항경련제를 먹은 이후 짜증이 없어짐(무감각해지는 것 같다).
치료경과	**2015.11.28.** 감기증상 조금. 경련 없었음. 먹고 자는 것 모두 괜찮다 함. **2015.12.16.** 체해서 그런지 경련했다 함. 손발 자락 후 포룡환 먹이고 시간 지나니 컨디션 호전. 이제 놀라지 않음.

치료경과	**2016.2.3.** 사브릴 오전, 오후 500mg 복용. 각 2/3 줄임. **2016.2.13.** 항경련제 줄이고도 경련 X 사브릴 오전, 오후 500mg 각 1/2 줄임. **2016.3.22.** 경련 없이 잘 보냄. 눈빛, 목가누기가 좋아지고 표정이 다양해짐. **2016.4.19.** **항경련제 사브릴 모두 중단** **2016.7.28.** 서 있는 힘도 생기고, "이모 안녕"이라고 말도 하고 하이파이브도 함. **2016.10.27.** 물어보면 "응"이라고 대답도 함. 손으로 볼 찌르며 예쁜 짓도 함. **2017.1.3.** 장염으로 입원 **2017.2.7.** 컨디션 ↑, 밥도 잘 먹고, 소화도 잘 시킴.

치료경과	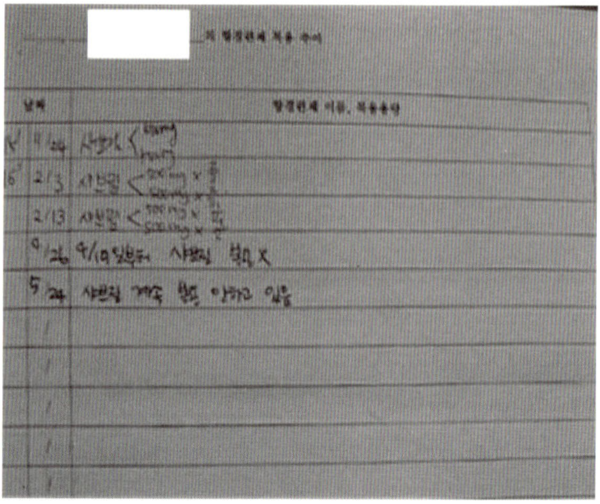 **✔ 항경련제 복용 추이** ~2015.11.24.: 사브릴 오전, 오후 500mg 2회 복용 2016.2.3.: 사브릴 오전, 오후 500mg 각 2/3 줄임 2016.2.13.: 사브릴 오전, 오후 500mg 각 1/2 줄임(50% 감량) 2016.4.19.: 사브릴 모두 중단
진료후기	한의원에서 치료하면서 항경련제 중단하였습니다. 경기는 많이 호전되었고, 발달적 부분도 단어 구사하는 등 전반적인 치료가 되었습니다. 인지발달, 목가누기, 팔다리에 힘이 생기고 표현력이 개선되었습니다. 무엇보다 처음 내원 시 가래가 심했는데 항생제, 진해거담제 복용 없이도 본원의 가래치료 후 폐가 거의 정상으로 돌아와서 1년간 항생제 복용 없었습니다.

3~5세

※ 실명 표기된 환아의 경우 치료후기 동의서를 받았습니다.

말이 몰라보게 말이 늘었어요
(잦은 열감기에서 완전히 벗어남)

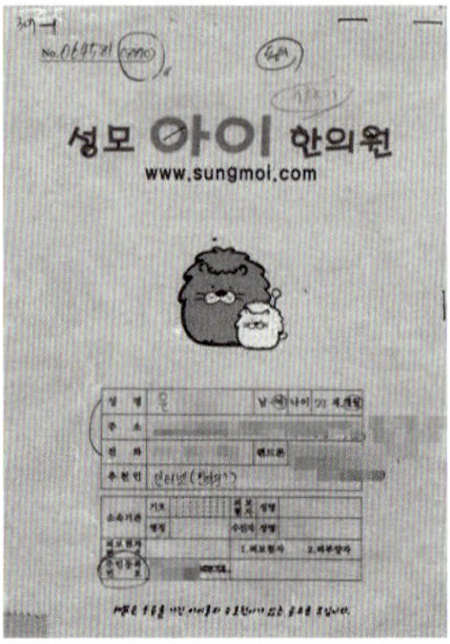

이름	윤○○(차트번호-307-1)		
성별	男	내원 시 나이	29개월
주소	대구시 달성군		

초진 당시 상태 및 현병력	**C/C. 백질연화증, EEG 이상** - 인지: 엄마, 아빠, 우와~, 할머니, 할아버지 등 1개 내외 단어 위주. - 소근육 사용은 괜찮음. 18m 보행 시작 - 미열, 코 막힘 증상, 신약 먹음. - 눈 주위 알레르기 피부. 약간 건조한 편. ✔ **동반증상** - 겁 多
치료경과	**2012.05.08.** 감기증상 괜찮아짐. 먹는 것도 잘 먹고 양도 늘었음. 소화가 잘 되는 것 같음. 변도 매일 잘 보고 잠도 푹 잘 잠. 말하는 건 혼자서 말을 많이 하고 옹알이를 많이 함. 걷는 것도 잘 걷고 피부건조도 덜하고 눈 주위 알레르기도 괜찮음.

치료경과	**2012.06.25.** 한약 복용 후로 열은 안 남. 눈 주위 알레르기도 괜찮아진 지 오래되었고 말도 많이 따라하려고 함. 먹는 것도 잘 먹고 소화도 잘 됨. **2012.07.04.** 눈 주위 알레르기 괜찮음. 먹는 건 잘 먹고 변도 예쁘게 잘 봄. 잠도 잘 자고 몸부림도 덜 침. 걸음도 잘 걷고 뛸 때는 조금 불안하지만 잘 뜀. **2013.02.20.** 말하는 것도 조금 늘어서 따라하는 편이고 열이나 감기증상도 확실히 덜함. **2013.06.08.** 말귀를 알아듣고, 말도 하려고 함. 말이 많이 늘었음. 단어를 이야기하면 따라 함. 열이나 감기증상도 없고 중이염도 없음. **2014.01.02.** 열이나 감기증상 없음. 잠도 잘 자고 먹는 것도 잘 먹음. **2014.7.** 키가 눈에 띄게 자람. 감기증상 호전되었다가 일주일 동안 열감기 40도 ↑, 이틀 동안 복용 **2015.5.** 1월 초에 독감 걸린 후 현재까지 감기증상 없음. 밥 잘 먹고 수면상태 좋음. **2015.9.11.** 키도 많이 자라고 특별한 증상 없이 잘 지낸다 함.

치료후기	대구에 사는 ○영이 엄마입니다. ○영이의 발달이 느려 한의원을 검색하다가 성모아이 한의원을 알게 되었습니다. 18개월 때 보행을 시작했는데 29개월 때까지 정상적인 단어를 구사를 못 하더라고요. 인지를 하는 '엄마', '아빠', '우와~' 등의 단어 구사밖에 못했었어요. 처음 성모아이 한의원을 내원할 때만 해도 코 막힘으로 신약도 복용하는 중이었고 눈 주위 알레르기 피부가 조금 있는 편이었어요. 먹는 것도 잘 체하고 편식이 많이 심했는데 치료를 하면서 3개월쯤 되니 먹는 것도 잘 먹고 소화도 잘되는 것을 느꼈어요. 원장님이 먹고 잠자는 게 잘되어야 한다고 말씀하셨는데 치료를 시작하면서 옹알이 식으로 말을 많이 하고 조금씩 발달이 되어가기 시작하는 듯했습니다. 치료 전에는 열도 자주 나고 했었는데 치료를 하기 시작하면서 열이 나도 신약 없이 금방 열이 떨어지고 모방언어도 구사를 했습니다. 어린이집 선생님이 행동이 많이 빨라졌다고 얘기도 많이 하시고 걷는 거나 뛰는 것도 안정되고 스스로 말을 하려고 하고 표현도 조금씩 늘기 시작하면서 용기를 얻게 되었습니다. 아직 또래에 비해 개입이 있어 치료를 하고 있지만 이렇게 제 글로 인해 많은 분들께 용기를 드리고 싶어서 글을 쓰게 되었습니다. 요즘에는 말도 부쩍 더 많이 하려고 하고 말귀도 다 알아듣고 질문도 많이 하는 등 발달이 되어가고 있습니다. 벌써 성모아이 한의원에서 치료받은 지 1년이 훨씬 넘었습니다. 이렇게 발달이 되어가는 ○영이를 보니 치료를 처음 시작하려는 분들에게 용기를 주고 싶습니다. 성모아이 한의원 원장님께 감사하다는 말을 드리고 싶습니다.

뇌전증, 발달장애 근본치료

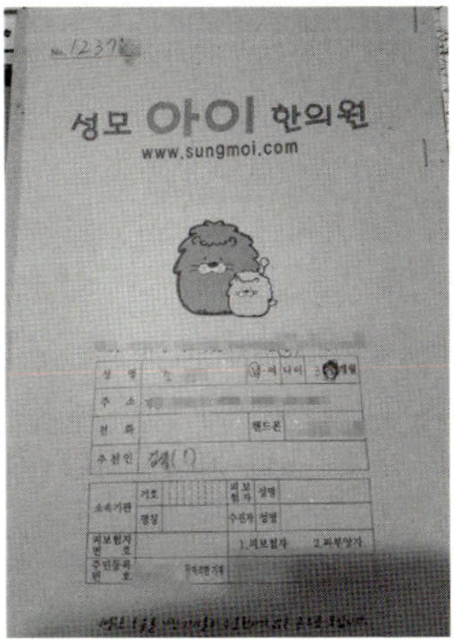

이름	조○○(차트번호-12378)		
성별	男	내원 시 나이	3세
주소	강원도 양구군		

초진 당시 상태 및 현병력	- 2013년도에 수면 중 눈이 돌아가고 손, 입술이 푸르게 변함, 구토(1~2분) - 2014년도 수면 중 놀란 듯이 소리 지르면서 눈이 돌아가고 멍함(두 번). - 우안구 각막 아래쪽 혼탁(트로페린점안액) - 최근 중이염 때문에 항생제 복용 - 저작운동이 안 되어서 이유식 중. - 배밀이 정도만 가능 - 손발이 차며 침을 많이 흘림. - 소근육운동 안 됨.
치료경과	**2014.12.15.** 밤에 잠을 잘 안 잠. 기어 다닐 때 힘이 좋아짐. 앉아 있는 시간 증가 **2015.03.05.** 컨디션 좋고 잘 자고 잘 먹음.

치료경과	**2015.04.13.** 팔다리 움직임이 많아짐. **2015.07.07.** 예민한 것이 줄었고 잠을 잘 잔다. **2015.07.21.** 놀 때 많이 활발해졌고 호기심 왕성함, 인지능력 향상함. **2015.08.11.** 수면 중 예민증상 없어짐. **2015.09.08.** 거의 1년 만에 경련했으나 그전과 양상이 확실히 다르다는 것을 느낌. 회복 속도가 빠르고 자락하니까 빨리 돌아옴. **2015.09.30.** 인지능력이 향상, 주변상황의 변화를 알아차림.
진료후기	경기가 1년 정도 없다가 한 번 있었으나 회복속도가 빨라졌습니다. 인지능력이 많이 향상되고 발달도 좋아졌습니다.

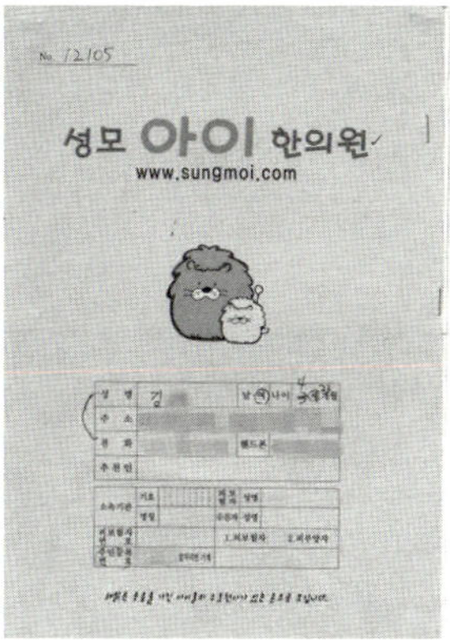

이름	김○○(차트번호-12105)		
성별	女	내원 시 나이	3세
주소	경기도		

초진 당시 상태 및 현병력	**C/C. 간질, 발달장애, 소토스 증후군** – 생후 100일 무렵에도 목을 가누지 못하고, 위를 바라봤었음. – 생후 4개월에 발달지연 진단 – O산병원에서 '소토스 증후군' 소견 – 간질 증상으로 생후 4개월부터 항경련제 복용 시작(현재 4년째 복용 중. 카마제핀, 샤브릴, 오르필, 올비틸, 뉴로메드. 체중 증가에 따라 약물 증량 중임) – 일 년에 10회 이상의 잦은 감기 ✔ **동반증상** – 잦은 감기 – 야뇨증 – 소아간질 – 발달장애

초진 당시 상태 및 현병력	✔ **특이사항** – 또래 여자아이보다 키와 체중이 월등히 큰 편. 특히 손과 발이 많이 큼. – 직립 상태에서도 정면을 볼 때 턱을 가슴에 붙인 상태에서 눈을 위로 떠서 정면을 응시함. 보행장애로 하지 보조기를 착용한 상태.
치료경과	성모아이 한의원 3.5개월째 치료 중 ✔ **처방** 아침 · 점심: 위장독소 제거 및 소화기혈액순환제 저녁: 심장 및 뇌혈액순환제(딸기맛 한약) 침 치료: 주 2~3회
진료후기	항경련제을 장기복용(4년)하여 리바운딩 현상을 우려하였으나 나타나지 않았습니다. 현재 항경련제를 완전히 끊은 상태입니다. 하지 보조기를 차고도 보행이 아주 어색했었던 아이가 현재는 하지 보조기를 완전히 착용하지 않고도 훨씬 자연스럽고 편안하게 보행 및 달리기가 가능한 상태이고, 체력도 보강이 되어 사지에 힘이 있는 상태, 체력과 면역이 향상되니 잔병치레를 하지 않습니다. 호기심, 질투심이 상당히 늘었으며(인지발달이 시작됨) 턱을 당긴 상태로 눈을 치켜떠서 정면을 보던 아이의 턱이 이제는 상당히 정상적인 위치로 돌아가고 있습니다. 눈빛 또한 상당히 호전되어, 오랜만에 보는 지인들은 경과에 대해 놀라워하고 있다고 합니다. 혼자서는 도저히 할 수 없었던 계단 오르기도 혼자서 가능해졌습니다. 자기만 생각하며 말하던 아이가, "엄마는 배 안 고파?"와 같은 말을 하는 등 타인을 배려하기 시작했습니다.

레녹스증후군 항경련제 줄이기

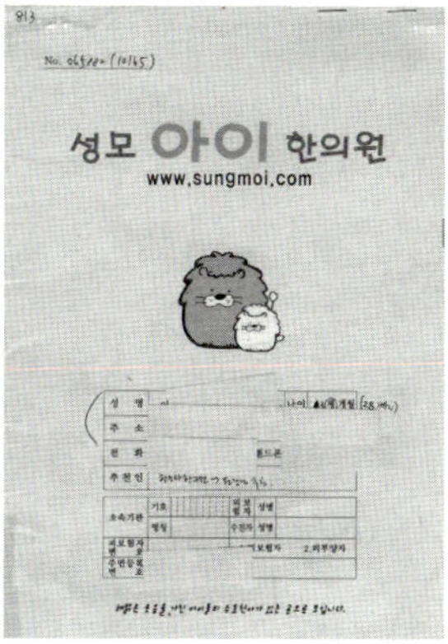
성모 아이 한의원
www.sungmoi.com

이름	이○ ○(차트번호-813)		
성별	男	내원 시 나이	28개월
주소	대전광역시 서구		

초진 당시 상태 및 현병력

C/C. 뇌전증, 레녹스증후군, 뇌량무형성증 진단(2016.5월경)

O/S.

– 생후 80일에 경기 첫 발병
– 출생 직후 무뇌회증 진단

P/I.

– 오르필 복용 후 6개월 때 대발작함.
– 일주일 동안 무호흡증상 나타남.
– 현재는 레녹스증후군 진단받음(을지대병원).
– 30초가량 자면서 경련함.

✔ **동반증상**

– 깊은 숙면 X
– 케톤식 한 후 탈모, 변비 나타남.

초진 당시 상태 및 현병력	✔ **동반증상** – 영양불균형, 하체 근육 소실 – 잦은 감기 – 콧물이 많음. 그렁그렁거림. – 손발 차가움. – 코줄 수유 – 발달퇴화됨. 누워 있고 옹알이 수준 – 변비(힘들게 변을 봄) – 변비약 복용하면 3일에 1번 봄. – 땀 多
치료경과	**2016.2.19.** 경련시마다 손발 자락해 주니 더 빨리 돌아옴. 포룡환 복용 중. **2016.3.2.** 경기약 토피라트 1/2로 줄임. 경련 횟수 조금 줄어듦. **2016.5.18.** 감기X, 점심 항경련제 1/2로 감량해도 비슷. 줄인 지 일주일 정도 됐는데, 증상은 비슷함. **2016.6.1.** 주사안신환 7알 → 12알 먹이고 난 후 경련 잡힘. 주사안신환 효과를 많이 본다 함. 전반적으로 인지능력이 많이 좋아짐. 케톤식 이후 웃음을 잃고, 변비, 체중감소, 부분탈모 등의 증상을 겪었으며 허벅지 근육 거의 소실됐었음. 그러나 한약치료 후 1년 내로 잘 웃게 되었음. 현재 성장 ↑, 다리근육 성장 ↑(예전에 원내 유모차가 컸는데 현재 유모차보다 다리 길이 벗어남) **2016.6.8.** 주사안신환 12알로 늘린 후 경기 안정됨.

치료경과

2016.6.30.

토피라트 완전히 중단. 경기 횟수는 일시적으로 늘었으나 주사안신환으로 안정됨.

2016.7.6.

주사안신환 오전 오후 20알씩 복용함. 경련 안정됨. 젖병 수유 시도 중. 병원에서는 계속 비위관 사용 권했지만, 천천히 시도 중이고 잘 먹는다 함.

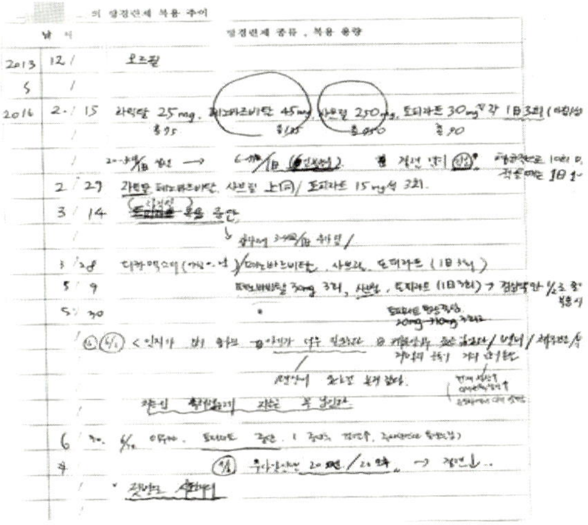

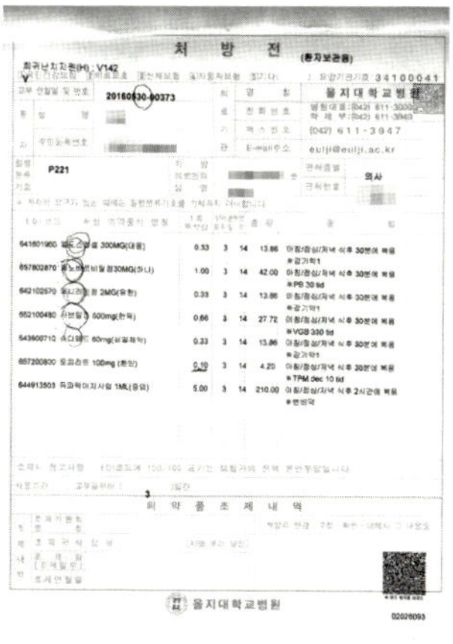

처 방 전

을지대학교병원

항생제, 항경련제로도 낫지 않던 열성경련, 잦은 감기, 발달장애가 모두 호전되다

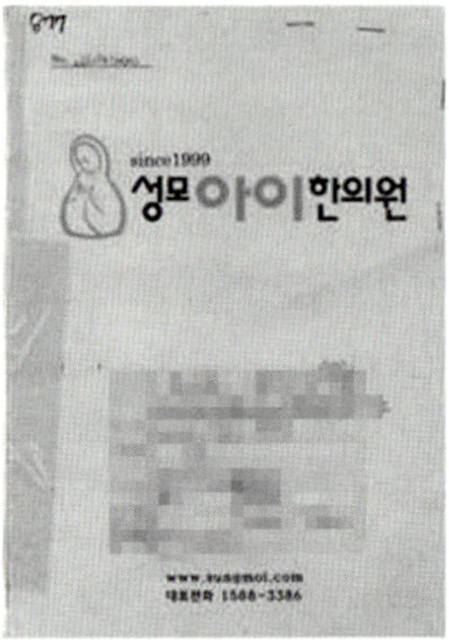

이름	박○ ○(차트번호–877)		
성별	男	내원 시 나이	3세
주소	경남 양산시		

초진 당시 상태 및 현병력	**C/C. 열성경련** – 항경련제 복용 중(아침 저녁으로 오르필 3cc 복용) **O/S.** – 돌전에 열성경련(생후 9개월) 첫 발병 – 부산 백병원에서 MRI, 뇌파검사 후 항경련제 처방받아 1년 정도 복용하고 있음. – 복용 후 6개월 정도 경기 없었으나 최근 6개월 다시 함. ✔ **동반증상** – 항경련제 복용 후부터 고개를 뒤로 젖힘. – 언어 늦음, 단어만 표현, 문장 X – 낮잠 잘 때 땀 多 – 변을 조금 힘들게 봄(딱딱한 변). – 잠은 자는데 심하게 몸부림침, 깊은 숙면 X – 배가 빵빵함.
치료내용	파동치료 및 호흡기치료, 침 치료

치료경과	**2017.4.15.** **4월 3일부터 오르필 1.55cc 줄여서 먹이고 계심.** 약을 줄이면서 생각을 많이 하고 뒤로 넘어감. **2017.5.24.** 자기의사가 뚜렷해지기 시작한 것 같다고 함. 걸으면서 비틀거리는 것도 좀 덜하다 함. **2017.5.31.** 엊그제부터 컨디션 ↑ 감기로 인해 병원에 입원하는 일이 없어 다행이라고 하심. **2017.7.12.** 생각하면서 쓰러지는 게 저번 주보다 덜한 거 같다 함. **2017.8.23.** 항경련제 0.5cc 줄임. 말을 따라한다 함. 언어를 조금씩 표현하기 시작함. **2017.8.30.** **항경련제 줄였는데도 불구하고 빈도가 줄어듦.** **2018.1** 항경련제 완전 중단하였으나 경련은 오히려 감소함.

치료경과	예전보다 열감기, 비염증상은 거의 없어져 매우 신기해하는 중. 성모아이 한의원 내원 후 병원 가는 일이 한 번도 없었다함. 언어수준이 높아지고, 보행능력이 향상하는 등 성장발달이 매우 촉진됨. ✔ **항경련제 복용 추이** (이전) 2015.12~: 오르필 아침 · 저녁 3cc 복용 2016.12.3.: 아침. 저녁 2.55cc 복용 2017.2.11.: 아침. 저녁 2cc 복용 2017.4.3.: 아침. 저녁 1.5cc 복용**(총 1.5cc 50% 감량)** 2017.8.16.: 아침. 저녁 1.0cc 복용 2017.10.20.: **오르필 중단**

since1999 성모아이한의원

본 치료후기는 아래 아동의 보호자인 본인이 직접 작성 한 글이며, 아래 아동의 사진과 치료후기는 성모아이한의원 관련 온, 오프라인에서 사용되어짐에 동의합니다. (인쇄물-출판, 블로그, 홈페이지 등에 사용됨)

자녀 성명 : 박 [redacted]

보호자 성명 : 박 [redacted]

— 1 —

작성일 : 2018 년 1 월 12 일

벌써 제 아이가 성모아이 한의원 김성철 원장님의 치료를 받은지 1년 이라는 세월이
지나서 1년 동안의 치료과정과 치료후기 현재 치료 경과에 대하여 공유하고자 후기를
적습니다. 작년 1월 이었습니다. 그동안 저희 아이는 과거 돌이후 첫감기가 걸려서
계열인 37.5~37.8°C 체온이 오르는 거와 동시에 처음 경기를 하였습니다.
저희 집에서는 첫아이이고 경기라는 증상을 처음 봐서 당황한 나머지 근처 병원 응급실에
처음으로 입원을 하였습니다. 그이후 2주만 있어도 똑같은 증상과 입원을 반복하게
되었습니다. 한달에 한번은 그냥 넘어가지 않더군요 감기와 같이 항상 경기를 했었습니다.
그러나 그당시 그것이 부모로써 어쩔수 없었고, 주변에서 별 정보를 얻지 못하여 병원에서
하라고 하는데로 했었습니다. 우리아이가 그당시 입원 할때마다 그 독하다는 항경련제를
주어했다는 사실도 뒤늦게 알았습니다. 처음 우리아이는 부산의 한 대학병원의 처방으로
"오르필"이라는 항경련제가 있는데 항경련제 중에는 가장 부작용이 적고 안전하다고
하면서 처방을 받게 되었습니다. 물론 처방전에 뇌파검사, MRI 등 각종 검사를
정밀 했었고요. 병원의 교수님 말로는 "오르필"이라는 항경련제를 2~3년 정도 복용하면
경기 증상이 없어진다고 말씀 하셨고. 부작용에 대해서도 동의를 하였습니다
그렇게 처방을 받고 복용한지 10개월 쯤 되었을까 집에서 놀던 아이가 갑자기 쓰러지면서
경기를 다시 하게 되었습니다. 증상이 완화되고 살아 보였습니다.
그때 아빠인 제가 문득 항경련제 부작용에 대하여 다시 한번 생각하게 되었고,
더이상 항경련제를 복용 하는것은 위험한것 같아서 한방 치료로 눈을 돌리게 되었습니다.
지금 생각해 보면 제가 어렸을때 기억으로 아기들이 경기를 하면 손가락을 바늘로
따고 했었던 기억도 나더군요. 그렇게 아기를 키우고 성인이 되어서 건강하게 되는것도
본 기억이 났었습니다. 그렇게 가족들과 의논 끝에 지금의 성모아이 한의원과 인연이
되었습니다. 처음 한의원에 내방할 당시 우리아이는 "오르필" 3ml 를 복용하고
있었습니다. 나이는 24개월 정도 였습니다. 일단 원장님 께서 처음 맥을 짚으시고
우리아이가 성장기능과 정서기능, 발달상태가 많이 떨어지는것 같다고 말씀 하셨습니다.

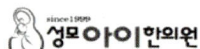

치료경과

since1999 성모아이한의원

본 치료후기는 아래 아동의 보호자인 본인이 직접 작성 한 글이며, 아래 아동의 사진과 치료후기는 성모아이한의원 관련 온.오프라인에서 사용되어짐에 동의합니다.(인쇄물-출판,블로그,홈페이지 등에 사용됨)

자녀 성명 : 박[redacted]

보호자 성명 : 박[redacted]

— 2 —

작성일 : 2018 년 1 월 12 일

아이 상태가 그렇게 안좋아 진것이 항경련제 복용이 원인이라는 것도 이해가 가더군요. 그렇게 해서 원장님 께서 처방을 해주신 약을 한달분을 받고 복용을 시작하였습니다. 한약이라고 해서 저는 아이가 거부 할줄 알았는데 아이들이 잘먹게끔 조제를 해주시니 약 먹이는 데는 문제가 없었습니다.

그리고 한방약은 천연 성분이라 부작용 걱정도 하지 않고 안심하고 먹였습니다 동시에 복용하던 항경련제를 하루 빨리 끊고 싶어서 처음 부터 약을 줄이기 시작 하였습니다. 원장님께서도 너무 이르다고 말씀하셨는데도 저는 용기를 내어 약을 줄이기 시작했습니다. 그리고 한달 처방 받아서 하루 세번 먹는약 말고도 "포룡환"이라는 약도 처방 받아서 하루에 한번 두알씩 먹였습니다.

그렇게 성모아이 한의원에 일주일에 한번 내원도 하면서 치료를 받은지 1년이 되었습니다. 처음에는 감기도 자주걸리고 한달에 한번정도는 경기도 했었습니다.

그러나 예전 처럼 당황하지 않고 원장님 께서 가르쳐 주신대로 침으로 손가락을 따니깐 금방 돌아 왔습니다. 감기도 작년 겨울에는 자주해서 원장님 께 말씀드리고 감기에 맞는 약을 처방 받아 먹곤 했었습니다. 그렇게 겨울을 보내고 봄 지나고 가을 겨울을 접어들면서 당연히 저는 감기를 자주 할줄 알았는데 예상과는 달리 감기도 처음 보다 훨씬 덜 오고 감기에 걸리더라도 콧물만 좀 흘리고 열은 아예 오르지도 않았습니다. 지금은 아이가 제가 봐도 발달 정도가 많이 빠르고 건강해 진거 같아서 항상 행복 합니다. 치료과정이지만 좋아 지는게 눈에 보이니 더이상 말이 필요 있겠습니까? 지금은 우리아이가 "오르필" 항경련제를 완전히 끊은지 4개월 정도 되었고 별다른 증상도 없고 경기도 안하고 잘 넘어가고 있는것 같습니다.

경기를 만약 해도 두려워 하지 않고 원장님께서 가르쳐 주신대로 하면되니깐 걱정은 안합니다. 약값에 대한 부담도 물론 있지만 아이가 하루하루 좋아지는걸 보니 아깝지 않습니다. 소아과를 안가본지 1년이 넘었고 감기 걸려서 가 봤자 몸에 안좋은 항생제 밖에 더 쓰겠습니까? 앞으로 더 꾸준히 다녀서 완전히 건강한 아이로 키우고 싶습니다. 이상으로 치료후기를 마치겠습니다.

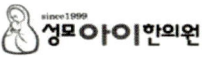

수년간 뇌전증 재발 없으며 발달장애도 많이 개선됨

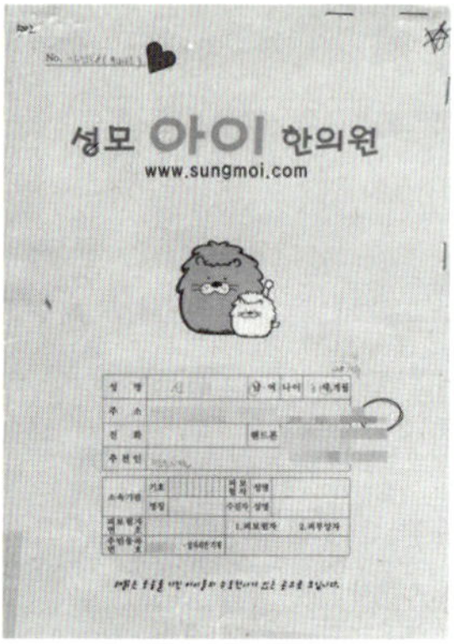

이름	신○ ○(차트번호-502)		
성별	男	내원 시 나이	3세
주소	3세		

초진 당시 상태 및 현병력	**C/C. 뇌전증** **P/I.** – 2주 전에 침대에서 떨어진 후 3일 후 자다가 깨서 팔 경련(눈도 위로 올라감), 현재도 자다가 움찔거림. – 발달이 늦음. 걷는 건 2개월 전부터 했고 대근육 발달이 늦고 언어도 늦음. – 언어 치료, 물리 치료 중이며 항경련제 이틀 투여함. ✔ **동반증상** – 열이 나면 잘 안 떨어지고 오래 감. – 잘 놀라고 예민하고 분리불안 있음. – 변을 자주 보고 붉은 편이라 함. – 수면 시 머리 젖을 정도로 땀을 흘림.
치료경과	**2015.3.** 음식 소화 안 되어서 미열이 있었으나 손발 자락 후 상비약 복용하니 괜찮아짐.

치료경과	**2015.10.** **8월 이후 최근까지 경련은 없었음.** 잠도 잘 자고 잘 지낸다 함. **2016.8** 감기증상 조금. 경련 없었음. 먹는 것과 자는 건 괜찮다 함. **2016.10~2017.4.1.** 경련 X, 특별한 증상 없이 잘 지내고 있다 함. **현재** 수년간 경련 완전히 없음. 잦던 감기도 거의 없고, 발달도 많이 됨.

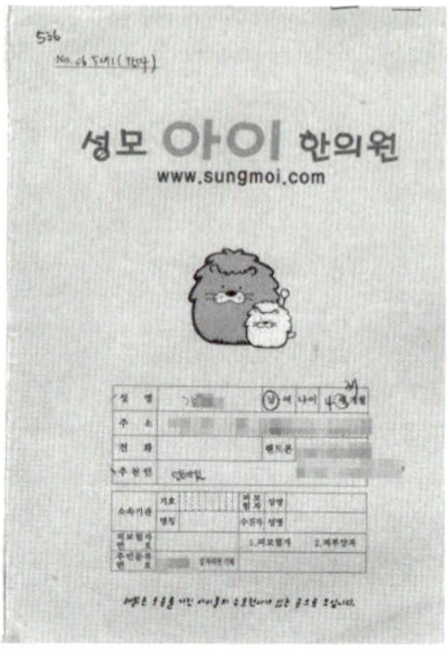
성모 아이 한의원
www.sungmoi.com

이름	강○ ○(차트번호–536)		
성별	男	내원 시 나이	4세
주소	경북 구미시		

초진 당시 상태 및 현병력	**C/C. 열성경련(39~40도)** **P/I.** – 생후 신생아 경련으로 페노바비탈 복용 – 한 달 후 복용 중지 – 예방접종 후 재발. 이후 열성경련 3회 ✔ **동반증상** – 대근육, 소근육 발달이 지연, 근력이 약함. – 변비 경향
치료경과	첫 내원 당시에는 콧물, 코감기 열감기증상(39도)이 있었음. 열이 나기 시작하면 경기하고, 입원을 반복하였으나 치료 후 현재까지 **6개월 동안 경련이 없었으며,** 열이 나도 가볍게 나다 넘어가는 정도로 열감기, 경련, 변비 모두 호전.

경련, 언어지연
4세 아이 말이 트이고 발달이 이루어지다

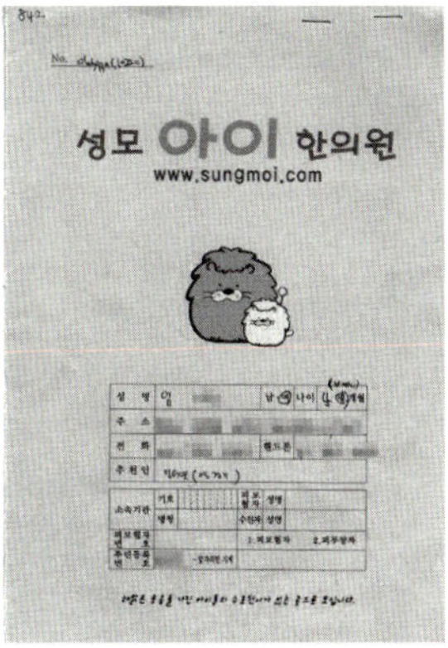

이름	엄○○(차트번호-842)		
성별	女	내원 시 나이	4세
주소	울주군 온양읍		

초진 당시 상태 및 현병력	**C/C. 경련** **항경련제 생후 13개월 이후~현재까지 2년째 복용 중** **O/S.** – 생후 13개월 첫 발병. – **24개월까지 달마다 2~3회 경련(항경련제 복용 중에)**, 그 후로 지금까지는 안 하다 5일 전에 나타남. – 눈 멍하게 있다 누운 후 숨 쉬기 힘들어 하고 청색증 나타남(경련은 크게 없었음). **P/I.** – 발달지연(언어 치료 중) – 밤 기저귀 착용 – 언어: 발음 부정확 – 걷는 것 늦음. 점프 X, 뒤뚱거림. – MRI상 혈관장애 발견함.

초진 당시 상태 및 현병력	✔ **동반증상** – 잦은 감기(목, 기침, 가래), 현재 콧물 약간 – 겁 多 – 배 빵빵하다 함.
치료경과	**2016.5.28.** 26일 갑자기 열나서 경련함. 얼굴, 손발 자락 후 의식 돌아옴. 손발 차갑고 현재는 열 없는데, 가래기침 약간 있음. **2016.6.4.~23** 경련 없었음. **2016.6.25.** 어제 오전 8시 반쯤 경련 1회(1~2분), 의식 있고 한숨 크게 쉰 후 괜찮아짐. 입안 헐었음. 무리했다 함. **2016.7.9.** 수족구 나았음. 수족구 중 경련(2분). **증상 많이 완화됨.** 숨 쉬는 것 괜찮고, 의식 있었음. **예전 한쪽 손발 떨리는 게 있었는데 사라짐.** **2016.7.9.~9** 이후 계속 경련 없었음. 예전보다 열감기, 경련 호전됨. 말이 트여서 말을 많이 한다고 함. 언어발달 이루어짐.

더 늦기 전에 성모아이 한의원을 찾아가 치료한 것이 행운이라고 생각합니다

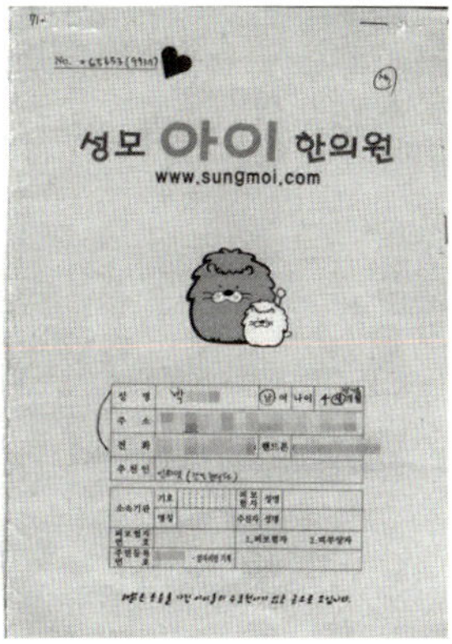

이름	박○○(차트번호-712)		
성별	男	내원 시 나이	4세
주소	경남 거제시		

초진 당시 상태 및 현병력	**C/C. 뇌전증** **P/I.** – **생후 11개월 때 열성경련 첫 발병** – 2015년 **2월부터 비열성경련**(복합 부분 발작, 눈동자가 돌아감) – 2월부터 항경련제(트리렙탈) 복용 중. **복용 후 경련 빈도 증가**. 복통 호소. 이틀째는 구토함. – 월요일부터 열이 남(독감 판정). 어제 해열주사 맞은 후 열 내려감. ✔ **동반증상** – 잦은 감기(주로 열감기가 4~5일 정도 지속됨) – 자주 체함. – 빈혈증상 있음. – 겁이 많고 예민함. – 숙면이 안 됨. – 땀 많이 흘림. – 가끔 신나게 놀고 나서 눈에 초점이 없어짐.

치료경과	**2015.3.25.** **내원 후 바로 항경련제 복용 중단함.** **2015.4.6.** 며칠 전에 과하게 논 후로 눈을 치켜뜸(전보다 심하지는 않음). 손발 따고 괜찮아짐. 한약은 잘 복용 중. **2015.5.10.** 식사 후 형이랑 놀다가 멍해짐. 손발 따주니 경련은 안 함. 넘어진 후에 약하게 경련함. 평소에 컨디션 괜찮다가 8일부터 컨디션이 안 좋아짐. **2015.6.25.** 5월 12일 이후로 경련 없이 잘 지내고 있다 함. **2015.7.11.** 토요일에 컨디션이 조금 안 좋다가 지금은 괜찮음. **약 4개월째 복용 중인데 조금 좋아지는 느낌이 든다고 함.** **2015.9.19** **경련 횟수 줄어듦. 대체로 예전보다 많이 좋아졌다고 함.**
치료후기	○○는 잦은 열감기로 열성경련을 하다가 이후로는 비열성경련까지 하게 되었습니다. 주목할 사항은, ○○의 경우 항경련제 복용 후 오히려 경련 빈도가 증가했습니다. 이는 단순히 뇌파를 억제하는 대증 치료보다 근본치료가 필요함을 뜻합니다. 우선적으로 그동안 화학 약품을 자주 복용하여 체내에 쌓인 독소를 해독해 허약해진 소화 기능을 북돋아주자 열감기를 비롯한 소화불량으로 인한 제반증상들이 해결됐습니다. 또한 심장 안정 및 혈액 순환을 촉진하여 숙면을 유도하였습니다. 그 결과, ○○는 열감기와 경련 빈도가 확연히 줄어들었고 표정이 밝아졌으며 언어발달도 함께 이루어졌습니다.

치료경과

성모아이한의원

본 치료후기는 아래 아동의 보호자인 본인이 직접 작성 한 글이며, 아래 아동의 사진과 치료후기는 성모아이한의원 관련 온.오프라인에서 사용되어짐에 동의합니다.

자녀 성명 : 박 [redacted]

보호자 성명 :

작성일 : 2015 년 11 월 7 일

안녕하세요? 저는 35개월 남아인 박지호의 엄마입니다.
우리 지호가 몸이 많이 아플 때 병원으로 쫓아다니다 마지막으로 찾아간 곳이 성모아이한의원입니다
치료 방법이 지호에게 부작용만 나타내게 힘들어 하던 저희 가족에게 원장님께서 그동안 많은 치료 경험을 통해 병을 치료할 수 있다고 말씀해 주셨습니다. 그 말씀에 따라 지호가 아침 점심 저녁 약을 8개월째 꾸준히 먹고, 포룡환을 수시로 먹으면서 희망의 빛이 조금씩 점진적으로 보이기 시작했습니다. 무엇보다 성모아이한의원에서는 지호가 아픈 원인을 설명해 주시고, 근본치료를 통해 병을 고칠 수 있다고 말씀해 주신 점이 인상적이었습니다.
지호는 생후 11개월에 열감기로 인한 열성 경련을 짧게 처음 하였습니다. 그리고 성격이 급하고, 예민해서 체기를 보이고, 잘 놀라기를 하였습니다. 지호가 3세때 어린이집을 다니면서 열감기를 자주 앓았고, 그때마다 소아과를 찾아가 해열제와 입원을 자주 하였습니다. 일시적으로 지호가 나아지는 것 같았지만, 열감기는 지속적으로 반복되었습니다.
열이 날 때마다 경련을 하더니, 나중에는 열없는 경련을 보여서 양산부산대학병원과 삼성서울병원을 찾아가 뇌파검사를 실시했습니다. 항상 뇌파검사 결과는 이상이 없다고 하여서 병의 원인과 이름을 모른채 열감기와 경련을 할 때마다 해열주사와 해열제를 접하고 응급실을 찾아가야만 했습니다. 2015년 2월 9일 삼성서울병원에서 뇌파검사를 했는데 처음으로 이상 소견이 보인다고 하셔서 뇌전증 진단을 받았습니다. 그래서 처방받은 트리렙탈 현탁액을 2015년 2월 25일 ~ 3월 23일 오전까지 아침, 저녁으로 1cc 에서 2cc로 증량하며 27일간 복용했습니다. 그런데 지호가 트리렙탈을 먹은 첫날부터 잠을 자주 자고, 평소에 보이지 않던 이상의 경련을 심하게 하여 믿음이 가지 않았지만 의사의 말만 믿고 먹였습니다. 그리고 지호가 약을 먹은 후 잠을 때 자주 놀래서 이상하다고 생각했고, 평소에 영리하던 지호가 언어발달이 이루어지지 않고, 발달이 멈춰진 느낌이었습니다.
무엇보다 지호가 독감에 걸려 열이 자주 났는데 하루에 5~6번의 경련을 하였고, 잦은 경련으로 인한 지친 지호가 엄마의 말은 못 알아듣고 인지를 못하는 멍한 모습의 지호를 보면서 이 약의 부작용이 얼마나 무서운지 판단하고 더이상 트리렙탈을 먹이지 않았습니다. 눈물을 흘리며 인터넷으로 지호를 살리는 방법을 찾다가 전화한 곳이 성모아이한의원이었습니다. 그때 트리렙탈의 부작용을 설명해 주시고, 빨리 한의원을 내원해서 지호의 상태를 확인하자고 하셔서 다음날 3월 25일 성모아이한의원을 방문하게 되었습니다. 마지막

성모아이한의원

본 치료후기는 아래 아동의 보호자인 본인이 직접 작성 한 글이며, 아래 아동의 사진과 치료후기는 성모아이한의원 관련 온.오프라인에서 사용되어짐에 동의합니다.

자녀 성명 : 박 [redacted]

보호자 성명 :

작성일 : 2015 년 11 월 7 일

지호가 한약을 먹은 지 4개월째부터 언어가 늘고, 감기에 걸리지 않았습니다.
그리고 에너지가 많아서 많이 움직여도 괜찮았습니다. 10월 한달은 한번도 아픈 적이 없어서 좋아지고 있다는 희망의 빛이 더욱 보였습니다. 예전보다 지호가 감기가 줄었고, 병원을 찾아가는 횟수가 줄면서 항생제, 해열제와 해열주사를 접하지 않아 정상적으로 발달이 이루어지고 있습니다. 비싼 약이라 부담이 된 것도 사실이지만, 8개월째 한약과 포룡환, 상비약을 먹으면서 이 약에 대한 믿음이 생기기에 아깝지는 않았습니다.
앞으로 지호가 이 약과 치료를 통해 경련이 전혀 없어지고, 정상적으로 발달하는 그날이 곧 올 것이라 기대하고 있습니다. 더 늦기전에 성모아이한의원을 찾아가 치료한 것이 저희 가족에게 행운이라고 생각합니다. 감사합니다. ^^

기적의 보행장애, 경련 근본치료
(걷지 못해서 안겨서 내원했었는데 1년 만에 걸어 다닐 수 있게 됨)

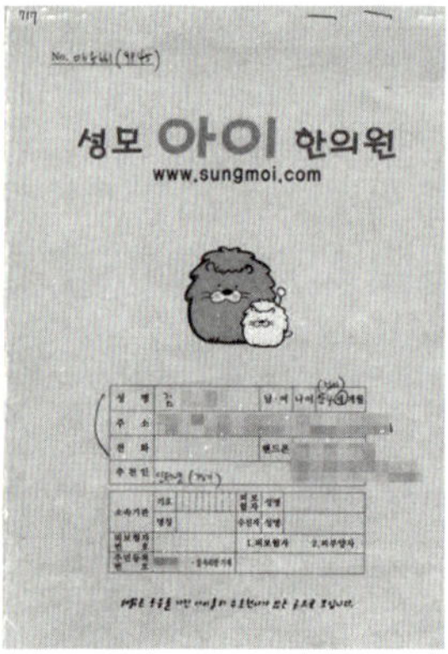

이름	김○ ○(차트번호-717)		
성별	男	내원 시 나이	4세
주소	대구 달성군		

초진 당시 상태 및 현병력	**C/C. 경기(작년 11월 첫 발병)** – 그 후 올해 2월 **다시 나타남(체기).** – 입꼬리가 떨리고 손발 경직됨. ✔ **동반증상** – 뇌 병변(2급 진단받음) – 재활치료 중 – 손잡고 걷기는 함. 혼자 서는 건 X – 언어, 인지 可 – 입 냄새 약간 남. – 무릎 뒤쪽 아토피 조금 있음(여름). – 추위, 더위에 민감함(특히 더위 민감).
치료경과	**2015.4.** 수면 중 일어나서 트림 후 다시 잠듦. 경련까지 안 감.

치료경과	**2015.7.25.** 제법 걷는다 함. **2015.8.20.** **잠들고 조금 있다가 경련함(체기 있었다 함). 손 따줌. 금방 좋아짐. 체기 없고 잠 잘 잠. 한약 복용 후 감기 한 번도 안 걸림.** **2016.5.4.** 월요일 오전 경련 1회. 양상 비슷함. **2016.5.5.~6.중순** 경련 없이 잘 지냄. **2016.7.** 두 달 만에 경련 한 번 했다 함. **2016.12.** 경련소실, 소화기 기능 好. 걷는 게 많이 좋아짐(내원 시 걸어 들어옴). 보행이 어려워 처음에는 엄마나 할머니가 안아서 진료실에 내원했었는데 1년간 꾸준한 치료 후 혼자서 보행이 가능해져 모두 놀람. 1년간 경련 없이 잘 지냄. 혈색도 많이 개선됨.

영아연축, 발달장애 근본치료

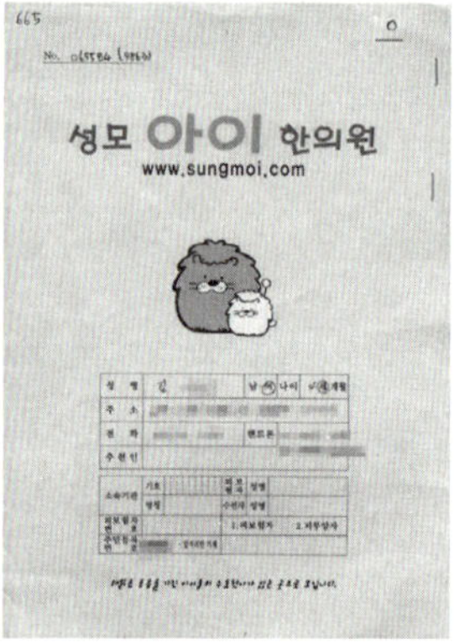

이름	김○ ○(차트번호-665)		
성별	女	내원 시 나이	4세
주소	부산시 영동구		

초진 당시 상태 및 현병력	**C/C. 영아연축으로 인한 발달장애** 항경련제 약을 3년 전부터 현재까지 복용(sabril 0.3) **P/I.** – 생후 6개월 ddx. 영아연축 – 항경련제 복용 이후 연축증상은 소실 – MRI normal – 항경련제 용량 줄이는 중 ✔ **동반증상** – 사회성 ↓(또래 아이들과 어울리지 못함) – k-DST: 42~47개월 – 인지, 언어, 사회성 ↓ – 입면 전 뒤척임. 잠자는 시간 늦음. 겁 많고 자다가 엄마 있는지 확인함. – 잦은 감기. 2주 전 중이염 – 올 초 열감기 입원했고 현재 감기증상 없음.

치료경과	항경련제를 완전히 끊었음. 경련은 괜찮고, 발달이 많이 호전됨.
진료후기	○○는 생후 6개월에 난치성 소아 간질인 '영아연축' 진단을 받고, 항경련제를 약 3년 동안 복용해왔습니다. 복용하는 동안 연축증상은 소실되었으나 또래에 비해 발달이 늦어져 부모님이 ○○와 함께 본원을 내원해주셨습니다. 진단을 통해 잦은 감기를 졸업하기 위한 면역력 증강 처방과 함께 발달에 효과적인 처방을 하고 지속적인 자극을 주기 위해 침 치료를 병행했습니다. 항경련제의 부작용을 염려한 부모님은 치료 시작과 동시에 항경련제 복용을 중단하였습니다. 치료 기간이 4달 정도 경과하자, ○○는 감기도 거의 안 걸리게 되고 인지, 언어 능력 발달이 좋아져 또래들과도 잘 어울리게 되었습니다.

잦은 열감기, 감기, 경련 모두 근본치료되다

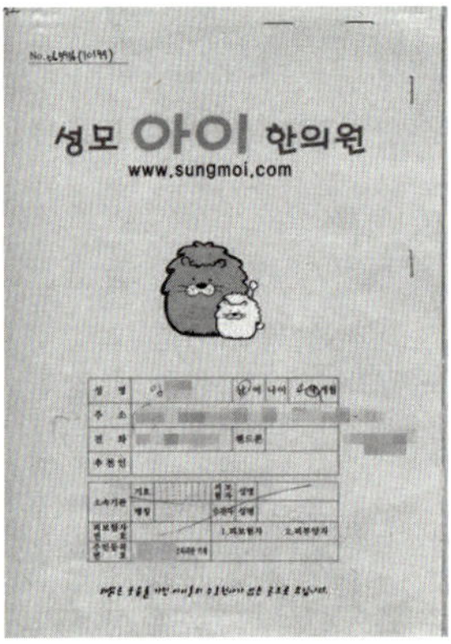

이름	임ㅇㅇ(차트번호-832)		
성별	男	내원 시 나이	4세
주소	부산시 해운대		

초진 당시 상태 및 현병력	**C/C. 열성경련** – 뇌파상 경련파 X – 항경련제 복용 X O/S – 생후 11개월 첫 발병. 10회 정도 경련 – 겨울에 특히 경련 多 – 흥분 시 경련, 열 없더라도 경련함. – 팔 다리 강직, 눈 돌아감, 사지 떨림. – 경련 전 전조증상: 멍한 증상, 소리 지름. ✔ **동반증상** – 편식: 생선, 고기 종류만 섭취 – 잦은 감기: 다른 한의원에서 한약 복용 시에는 괜찮다가 복용 안 하면 감기 多 – 집중력 ↓, 심함, 잘 흥분함. – 숙면 X(아기 때부터 지금까지 잘 못 잠) – 욕심 많고 완벽해야 하는 성격. 급한 성격

치료경과	**2016.5.** 잠 잘 잠. 증상이 저번보다 호전됨. 예전에는 경련 후 축 처졌는데 **요즘엔 하고 나서 기운을 빨리 찾음.** **2016.9.5.** 현재까지 경련 없음. 특별한 증상 없이 잘 먹고 잘 잠. **2016.10.24.** 지난주 목요일 체기로 인한 경련. 소화가 안 됐다 함. 심하진 않았으며, 자락한 후로 괜찮았다 함. **2017.2.15.** 12월에 마지막 경련 후 지금까지 경련은 없었다 함. 호전 ↑ **(첫 내원 시 한 달 1회씩 경련)** **2017.5.10.** 특별 증상 없이 잘 지낸다 함. **잘 자고, 수면 패턴 잡힘(예전 깰 때 많이 칭얼댐).** **1년간 경련 없이 지내고 있음.** **열감기 거의 없어짐. 성장 많이 됨.** **감기에 거의 걸리지 않게 됨.**

소화기 허약형 뇌전증(경련 시 구토) 아동의 근본치료

소화불량형 뇌전증 아동들은 감기 시에 항생제 복용에 특히 주의해야 합니다. 감기와 같은 바이러스 질환은 면역질환이므로 대부분 면역증강법으로 열감기, 비염, 중이염, 기관지염을 근본치료할 수 있습니다. 화학약품 없이 감기가 낫는 경험을 하게 되면, 가정에서도 차후에 감기에 걸려도 본원의 면역처방으로 나을 수 있다는 것을 알게 되므로, 더 이상 당황하는 일이 없어집니다.

감기 시에 저항력을 떨어뜨리는 화학약품 대신 면역증강 한약으로 감기가 낫게 되면 면역력이 증강되어 감기에 걸리는 빈도가 줄게 되고 몰라보게 건강해지게 됩니다.

아울러 항히스타민제, 진해거담제 등 직접적으로 경련을 유발할 수 있는 감기 대증요법 약물을 더 이상 복용하지 않으므로 경련 발생빈도가 대부분 줄게 되었습니다.

소화기형 뇌전증과 면역증강을 동시에 근본치료하다

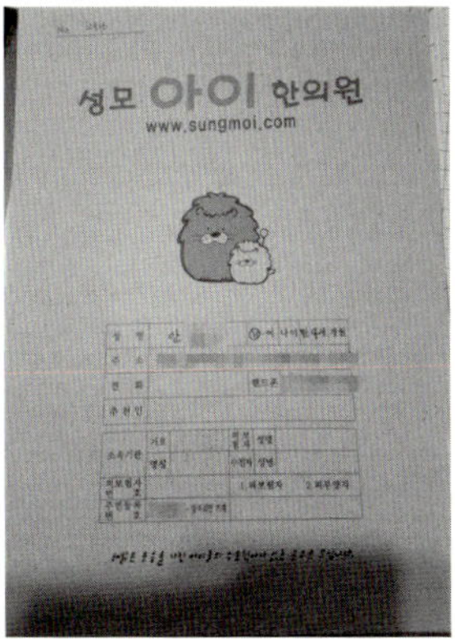

이름	안○ ○(차트번호-12716)		
성별	男	내원 시 나이	4세
주소	서울시 서초구		

초진 당시 상태 및 현병력	**C/C. 뇌전증** – 2010년(1년 전) 과식 후 차 안에서 눈 돌아가고 구토 후 정신 차림. – 6개월 후 과식 후 수면 중 발작 후 구토한 뒤 회복함. – 내원 며칠 전 오후에 자다가 구토 후 회복(회복 패턴 반복, 총 4번) – 축농증으로 4일 전 항생제 – 잠꼬대, 이갈이, 숙면 안 됨.
치료경과	**2015.09.29.** 증상 특별히 없음, 항경련제 안 먹음. **2015.10.08.** 예전보다 수면시간이 늘고(숙면), 오후에 피로증상이 덜함. **2015.11.06.** 감기증상 호전(상비약 복용)

치료경과	**2015.12.25.** 차 타고 이동 중 토함, 사혈 후 잠, 3시간 후 호전 **2016.03.28.** (12/25)경련 이후 정상, 소화나 수면 컨디션은 매우 좋아짐. **2016.03.29.** 한쪽만 중이염 남아 있음. **2016.09.12.** 요즘 컨디션 양호, 감기도 잘 안 걸림. **2016.11.23.** 작년 12월 이후 증상 없음, 키/몸무게 늘고 체력 좋아짐, 손발 따뜻해짐. **2017.03.15.** 경련 없이 잘 지내고 있음.

잘 걷지 못했던 발달장애 아동이 몇 달 만에 점프가 가능해졌으며 언어장애, 보행장애, 경련 모두 호전

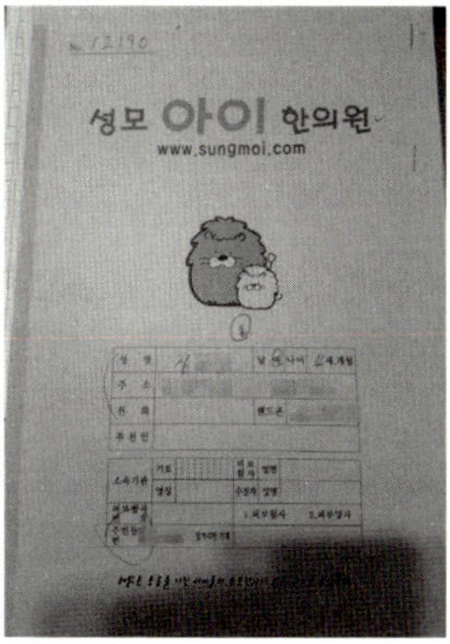

이름	정○○(차트번호-12190)		
성별	女	내원 시 나이	4세
주소	수원 장안구		

초진 당시 상태 및 현병력	**C/C. 뇌전증, 발달장애** - 페노바르비탈정 30mg(2년 복용) - 인지능력은 괜찮은데 행동이 느림. - 생후 7개월 첫 경기(입술청색) - 걷는 것도 불안정 - 자발어는 가능하나 단어 위주(간단한 문장 가능) - 소근육 사용은 정상적 - 두발점프 안 됨.
치료경과	**2014.07.29.** 말이 많이 늘고, 표현력이 좋아짐. **2014.11.03.** 글씨를 읽기 시작, 언어표현이 많이 늘었음.

치료경과	**2014.12.01.** 제자리 점프 가능해짐. **2014.12.29.** 문장력도 좋아지고 불안정하게 걷던 것도 많이 좋아짐. **2015.01.02.** 고열이 나서 체열방 먹이고 열 떨어짐, 경기 없었음. **2015.04.10.** 3일 정도 컨디션이 안 좋더니 B형 독감진단, 타미플루 복용은 안 함.

3종류 복용하던 항경련제 완전히 끊고 경련, 열감기 근본치료

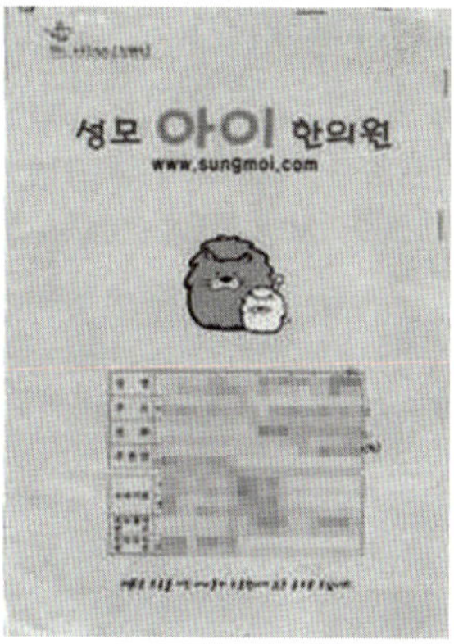

이름	김○○(차트번호-738)		
성별	男	내원 시 나이	5세
주소	대구 동구 지저동		

초진 당시 상태 및 현병력

2015.9. 첫 내원

C/C. 경련

- 항경련제를 일주일 전부터 현재까지 복용
- 트리렙탈 아침 저녁 1CC 복용

O/S

2015.5.25. 1회, 2015.6.6. 1회

P/I.

- 몸 전체가 강직, 떨리고 거품 나옴.
- **15개월 때 열성경련 1회 했고, 그 후로 없다가 이번에 열 없이 함.**
- 뇌파, MRI 이상 없음.

초진 당시 상태 및 현병력	✔ **동반증상** – 발달지연(언어지연으로 언어치료 중中) – 겁 많고 예민함. – 공격성이 강함 – 잠은 잘 잘 때도, 못 잘 때도 있음 – 잦은 감기(감기 시 주로 목감기로 열이남 현재도 목이 부어 있는 상태)
치료내용	파동치료 및 호흡기치료, 침 치료
치료경과	**2015.6.26.** 한약도 잘 먹고, 어머님이 느끼기에 튼튼해지는 느낌이라 하심. 경련도 안 하고 감기도 안 걸리고 잘 지내고 있다 함. **2015.7.31.** 더운데도 불구하고 컨디션도 괜찮고 감기도 걸리지 않음. 잘 먹고 잘 잔다고 함. 트리렙탈 같이 복용 중 **2017.3.4.** – 작년 12월에 항경련제 바꾸고는 경련 자주 했다 함(총 5~6번, 전에는 X). – 트리렙탈에서 오르필 3cc(아, 저) – 케프라 3cc(아, 저) – 리보트릴 0.5cc(저녁) 바꿈. **2017.3.11.** 3월 7일경 돼지고기 먹고 나서 얼굴에 두드러기가 나고 저녁에 경련

치료경과	**2017.3.18.~4.22.** 경련 X, 특별한 증상 X **2017.5.13.** 항경련제 모두 중단 **2017.5.20.** 일주일 전부터 항경련제 모두 중단. 끊고 난 후 경련 한 번도 없이 잘 지내고 있고, 표현력도 좋아지고, 감기증상도 없이 잘 지낸다 함. 처음에 왔을 때는 공격성이 강했는데 지금은 그런 증상이 전혀 X **2017.8.26.** 저번 주까지 경련 증상 없이 잘 지내다가 월요일 아침 어린이집에서 2분가량 경련했다 함. **2017.9.2.** 특별한 증상 X ✔ **항경련제추이** (이전) 2015.6~: 트리렙탈 1cc 복용 2016.12~: 케프라 3cc, 리보트릴 0.5cc(저녁) *약 바뀐 후 경련이 줄어듦. **2017.5.13.** 항경련제 모두 중단 부모님께서 항경련제를 빨리 중단하였지만 큰 재발 없이 잘 지내고 있음. 예전보다 열감기, 비염이 훨씬 줄어듦. 항경련제 3종류를 완전히 끊고 나서 면역력이 증대되어 잦던 감기도 줄고, 경련의 호전뿐만 아니라 눈에 띄게 표현력이 증대됨.

면역 증강되고 경련, 발달장애 동시에 근본치료!

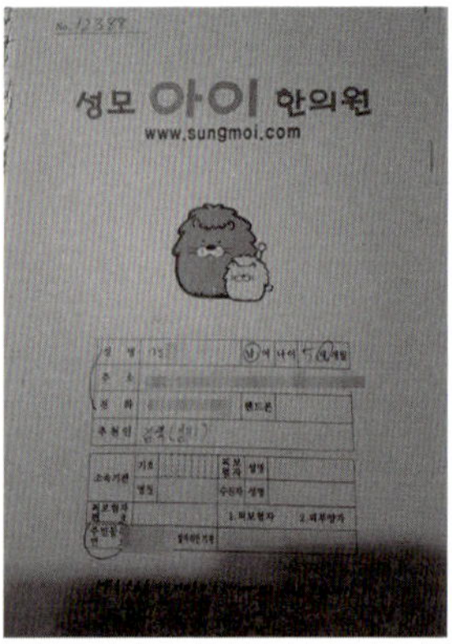

이름	강○ ○(차트번호-12388)		
성별	男	내원 시 나이	5세
주소	서울시 강남구		

초진 당시 상태 및 현병력	**C/C. 경기** – 항경련제 계속 복용하다가 1년 전 끊음(끊고 난 뒤 발작 덜함). – 생후 5개월부터 경련 – 발달: 말귀는 알아듣지만 언어표현은 전혀 하지 못함. – 무기력한 편 – 언어, 체육, 놀이치료 중. – 기저귀 착용 중.
치료경과	**2014.12.03.** 경련강도가 줄어들고, 밥도 잘 먹음. "아니야"라는 말을 스스로 함. **2014.12.06.** 경기 안 하는 날도 생김. 눈빛, 혈색이 좋아짐. **2014.12.12.** 소화 기능이 좋아짐. 체력이 좋아짐. **2014.12.17.** 옹알이처럼 계속 말을 하려고 함. 식욕 증가

치료경과	**2015.01.09.** 살짝 경련증상 왔으나 금방 돌아옴. 눈 마주침 좋아짐. 뛰어다님. **2015.02.06.** 여행 중 경기증상 없었고, 의사표현 확실함. 현재 경련 없이 잘 지내고 있고, 면역력이 증강되어 경련도 완화됨.

뇌전증, 발달장애 모두 근본치료되다

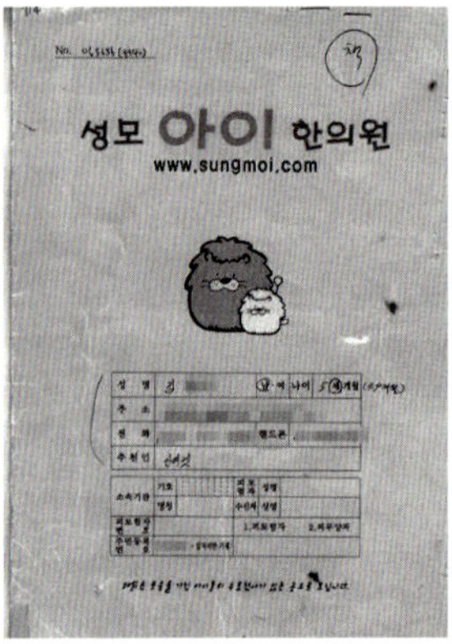

이름	김○○(차트번호-714)		
성별	男	내원 시 나이	5세
주소	울산 동구		

초진 당시 상태 및 현병력	**C/C. 경기** - 소근육, 대근육 언어지연 - 표현어 O, 수용어 X - 18개월 때 검사(연세대 세브란스 재활치료) - 생후 4개월 때 MRI 신장, 심장 검사 - 두 돌 때 **MRI 검사했으나 뇌파 이상 없음.** ✔ **동반증상** - 몸살감기 후 하지통 - 저체중 - 오래 걷는 게 안 됨. - 기저귀 착용 중. - 현재 가래증상 약간 - 잘 체함, 설사 또는 변비 - 머리둘레 평균 이하 - 산만함. - 예민, 겁 多, 피곤함 ↑

치료경과	**2015.3.** 3월 초 약하게 경련증상 有 **2015.4.** **경련증상 3회(손가락 움츠리고 입 약간 벌림, 의식 有, 1분 내외)**, 수면 불량, 피로감 ↑ **2015.6.6.** 컨디션 양호하다 함. **2015.6.20.** 말을 많이 하려고 한다 함. 먹는 것과 자는 게 조금씩 호전됨. **2015.7.25.** 변비증상 소실 **2015.9.5.** 미열 나서 공복에 체열방 포룡환 먹이니 나아짐. **2017.1.25.~2.15.** 특별한 증상 X. 잘 지냈다 함. **2017.2~2017.5.** 간간이 경련은 있었지만 심하진 않았고, 항경련제 없이 잘 넘겼다 함. **2017.6~2017.7.** 현재까지 경련 없이 컨디션 유지되고 있다 함.

치료경과	매주 빠짐없이 주 2회씩 침 치료와 음악치료 병행하여 걸음이나 근육발달이 매우 향상되었으며 혼자서도 계단 오르고 내리기가 가능해졌음. 첫 내원 시 기저귀 착용했으나 현재 기저귀 없이 화장실 가고 싶다는 말도 하고 화장실 가서 볼일 본다 함. 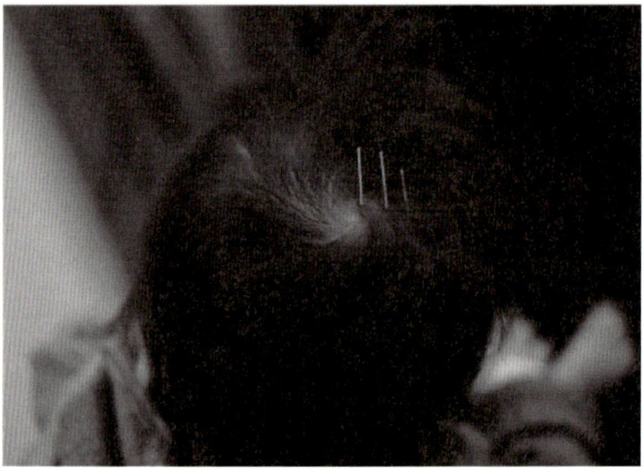

소아간질, 발달장애 모두 근본치료 밥도 안 먹던 아이가 이제 날아다녀요

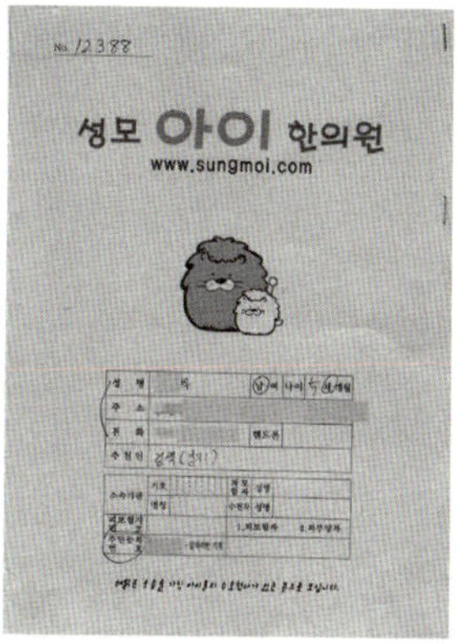

이름	○○우(차트번호-12388)		
성별	男	내원 시 나이	5세
주소	서울		

초진 당시 상태 및 현병력	**C/C. 소아간질, 발달장애** ✔ **동반증상** – 경기: 생후 5개월에 발생, 비슷한 시기에 항경련제 복용 시작하였으나 1년 전 끊음(끊고 난 뒤 발작 덜함). – 발달: 말귀는 알아들으나 언어표현은 전혀 안 되고 행동으로 표현 가능. 대소근육 운동은 비교적 잘되는 편. – 무기력: 항상 힘이 없고 안겨 있다. – 소화: 밥을 안 먹으려 한다.
치료경과	**2014.11.24.** 처음 내원 **2014.11.26.** 침 맞고 나서 굉장히 활발해짐.

치료경과	**2014.12.3.** 한약 먹기 시작한 후 밥을 너무 잘 먹는다고 함. 올해 들어서 구토를 많이 했으나 한약 먹고 그런 증상 없어짐. "아니야"라며 자발어 갑자기 구사함. 어머님이 너무 신기해하심. **2014.12.6.** 하루도 빠지지 않고 경기했으나 경기하지 않는 날도 생기고 경기 시간도 감소. 육안으로도 눈빛이 확실히 좋아짐. **2014.12.12.** 예전에는 항상 축 처져 있었으나 체력이 굉장히 좋아짐. **2014.12.13.** 평소보다 말이 늘었다. **2014.12.17.** 옹알이처럼 계속 말하려고 한다. 변도 굉장히 잘 보고 식욕이 폭발적 증가. **2015.1.6.** 여행지에서 "마마마"라고 말해 너무 놀라셨다 함. **2015.1.9.** 체력이 더욱 향상되어 여기저기 뛰어다님. 눈 마주침이 놀랍게 향상됨. 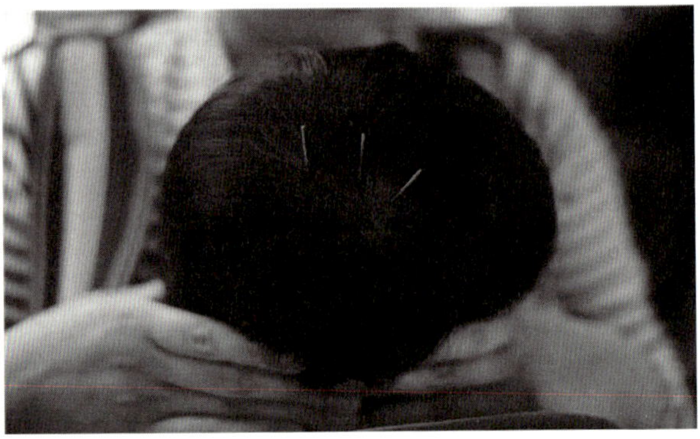

진료후기	ㅇㅇ우는 병원 식구들이 모두가 깜짝 놀랄 만큼 차도가 빠른 아이입니다. 처음 내원 당시 걷는 것은 가능했으나 힘이 없어 어머니께 안겨 있었습니다. 눈 마주침도 잘 안 되었고 우안이 외사시의 느낌이 있었으며 말을 하지 않았습니다. 요즘은 한의원에 들어오면 뛰어서 들어옵니다. 어머니께서 감당을 못하실 정도로 활발해졌으며 눈 마주침도 놀라울 정도로 잘되고 있습니다. 처음에 어머니께서 한약 발달 치료에 의문점이 많으셨으나 현재는 ㅇㅇ우의 많이 달라진 모습을 보시고 의문점이 해소되셨다고 하십니다. 발달에 있어 재활치료도 물론 의미가 있으나, 태어나기를 약하게 태어난 아이를 재활치료를 통해서 또래와 같이 발달시키는 데에는 한계가 있다고 봅니다. 건장한 성인도 피곤한 상태에서 산을 타게 되면 건강해지지 않고 오히려 몸살이 나든지 더욱 피로감을 느끼게 됩니다. 약한 아이에게 무리하게 재활치료를 하는 것은 이와 같은 이치입니다. 따라서 몸이 건강해져서 재활치료를 한다면 효과가 더욱 있을 거라 생각됩니다. 식물마다 맞는 거름이 다르며 이것을 한의학에서는 '체질'이라고 표현합니다. 우리 아이가 체질에 맞는 한약을 먹고 발달되는 것은 식물에게 훌륭한 거름을 주는 것이라 생각하시면 됩니다. 발달은 시간이 지나면서 또래와 더욱 차이가 많이 나게 됩니다. 치료를 빨리 시작할수록 또래와 비슷하게 따라잡을 수 있습니다.

기관지 천식으로 자주 입원하던 우리 아이가 달라졌어요

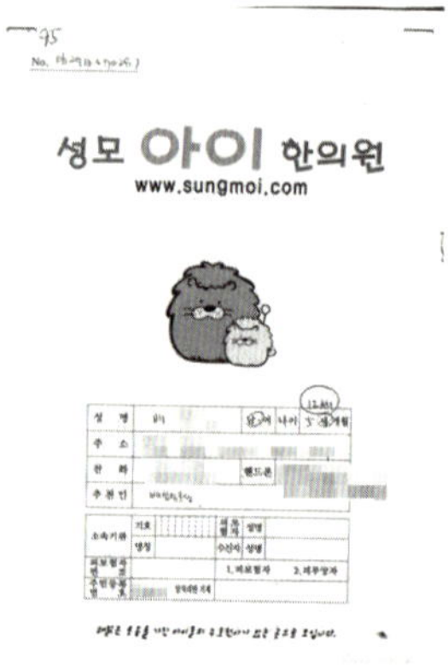

이름	배○○(차트번호-95)		
성별	男	내원 시 나이	5세
주소	대구 달서구		

초진 당시 상태 및 현병력	**2008년 첫 내원** – 두 돌 때까지 기관지 천식으로 입원 多 – 환절기에 기침 많이 함. – 지금도 기침함(한 달 정도 됨). – 가래 끓고 컹컹 소리 나는 느낌 – 처음에는 밤에 많이 했는데 지금은 밤낮으로 함 – 겁이 많음. **2015년 9월 재내원** – 경련(한 달째 기침이 안 떨어짐, 알레르기 비염, 항생제 다량 복용, 입원)
치료내용	한약 처방과 침 치료, NFB 뇌파훈련

치료경과	2008년에 첫 내원 시 치료 1년 후 심했던 기침, 비염증상은 더 이상 없다고 함. 그렁그렁한 느낌도 없음. 밥을 너무 잘 먹고 살도 좀 올랐다 함. 수면상태도 좋아지고 감기증상 완화된 후 치료 중단했으나 2015년 경련으로 재내원(한 달째 기침이 안 떨어짐, 알레르기 비염, 항생제 다량 복용, 입원했다 함) ✔ **항경련제 복용추이** – 2015년 11월 20일부터 항경련제 복용 – 트리렙탈 300mg 1회(저녁) 복용 후 피부발진 생김. – 학교에서 경련 또다시 1회 후 11월 7일: 트리렙탈 150mg(오전) 추가 12월 초: 오르필 300(오전) 1회 – 트리렙탈 피부발진 부작용으로 오르필 1회 복용으로 바뀜. 이후 기침증상이나, 감기는 괜찮았다가 2016년 10월에 일 년 만에 감기에 걸렸었는데 항생제 없이 지나갔다고 함. 2017년 11월 현재까지 내원 중이며 경련 없이 잘 먹고 잘 잔다 함. 키가 많이 자랐다고 함. 특별한 증상은 없다고 함.

6~9세

※ 실명 표기된 환아의 경우 치료후기 동의서를 받았습니다.

일 년 동안 항생제 없이, 해열제 없이, 열감기, 열성경련 치료하였습니다!

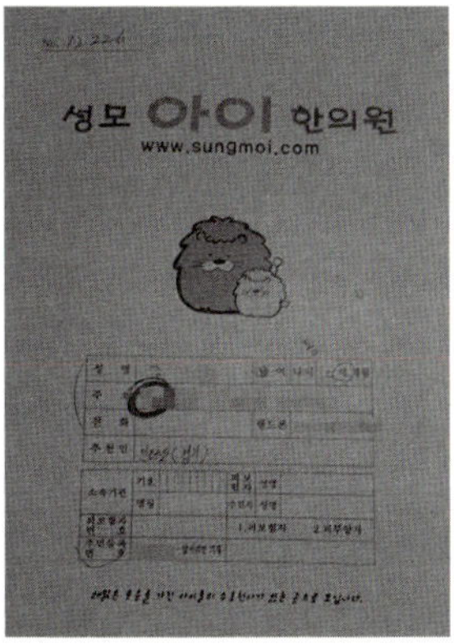

이름	김○ ○(차트번호-12226)		
성별	男	내원 시 나이	6세
주소	군포시		

초진 당시 상태 및 현병력	**C/C. 열성경련** – 지금까지 세 번 했음. – 잠깐 눈 깜빡임도 옴. – 지난 달 경기 – 키 작은 편 – 물리거나 하면 많이 부음. – 초콜릿 알레르기
치료경과	**2014.08.18.** 복통 간헐적, 식사는 정상적으로 함. **2014.08.20.** 손 따는 게 효과가 좋은지 따는 걸 좋아함. 본인이 시원하다고 느낌. **2014.11.14.** 복통 호소하여 손 따줌.

치료경과	**2015.04.06.** 체해서 손 따주고 체열방 먹이니 괜찮아짐. **2015.06.12.** 과식으로 두 번 체해서 손 따주심. 그 후 괜찮아짐. **2015.08.22.** 요즘 많이 좋음, 특이증상 없고 감기증상도 없고 경련 없이 잘 지내고 있음. **2015.09.25.** 별 탈 없이 잘 지냄.
진료후기	열성경련으로 2014년 8월 중순에 처음 내원하여 현재까지 치료받고 있는 아이입니다. 어머님께서 처음부터 성모아이 한의원의 방침에 정말 적극적으로 잘 따라 주셨고 그에 따라 치료 효과도 좋았습니다. 복통을 간헐적으로 호소하여 손 따주고 괜찮아졌으며 경련증상도 없어졌습니다. ✔ **1년 동안의 변화** – 눈에 띄는 외적인 발달(키, 몸무게) – 열감기 횟수 1년에 10회 → 1회로 감소 – 경련 無 – 숙면 열성경련의 근본치료는 열감기를 하지 않게 하는 것에서 출발합니다. 열감기는 면역력과, 소화기 문제를 모두 잡을 수 있어야 하며, 나아가 열성경련은 심장의 기능 문제도 함께 잡아야 합니다. 성모아이 한의원에서는 이러한 근거를 바탕으로 근본치료하고 있습니다.

**결절성 경화증으로 항경련제 5년 복용 중,
항경련제 완전히 끊고, 경련이 거의 없이 잘 지내고 있고,
발달장애도 많이 호전됨**

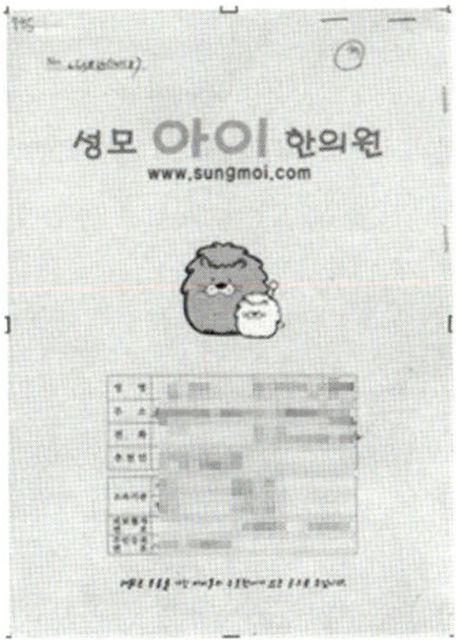

이름	변○○(차트번호-795)		
성별	男	내원 시 나이	6세
주소	충남 천안시		

초진 당시 상태 및 현병력	**C/C. 결절성 경화증** **(몸을 떨면서 소리를 지름, 20~30초 지속)** – 순천향병원 dx. 영아연축 → dx. 결절성 경화증 – 항경련제 복용 후 2년 동안 경련 없다가 2013. 추석에 재발 2015.8.부터 경련 ↑ – 사브릴 복용하다 부작용 심하여 → 오르필로 처방 바뀜. **항경련제 5년간 복용.** **O/S.** 생후 8개월(2010) 업고 있는데 등에 쿵쿵 머리 박음. ✔ **동반증상** – 겁 많음. 자다가도 놀라서 깸(최근은 나아졌으나 몇 년 동안 잘 못 잤음).

초진 당시 상태 및 현병력	✔ **동반증상** – 기저귀 차고 있음. – 복통 자주 호소 – 입 냄새 심함. 장염으로 입원 잦음. – 변비 有(가스가 자주 차고 변을 조금씩 자주 봄) – 코감기를 달고 삼. – 손발 차가운 편
치료내용	– 한약 처방과 침 치료 – 한의원 내 파동치료 및 호흡기치료
치료경과	**2016.1.9.** 자면서 이불 자꾸 덮으려 하고, 손발 조금 따뜻해졌다 함. 컨디션 ↑ **2016.3.19.** 신약 줄인 후 잔경련은 아직 있으나 치료 3개월 만에 경련증상 많이 감소되어 호전반응이 벌써 눈에 보인다고 함. **2016.11.5.** 장염증상으로 1제 처방 후 호전됨. 오르필 4.5mg로 복용 약간 줄임. 노래를 따라 부른다 함. **2017.4.** 장염, 경련증상 현재까지 없었음. 감기기운 약간(소감 복용) **소화 기능도 예전에 비해 많이 좋아졌다 함.**

치료경과	✔ **항경련제 복용 추이** 2010.9.초: 사브릴(영아연축) 2011.1~2.: 오르필(결절성 경화증) 2012~2016.1.: 오르필, 라믹탈(점점 증량) 2016.1.21.: 오르필 9mL 2회, 라믹탈 50mg 2회 **2016.2.24.: 오르필 1/3 감량 후 경련 강도 50% 감소**

항경련제, 항생제 없이 씩씩하고 건강하게 잘 지내고 있어요

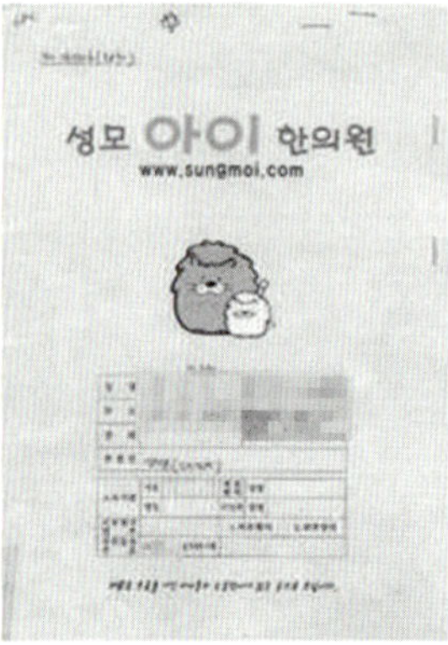

이름	곽○○(차트번호-680)		
성별	男	내원 시 나이	6세
주소	경북 포항시 북구		

초진 당시 상태 및 현병력	**C/C. 뇌전증** – 2014.12.24. 경련 첫 발생(5~10초 내외 지속). 며칠 지켜보다 12월 30일에 입원해서 2015년 1월 7일에 퇴원함. 검사상 이상 없었음. – 현재 경련을 자주 함. 병원에서 맞는 약을 못 찾아서, 잠을 못 잘 정도임. 여러 약을 쓰면서 증상이 더욱 심해짐(왼쪽 입꼬리가 올라가고 눈을 찡그림. 몸을 떪). – 경련 전조증상은 가슴 두근거림이며 증상이 찾아오면 무서워하면서 엄마에게 안긴다고 함. 토파맥스 복용 중. ✔ **동반증상** – 예민하고 겁 많음. **– 잦은 감기(주로 코, 가래 기침)로 항생제를 많이 복용함.** – 베개가 젖을 정도의 두한(頭汗) – 배변을 조금 힘들어 함.
치료내용	– 한약 처방과 침 치료 – NFB 뇌파훈련

치료경과	**2015.1.16.** 오전에 짧게 연속으로 두 번 경련함. 퇴원 후 수면장애가 생긴 것 같음. 잠들고 5분 후 깨서 경련하고 다시 잠듦. 자다가 일어나서 거실을 돌아다니다가 다시 잠드는데 기억을 못 함. 낯선 곳이나 어두운 곳에 가면 경련이 더욱 심해짐. 현재 콧물증상 있음. **2015.1.28.** 어제 경련 없이 잘 잠. 맑은 콧물 약간 있음. **2015.2.3.** **토요일 이후로 경련이나 감기증상 無** **2015.3.9.** 항경련제 복용 중단하고 경련 없이 잘 지냈음. 주변에서 키가 많이 컸다고 함. 한 번도 깨지 않고 10시간을 푹 잠. **2015.4.16.** **식사, 수면 상태 개선됨.** **2015.5.16.** **경련증상 없었음.** **2015.11.14.** **경련이나 감기증상 없이 잘 지내고 있음(2월 이후로 경련 없었음).** 화가 성하고 수가 부족해서 굉장히 산만하고 저녁에 경련이 심했는데 많이 차분해지고 경련도 없어짐.

감기와 경련에서 완전히 벗어났으며 안경을 쓰지 않아도 잘 보이게 되었고(시력회복) 2년간 경련 없음

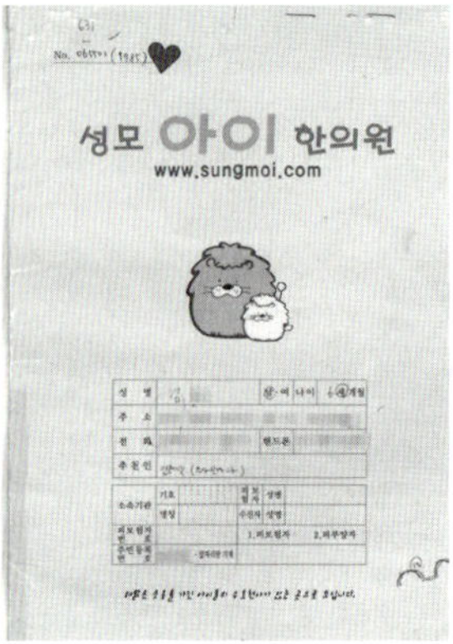

이름	김○○(차트번호-631)		
성별	男	내원 시 나이	6세
주소	경남 거제시		

초진 당시 상태 및 현병력	**C/C. 뇌전증** **O/S.** – 2013년 추석(10월)에 경련증상 처음 나타남. – 현재까지 경련 총 4회 발생. EEG 정상소견 – **경련 전에 음식을 먹고 힘이 없이 축 늘어지고 구토하고 증상 나타남.** – 두통, 복통 호소. 자락하면 한숨을 쉬면서 조금 편해짐. ✔ **동반증상** – 잦은 감기 – 재채기를 많이 함. 코가 자주 막힘. – 난시 교정 중 – 손발이 차다 함(경련 시). – 또래보다 많이 작음(키, 몸무게). – 편식이 심함. – 땀을 많이 흘림.
치료내용	– 한약 처방과 침 치료 – 한의원 내 파동치료 및 호흡기치료

치료경과	**2014.10.11.** 약 복용 후로 경련 없었음. 컨디션 좋음. **2015.1.21.** 체해서 구토함. 경련까지는 안 갔다 함. **2015.3.20.** 경련 없었고 감기 안 걸렸음. 컨디션 좋음. **2015.7.2.** **경련 없었음. 수면 호전. 시력이 좋아졌는지 안경을 잘 안 쓰려고 함.** **2015.9.21.** 감기증상 있었는데 비염약, 상비약 복용 후 이틀 만에 나았다고 함. 경련 없었음. 열 없었음. 식사량 늘어남. **2015.11.7.** **시력이 호전됨(0.4 → 0.8/0.7 → 1.0). 난시가 좋아짐. 첫 내원 당시 안경을 쓰고 있었는데 이제 안경 벗음.** 잠 잘 자고 잘 먹고 감기 안 걸림. **감기증상 있을 때 조금 쉬면 낫는다 함. 경련소실.**
진료후기	○○는 경련증상이 나타날 때 전후 관계를 살펴보면 주로 체기로 인한 경우가 많았습니다. 섭취한 음식물이 잘 소화되지 않으면 이를 해결하기 위해 위장으로 체액이 몰리게 되어, 심장에 부담이 됩니다. 이러한 경우, 심장 기능이 약한 아이들은 머리, 사지말단으로 혈액 순환이 원활하게 이루어지지 않아 경련이 유발될 수 있습니다. 이를 위해 ○○의 증상에 따른 소화기 혈액순환 및 심장 안정 처방을 사용하여 면역력을 증강하고 체질을 개선하는 근본치료를 했습니다. 이제 ○○는 경련 횟수도 줄어들고, 시력 저하와 난시 때문에 쓰고 있던 안경도 벗게 됐습니다.

진료후기

since1999
성모아이한의원

본 치료후기는 아래 아동의 보호자인 본인이 직접 작성 한 글이며, 아래 아동의 사진과 치료후기는 성모아이한의원 관련 온.오프라인에서 사용되어짐에 동의합니다.

* 아이의 사진과 개인정보 공개는 동의하지 않습니다.

자녀 성명 : 김[redacted]

보호자 성명 : [redacted]

작성일 : 2016 년 2 월 23 일

저희 아이는 올해 9살 입니다. 작은 소리에도 잘 놀라고 6세까지는 이불에 실례도 종종 하고 입술이 늘 말라있던 아이였습니다. 시력도 좋지 않아서 안경을 쓰고 안과를 다니던 중이었습니다. 6세때 첫 경련을 시작으로 6개월에 한번, 짧게는 2개월에 한번씩 경련을 했습니다. 모두 감기로 인한 소아경련이였습니다. 큰 병원에서 뇌파검사와 MRI 검사도 해 보았습니다. 부작용이 많다는 항경련제의 처방전을 받고서 병원을 나오자마자 찢어버리고 근본치료를 위한 한의원을 알아보기 시작했습니다. 항경련제가 아니어도 치료가 가능하다는 성모아이한의원 김성철원장님의 이야기를 접하고는 그때부터 한의원을 다니기 시작했습니다.

적지않은 약값에 가계에 큰 부담이 되었지만 최선의 선택이라고 믿고 치료를 시작한지 17개월이 되어갑니다. 치료를 받는 동안 우리 아이는 많이 달라졌습니다. 잘 먹지 않아서 고민이었던이[redacted]가 너무 많이 먹어서 걱정을 하고 눈에 띄게 키가 크고 살이 찌면서 늘 말라있던 입술도 빨갛고 생기있게 돌아왔습니다. 시력도 좋아져서 안경을 안써도 되겠다는 안과진단도 받았습니다. 무엇보다도 환절기만 되면 늘 달고 살던 항생제, 감기약, 기관지 확장 패치와 완전히 안녕~ 했습니다. 감기도 잘 하지 않을 뿐더러 기침을 조금해도 한의원에서 처방받은 비상약으로도 효과를 보기 시작했습니다. 종류와 딸기시럽을 첨가하는 등 아이들이 먹기 좋게 한약이 나와서 거부감도 없습니다.

우리 아이는 뇌가 아픈게 아니라 몸이 허약한 것이었습니다.

저의 잘못된 선택으로 아이를 고통스럽게 만들었다면 저는 더 견딜수 없을 만큼 힘들었을 것입니다.

올해 9살, 학교를 들어가는 우리 아이는 힘이 넘치고 활달한 아이로 자라고 있습니다. 달리기를 좋아하고 활짝 웃는걸 잘 합니다. 그걸 보려고 지금까지, 앞으로도 부모로서 노력하는게 아닐까 생각합니다. 지금까지 치료했고 앞으로도 계속해서 치료해 갈것입니다.

현명한 선택을 할수 있도록 도와주시고 치료해주시는 성모아이한의원 김성철원장님께 감사하게 생각합니다.

수면 경련 3년차 근본치료되고 감기도 졸업했어요

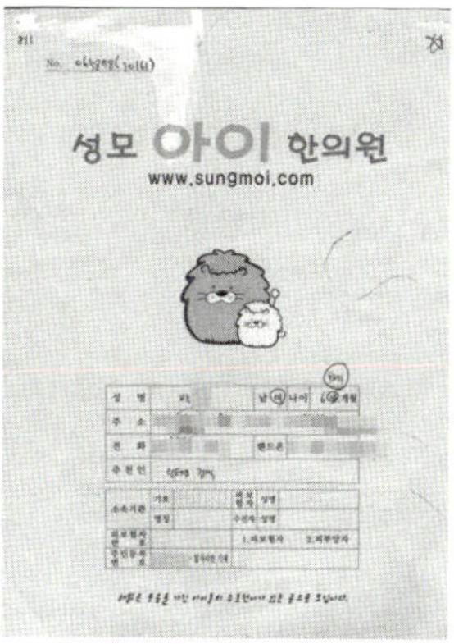

이름	박○○(차트번호-811)		
성별	女	내원 시 나이	6세
주소	전남 순천시		

초진 당시 상태 및 현병력	**C/C 뇌전증(첫 내원 2016.1월)** – 잠 깨면서 주로 경련(눈이 돌아가고 경직) – 첫 발병: 3세 – 소화: 약간 편식, 잘 먹는 편 – 호흡기: 항생제, 항히스타민제 다량 – 수면: 자주 뒤척임.
치료내용	한약 처방과 NFB뇌파훈련
치료경과	배 아프다는 말을 자주하고 열도 자주 오르며 체기로 인한 경련을 했었는데 한약치료 10개월 후 감기 드는 증상이 일 년에 1~2번으로 감소. 2017년 식사를 늦게 하고 자는 바람에 체기로 인해 경련 1회 있었으나, 자락 후 빨리 돌아옴. 상비약(곤담환) 복용 후 소화기 완화됨. 이후 2017년 11월 현재까지 감기증상이나, 경련 없이 잘 지내고 있음.

말이 많이 늘고 적극적으로 변했어요

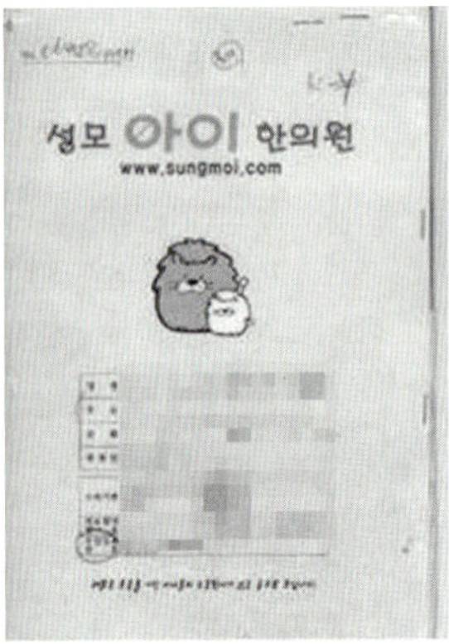

이름	김○○(차트번호-308)		
성별	男	내원 시 나이	7세
주소	대구 수성구		

초진 당시 상태 및 현병력	**C/C. 발달성 자폐** **O/S. 첫 시기** **P/I.** – 발달장애 3급 – 문장연결 말하기 가능 – 말하기, 걷기는 좀 느림. ✔ **동반증상** – 예민, 겁 多, 숙면이 안 돼서 1년 전부터 현재까지 리스페달 복용 중. – 현재 누런 콧물, 기침 조금 – 언어치료실 2달째 치료 중.
치료경과	**2012.4.30.** 최근 들어 항상 기분이 좋은 것 같다 함.

치료경과	**2012.5.9.** 예전 같으면 무서워서 엄두도 못 냈을 텐데 미끄럼틀을 스스로 타고 싶다 했고 스스로 올라가서 스스로 재미있게 내려왔다 함. 예전보다 겁이 많이 ↓, 씩씩하고 밝아진 것 같다. 치료경과가 기대된다. **2012.6.2.** 어제 점심때부터 열이 많이 났었는데 체열방 먹고 열이 떨어졌다 함. 처음으로 신약을 안 먹이고 넘어갔다 하심. **2012.8.3.** 말하는 것도 늘고 표현이 많이 늘었다 함. 다른 분들도 봤을 때 말이 늘었고 표현을 잘한다고 얘기했다 함. 이제 여름에 감기에 걸리지 않음. **2012.9.8.** 감기는 신약 안 먹고 스스로 이겨 냄. **2012.10.6.** 요즘에는 안 쓰던 단어를 조금씩 쓰기 시작했다. **2012.10.24.** 열이 39도까지 올랐었는데 3일 정도 푹 쉬고 나니 내렸다 함. 먹는 것도 여전히 잘 먹고 소화나 변 상태도 괜찮음. 잠도 잘 자고 활발하고 잘 웃고 잘 지낸다 함. **2012.11.30.** 말도 많이 하고 표현하는 게 늘었다. 뭐든지 시도하려고 함.

잦은 열감기, 비염, 경련에서 완전히 벗어나다

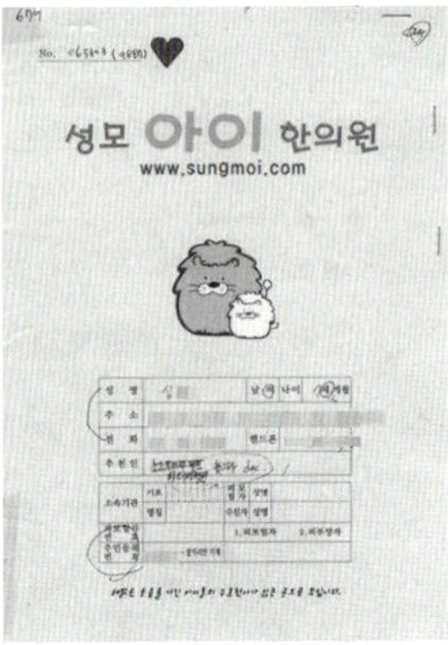
성모 아이 한의원
www.sungmoi.com

이름	심○○(차트번호-679)		
성별	女	내원 시 나이	7세
주소	대구시 동구		

초진 당시 상태 및 현병력	**C/C. 뇌전증** - 1년 전 발병. 최근 증상은 2일 전 - 현재까지 총 7~8회 경련(거의 구토 동반), 항경련제 복용 X - EEG 정상. MRI 검사는 안 함. ✔ **동반증상** - 현재 코, 기침증상 - 전반적 피부 건조, 소양간헐 - 예민, 겁 多 - 만성비염
치료경과	**2015.4.** 18일 고열 났으나 상비약 먹고 내림(저녁 과식 후 새벽에 구토). **2015.6.** 화요일 아침 미열이 났으나 체열방 복용 후 떨어짐.

치료경과	**2015.12.** 한의원 내원하는 동안 경련 없었고 항경련제 복용도 안 했다 함. 항생제 끊고도 비염도 처음보다 많이 호전되어 증상 거의 없고, 컨디션도 좋았다 함. **2015.11.21.** 특별한 증상 없었음. 치료 시작하고 10개월째 경련 없는 상태 유지 중.
진료후기	○○이는 면역력 저하로 인한 만성 비염과 주로 구토를 동반하는 경련증상이 나타났습니다. 우선 1년 내내 감기를 달고 사는 ○○이가 감기에서 벗어날 수 있도록 호흡기 면역을 증강하고, 주요 경련 유발인자인 '약한 소화기계로 인한 잦은 소화불량'을 치료해서 경련 발생을 사전에 예방했습니다. 한약 복용과 함께 매주 꾸준히 침 치료를 병행한 결과, 비염도 많이 호전되고 1월에 치료를 시작한 이후로 경련도 하지 않게 되었습니다. 어머니께서도 ○○이가 예전보다 건강해졌을 뿐만 아니라 많이 성장했다고 말씀하십니다.

진료후기

성모아이한의원

자녀 성명 : 심[redacted]

보호자 성명 : 정[redacted]

작성일 : 2015 년 10 월 18 일

2014년 4월 초 처음 경련을 하였습니다.
처음이라 종합병원에 입원해서 여러 가지 검사를 해 보았지만,
특별한 진단은 없었습니다. 하지만 한 달에 한 번씩 하던 것이
점점 주기도 짧아지고 2015년 1월 7일에는 2주 동안 경련을 하여
심각하다는 것을 깨달았습니다. 대학 병원에서 20분 이상의 경련은
뇌손상이 올 수 있다는 경고를 받았기에 남편과 저는 여러 병원을
알아 보았습니다. 사실 성모아이한의원 전에 6개월 가량 다른 한의원을
다녔습니다. 그리고 더 어릴 때부터 비염, 아토피, 기침(천식) 등의 병을
달고 사는 아이여서 꾸준히 한의원을 다니기도 하였습니다.
하지만, 경련은 아이에게 심각한 문제여서 유명한 병원을 찾아 다녔습니다.
다행히 남편의 지인분이 성모아이한의원을 적극 추천해 주어서
2015년 1월부터 병원을 다니기 시작했습니다.
신기하게도 □은이는 그때부터 전혀 경련을 하지 않았습니다.
단지, 일주일에 2번 꼬박꼬박 병원에 와서 침 맞고, 약을 먹기만
했는데 말이에요. 정말 경련 시작하고 저랑 남편은
아이가 잠들고 2~3시간 동안 자지 않고 서로 아이를 보면서 지켰어요.
아이가 항상 잠든 후 1~2시간 이내에 경련을 했거든요.
이제는 그럴 필요가 없어 얼마나 다행인지 모릅니다. 10개월 동안 일주일에
출석하듯이 2번정도 와서 진료보고, 경련 증상이 없더라도 기침, 감기 증상이
있으면 병원에서 처방해주는 비상약을 먹고 지금은 몸무게도 많이 늘었습니다.
밥도 잘 안 먹고 편식도 많이 하는 아이였는데 지금은 많이 달라져서
저나 남편 모두 감사해 합니다.

지금 힘든 시간을 견디고 있는 다른 엄마들도 용기를 가졌으면 하는 바람입니다 (2년간 경련재발 없음)

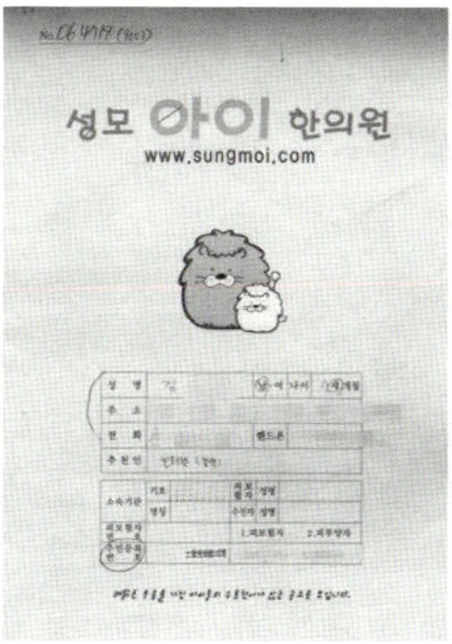

이름	김○○(차트번호-347)		
성별	男	내원 시 나이	7세
주소	경남 김해시		

초진 당시 상태 및 현병력	**C/C. 뇌전증** **P/I.** – 3살 때 경련 1회 이후 최근 이틀간 경련 2회 하여 양산 부산대 병원에서 EEG상 간질파 검사받고 뇌전증 진단받음. – 서울 아산병원 MRI 소견 정상. 항경련제는 복용 안 함.
동반증상	숙면이 안 되고 예민한 편. 답답해서 항상 양말을 벗고 다님.
치료경과	**2012.10.05.** 경기하는 시간이 짧아짐. 돌아오는 시간도 빨라졌음. 월 4회 → 1회로 줄었음.

치료경과	**2012.10.17.** 약 먹고 난 후 눈에 경련 오는 것도 없어지고 잠도 잘 자고 얼굴에 살이 오른 것 같다고 함. 표정이 많이 밝아짐. **2012.11.10.** 예전보다 강도가 많이 약하게 해서 안 하는 줄 알았다고 하심. 금일 아침에도 하려다가 안 했다고 함. **2012.11.28.** 경련은 거의 없어짐. 답답해하는 것도 덜함. **2012.12.24.** **경기는 안 한 지 거의 2달 되어 감.** 먹는 것도 잘 먹고 배와 머리 아프다는 소리도 안 한다 함. 답답하다는 말도 최근에는 안 함. **2013.01.26.** **잠잘 때 놀라는 것도 없어졌음. 경기 안 하고 잘 유지되고 있음.** **이후 현재까지(2014년 12월) 경련 없이 유지 중이며, 수년간 경련 재발 없음.**
진료후기	○○이는 수면장애와 경련을 둘 다 가지고 있었던 아이로 심장이 약한 아이가 가지고 있는 전형적인 증상을 모두 보였습니다. 예를 들면 예민한 성격에 답답함을 호소하고 자다가 중간에 깜짝깜짝 놀라는 식입니다. 이를 개선하기 위해 우선 오전, 오후 모두 심장 안정약을 처방하여 숙면을 취할 수 있도록 도와주었습니다.

진료후기	복용 1개월 후, 하루 4회 정도 경련하던 아이가 1회로 크게 감소하였으며 숙면을 취하는 횟수 또한 늘어났습니다. 이후 점차 경련 빈도와 강도 모두 감소하여 치료 3개월째부터 현재까지 (2년 이상 경과) 경련이 전혀 없이 생활하고 있습니다. 치료 3개월부터 경련증상은 사라졌지만, 확실한 근본치료를 위해 1년 정도 한약을 복용할 것을 권하였는데 이것이 긍정적인 결과로 나타난 것입니다. 항경련제를 전혀 복용하지 않았음에도 경련이 모두 소실되었고 자연스럽게 숙면을 취할 수 있게 되면서 내성적이던 성격 또한 외향적으로 변하게 되었습니다. 이제 활발하게 병원을 뛰어다니는 ○○이는 경련을 치료하는 데 있어 심장 안정이 무엇보다도 중요하다는 것을 보여 준 대표적인 케이스입니다.
치료후기	이유 없이 1년간 깜짝깜짝 놀라는 증상(까딱거리는 행동)이 지속되었습니다. MRI 검사에서는 이상이 없었으나 뇌파에 간질파가 잡혀 항경련제를 처방받았습니다. 하지만 아무런 원인이나 설명 없이 그 약을 먹이기엔 항경련제의 부작용이 더 무서웠습니다. 급기야 시간이 지나면서 눈에 띄게 경기가 심해졌고 눈동자와 입도 돌아가고 말도 어눌해지고 정말 피가 마른다는 표현이 맞았던 시간이었습니다. 그러던 중 성모아이 한의원에 오게 되었고 원장님께서 경기를 하는 원인과 그 원인으로 인한 행동들에 대해 설명을 해주시자 정말 머리를 한 대 맞은 것처럼 제 아이의 모든 부분들이 다 이해되었습니다. 왜 이유 없이 조금만 걸어도 다리가 아프다고 하는지, 왜 예민하고 조그마한 것에 짜증을 잘 내고 왜 그렇게 불안해하고 겁이 많은지, 왜 잠드는 게 그렇게 어렵고, 왜 자다고 깨는지 등…

치료후기	내가 얼마나 무지했는지, 진작 이유를 알아보려고 하지 않고 아이의 행동만 탓하다 결국은 경기까지 하는 지경에 왔구나 하는 넘치는 후회를 뒤로하고 일주일에 3번씩 침을 맞고 약을 처방받아 먹이고 그 외 생활적인 면에서의 조언을 따라 노력하던 중 처음 진료받은 지 2주가 지나자 놀랍게도 효과가 나타나기 시작했습니다. 아직도 원장님의 말씀이 기억납니다. "경기가 문제가 아니라 원인을 고쳐야 한다"는 말씀. 먼저 잘 먹고 잘 자도록 만들고, 그렇게 되고 나면 경기가 잡힐 테니, 그런 다음 뇌발달을 치료한다고 하셨습니다. 거짓말같이도 그렇게 차근차근 밟아 가니 이제 더 이상 경기는 없었으며 혼자서 스르르 잠들고 이유 없이 예민했던 것들도 점차 나아지는 것이 눈에 보이자 그제야 다행스러워 눈물이 났습니다. 학교 1년 유예까지 결심했었지만 너무나 빠른 호전으로 인해 지금은 학교 입학 준비에 들떠 있습니다. 경기가 잡혔다고 다가 아니라는 원장님의 말씀을 믿고 더욱 그 밑바탕에 있는 근본을 치료해 더욱 밝고 건강한 아이로 자랄 수 있도록 옆에서 열심히 도와줄 생각입니다. 어린아이라서 무턱대고 급해서 원인도 모르면서 약을 먹이지 않았던 제 행동을 다행스럽게 생각하며 지금 힘든 시간을 견디고 있는 저 같은 다른 엄마들도 용기를 가졌으면 하는 바람입니다.

잦은 감기, 경련 완전히 벗어나다 2년간 경련 없음

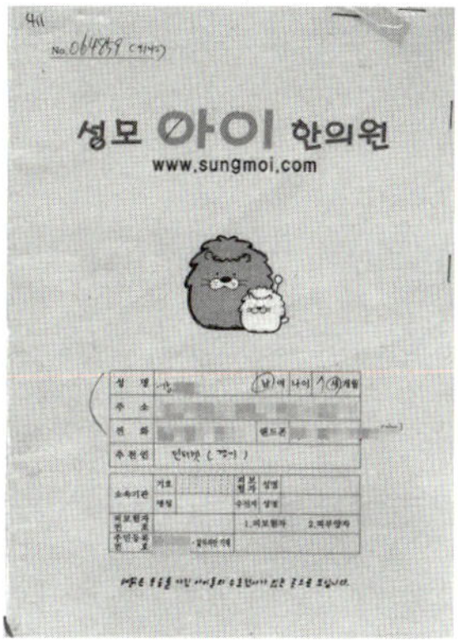

이름	김○○(차트번호-411)		
성별	男	내원 시 나이	7세
주소	제주 제주시		

초진 당시 상태 및 현병력	✔ **열성경련** – 2010년 10월 경 열성경련 → 8개월 후 경련 재발 – 경기하기 전 구토, 얼굴에 청색증 동반 – 경기 시 강직, 눈이 올라감, 손발 차다. – 복통, 두통 – 피부 건조, 겨울에 심해짐. – 식사를 급하게 하는 편 – 편식 ✔ **잦은 감기** – 10회 이상/1년, 증상은 주로 목이 붓는다. – 2011년 10월에 장염, 독감, 경기로 인해 3일 입원하여 경련
치료경과	**2013.4.4.** 지난 주 경련 1회. 그 이후 복통 호소

치료경과	**2013.4.17.** 복통 소실. 한의원 내원 후 경기를 하더라도 손을 따고 2분 정도 후 돌아옴. **2013.5.24.** 약 한 달가량 경련도 없었고 두통, 복통 호소 없음. 다크서클 없어짐(혈색 개선). **2013.6.1.** 아직까지도 경련 없음. 컨디션도 좋고 특별한 것 없이 잘 지내신다고 하심. **2013.10.7.** 경련 없는 상태 유지. 최근 미열 있었으나 소화환(본원의 한방소화제) 복용하고 손발 따면 괜찮아짐. **2014.2.25.** **수년간 경련 없는 상태 유지. 비염증상이나 감기 거의 없음. 소화 잘되고 잘 잠. 제주도의 다른 경련환자 여러 명 소개**
진료후기	제주도에서 내원한 ○○이의 경우, 4세부터 열성경련이 시작되어 이후 감기, 장염 등의 증상이 올 때마다 경련이 계속 재발한 경우입니다. 이렇듯 열성경련은 재발이 잦아서 반드시 원인치료를 해야 합니다. 지역이 멀어 자주 내원하여 침 치료를 받지는 못했지만, 꾸준히 1년간 한약 복용을 한 결과 감기에서 완전히 벗어나게 되었습니다. ○○이의 경우 잦은 복통과 두통 또한 호소하였는데, 들여다보니 소화기의 문제였습니다. 식사를 해도 위장이 이를 소화할 만큼 강하지 못하여 자주 소화불량이 발생했고, 여기서 나온 독소 때문에 잦은 발열 및 두통, 복통이 발생했던 것입니다.

진료후기	이 체질이 개선된 후에는 고통을 호소하는 빈도가 현저히 줄었고, 경련이 발생하던 원인 요소들이 모두 치료되었기에 열성경련 또한 자연스레 사라지게 되었습니다. 그 결과, 현재까지 약 1년가량 경련이 없는 상태가 유지되고 있으며 감기졸업, 혈색개선, 식욕증진, 수면개선 등이 부수적으로 이뤄지게 되었습니다.

4년간 항경련제 복용으로 보행, 인지 표현장애, 야뇨증상 有 지금은 항경련제 완전히 끊고 2년간 경련 없으며 폭풍성장, 학업이 최상위권이 됨!

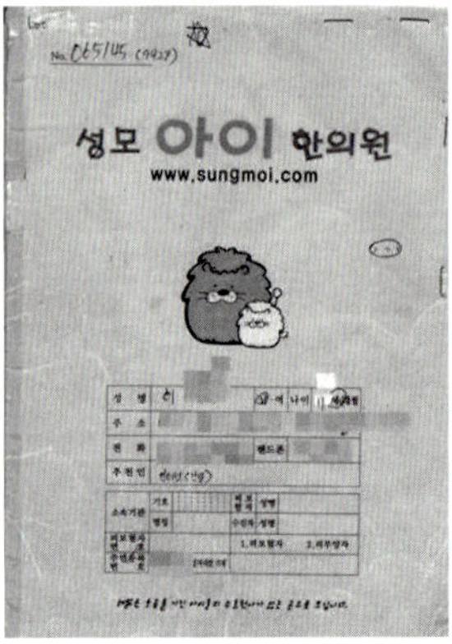

이름	이○ ○(차트번호-500)		
성별	男	내원 시 나이	8세
주소	대구 수성구		

초진 당시 상태 및 현병력	
	C/C. 뇌전증 **O/S. 2007년(4년 전)** **P/I.** – 4년 전 열성경련 이후 경련 지속 – 3년 전부터 현재까지 topirarmate, orfil, clonazepam 복용 중이나 경련발작 지속 중이며, 진정이 안 됨. – 경련으로 경기도의 한 한의원에서 acup-tx 2회 하였으나 호전 無 ✔ **동반증상** – 열성경련 이후 발달지연(구음장애, 인지장애) – 비염(축농증) – 예민한 편 – 항경련제 복용 이후 2차성 야뇨(매일)

치료내용	– 한약 처방과 두침 치료 – NFB뇌파훈련, IM, GYMTOP 감각통합훈련
치료경과	**치료 2개월 후** 항경련제 용량 줄였으나 경련 횟수는 오히려 감소. 짜증내고 보채는 것 감소 **치료 3개월(2014.3) 후** 항경련제 중단. 초점발작 소실. **치료 4개월(2014.4)** 경련 2회 **2014.6.** **야뇨 소실. 눈빛 개선. 결신발작 증상 없음. 성적향상. 구음장애 개선** **2015.4.** 치료된 상태에서 유지 중. **2015.5.** 경련 짧게 1회 함. **2015.7.11.** 6월, 7월에 1회씩 경련함. **2017.5.** 비염증상 없고 컨디션 好 경련 없었음. 결신발작 無

치료경과	**2017.10.21.~** – 현재 야뇨소실 유지 중, 눈빛개선, 결신발작증상은 없음. 키도 많이 크고 활발해짐. – 항경련제 완전히 끊고 2년간 경련 없음. – 항경련제 부작용으로 발생된 야뇨, 보행장애, 멍한 증상, 자주 쓰러지는 증상, 학습장애 등 모두 완전히 정상으로 돌아옴. – 집에서 일하는 분이 내원해서 이 아이는 성모아이 한의원에서 새롭게 태어났다고 놀라워 함.
진료후기	놀랍게도 이후 현재까지 2년간 경련 없음. 지금은 초등학교 6학년이 되었는데 키가 아빠보다 크다. 잦은 비염, 야뇨, 자주 쓰러지는 증상, 눈빛 없는 증상 모두 근치되어 정상이 됨. 성적이 반에서 1등을 할 만큼 정상이 됨. 부모님이 모두 의사선생님이라서 본원에 3년간 매주 한 번도 빠지지 않고 내원할 만큼 열성적으로 치료에 임함. 치료 중간에 감각통합훈련을 실시한 결과 항경련제의 장기간 복용으로 떨어진 운동신경이 많이 회복됨.

항경련제를 완전히 끊고 경련이 없음

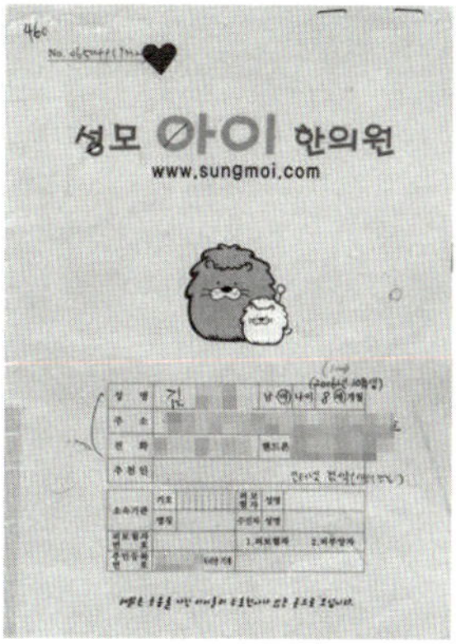

이름	김○○(차트번호-460)		
성별	女	내원 시 나이	8세
주소	울산광역시		

초진 당시 상태 및 현병력	**C/C. 경련** **P/I.** – 돌 무렵 경기한 후 2세, 5세, 7세 때 경련증상이 나타남. – 초등학교 입학 후, 경련 발작으로 병원에서 뇌파 검사하고 항경련제 복용 – 내원 전날에도 경련함(몸이 굳어지고 눈동자가 조금 돌아가며 멍한 상태가 됨). – 경련 후 항상 잠을 잠. – 2013년 5월부터 항경련제 복용함. ✔ **동반증상** – 감기증상이 없어도 헛기침하듯이 '흠흠'거림. – 아기였을 때, 소리에 잘 놀랐음. – 7세까지 열감기 자주 함. – 몸에 열이 많고 더우면 답답함을 잘 느낌. – 머리가 답답하다고 함.

치료경과	**2013.5.10.** 최초로 열 없이 경련발작하여 뇌파검사 후 항경련제(오르필) 처방받음. **2013.8.11.** 아침 기상 후 강직성 경련 발작 **2013.9.9.** 강직성 경련 발작. 경련 계속하여 항경련제 변경(라믹탈) **2013.9.14.** 아침 기상 후 강직성 경련 발작 **성모아이 한의원 내원, 내원 후 바로 항경련제 복용 중단** (특이사항: 저녁식사를 늦게 하고 잠드는 시간도 늦었음) **2014.2.4.** 오전 강직성 경련 발작함. 손발 자락하고 팔다리 주물러 줌. **2014.2.22.** 울산에서 고성까지 차 타고 가던 중 차 안에서 경련발작(이후 3월부터 한의원 내원 시 승용차 대신 KTX 타고 내원) **2014.3.17.** 등교 후 오전에 우유 마시는 도중 구토 후 경련 **2015.3.26.** 1년간 경련 없음. 열감기, 비염증상도 훨씬 호전함. 얼굴이 많이 창백했고 다크서클이 심했는데 혈색이 많이 개선됨.

진료후기

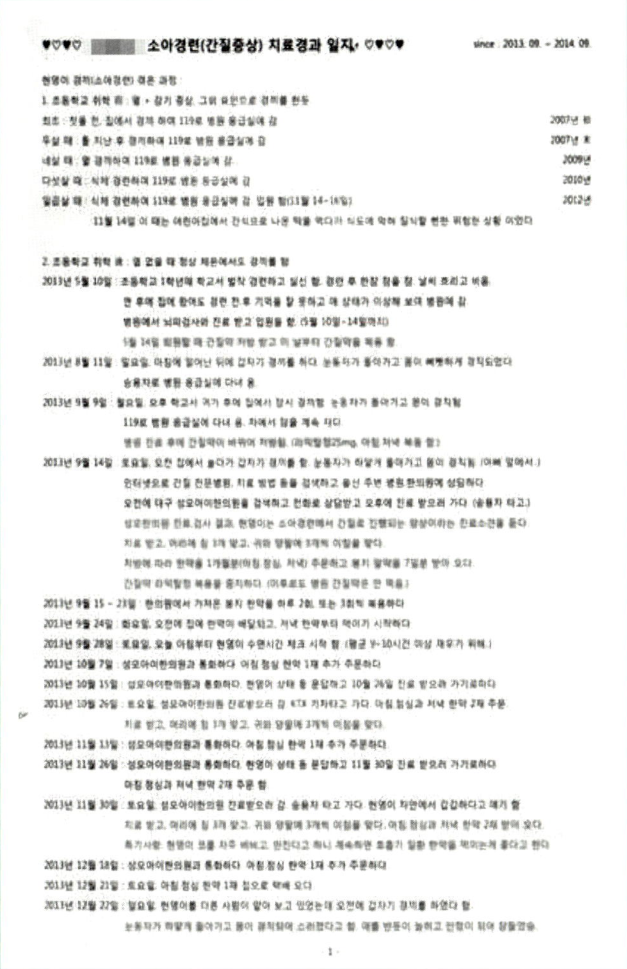

♥♡♥♡ [redacted] 소아경련(간질증상) 치료경과 일지, ♡♥♡♥ since : 2013. 09. ~ 2014. 09.

현영이 경끼(소아경련) 겪은 과정 :

1. 초등학교 취학 前 : 열 + 감기 증상, 그외 요인으로 경끼를 한듯

최초 : 첫돌 전, 집에서 경끼 하여 119로 병원 응급실에 감 2007년 初

두살 때 : 돌 지난 후 경끼하여 119로 병원 응급실에 감 2007년 末

네살 때 : 열 경끼하여 119로 병원 응급실에 감 2009년

다섯살 때 : 식체 경련하여 119로 병원 응급실에 감 2010년

일곱살 때 : 식체 경련하여 119로 병원 응급실에 감. 입원 함(11월 14~16일) 2012년

11월 14일 이 때는 어린이집에서 간식으로 나온 떡을 먹다가 식도에 막혀 질식할 뻔한 위험한 상황 이었다

2. 초등학교 취학 後 : 열 없을 때 정상 체온에서도 경끼를 함

2013년 5월 10일 : 초등학교 1학년때 학교서 발작 경련하고 실신 함. 경련 후 한참 잠을 잠. 날씨 흐리고 비옴.
한 후에 집에 왔어도 경련 전.후 기억을 잘 못하고 애 상태가 이상해 보여 병원에 감
병원에서 뇌파검사와 진료 받고 입원을 함. (5월 10일~14일까지)
5월 14일 퇴원할 때 간질약 처방 받고 이 날부터 간질약을 복용 함.

2013년 8월 11일 : 일요일. 아침에 일어난 뒤에 갑자기 경끼를 하다. 눈동자가 돌아가고 몸이 뻣뻣하게 경직되었다
승용차로 병원 응급실에 다녀 옴.

2013년 9월 9일 : 월요일. 오후 학교서 귀가 후에 집에서 잠시 경끼함. 눈동자가 돌아가고 몸이 경직됨
119로 병원 응급실에 다녀 옴. 차에서 잠을 계속 자다
병원 진료 후에 간질약이 바뀌어 처방됨. (라믹탈정25mg, 아침 저녁 복용 함)

2013년 9월 14일 : 토요일. 오전 집에서 놀다가 갑자기 경끼를 함. 눈동자가 하얗게 돌아가고 몸이 경직됨 (아빠 앞에서.)
인터넷으로 간질 전문병원, 치료 방법 등을 검색하고 울산 주변 병원.한의원에 상담하다
오전에 대구 성모아이한의원을 검색하고 전화로 상담받고 오후에 진료 받으러 가다 (승용차 타고.)
성모한의원 진료.검사 결과, 현영이는 소아경련에서 간질로 진행되는 [illegible] 진료소견을 듣다
치료 받고, 머리에 침 1개 맞고, 귀와 양발에 3개씩 이침을 맞다.
처방에 따라 한약을 1개월분(아침.점심. 저녁) 주문하고 봉지 알약을 7일분 받아 오다.
간질약 라믹탈정 복용을 중지하다. (이후로도 병원 간질약은 안 먹음.)

2013년 9월 15 ~ 23일 : 한의원에서 가져온 봉지 한약을 하루 2회, 또는 3회씩 복용하다

2013년 9월 24일 : 화요일. 오전에 집에 한약이 배달되고, 저녁 한약부터 먹이기 시작하다

2013년 9월 28일 : 토요일. 오늘 아침부터 현영이 수면시간 체크 시작 함 (평균 9~10시간 이상 재우기 위해.)

2013년 10월 7일 : 성모아이한의원과 통화하다. 아침.점심 한약 1제 추가 주문하다

2013년 10월 15일 : 성모아이한의원과 통화하다. 현영이 상태 등 문답하고 10월 26일 진료 받으러 가기로하다

2013년 10월 26일 : 토요일. 성모아이한의원 진료받으러 감. KTX 기차타고 가다. 아침.점심과 저녁 한약 2제 주문
치료 받고, 머리에 침 1개 맞고, 귀와 양발에 3개씩 이침을 맞다.

2013년 11월 13일 : 성모아이한의원과 통화하다. 아침.점심 한약 1제 추가 주문하다

2013년 11월 26일 : 성모아이한의원과 통화하다. 현영이 상태 등 문답하고 11월 30일 진료 받으러 가기로하다
아침.점심과 저녁 한약 2제 주문 함

2013년 11월 30일 : 토요일. 성모아이한의원 진료받으러 감. 승용차 타고 가다. 현영이 차안에서 갑갑하다고 얘기 함
치료 받고, 머리에 침 3개 맞고, 귀와 양발에 3개씩 이침을 맞다. 아침.점심과 저녁 한약 2제 받아 오다.
특기사항: 현영이 코를 자주 비비고 [illegible] 한약을 먹이는게 좋다고 한다

2013년 12월 18일 : 성모아이한의원과 통화하다. 아침.점심 한약 1제 추가 주문하다

2013년 12월 21일 : 토요일. 아침.점심 한약 1제 집으로 택배 오다

2013년 12월 22일 : 일요일. 현영이를 다른 사람이 맡아 보고 있었는데 오전에 갑자기 경끼를 하였다 함.
눈동자가 하얗게 돌아가고 몸이 경직되어 소리쳤다고 함. [illegible]

- 1 -

진료후기	○○이는 초등학교 이전에는 열감기로, 초등학교 이후에는 소화기 요인, 피로요인으로 주로 경련을 하는 아이였습니다. 소화기와 심장이 약한 체질이었기 때문에 어릴 때 열감기로 인한 열성경련을 반복했던 것입니다. 하지만 열의 원인을 찾지 않고 열이 날 때마다 진통해열제만 복용한 결과 8세가 되어서 열 없이 경련을 하기 시작하였고, 이때부터 항경련제를 복용하게 되었습니다. 항경련제를 복용하여도 경련을 반복하자, 병원에서는 항경련제의 종류를 바꿨지만 오히려 잦은 빈도로 계속 경련하였습니다. 이쯤 성모아이 한의원을 내원하시게 되어 ○○이의 체질과 증상에 대해 말씀드렸으며 어머님, 아버님은 큰마음을 먹고 내원 당일 바로 항경련제를 중단하기로 하셨습니다. 다행히 항경련제를 복용한 기간이 길지 않아 반동성 경련은 없었습니다. 한약을 복용하는 중간에도 피로요인과 소화기 요인 등으로 인하여 경련을 몇 회 하였으나 그때마다 ○○이 아버님과 어머님께서 한의원에 내원하시어 어떤 원인으로 경련을 하게 되었는지 꼼꼼히 체크하셨습니다. 경련의 원인이 되는 요소들 '장시간 승용차를 타는 것' 또는 '소화가 잘되지 않는 유제품을 복용하는 것'을 찾아 없애 주셨습니다. 이렇게 ○○이 부모님처럼 적극적으로 아이의 상태를 신경 쓰시고 경련을 유발되는 원인들을 차단해 주시면 한약 복용 시 경련 치료 효과가 배가 됩니다. 다행히 우유를 끊은 이후로 현재까지 ○○이는 경련증상이 없습니다. ○○이가 앞으로도 건강하게 자라나길 바라며, 꼼꼼히 치료경과를 적어주신 어머님, 아버님께 감사드립니다.

경련, 드디어 졸업했습니다!
3년째 경련이 없으며 잦은 열감기에서 완전히 벗어났어요

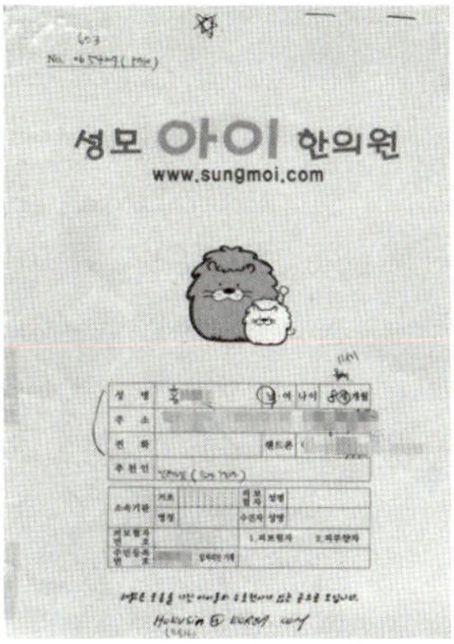

이름	홍○○(차트번호-603)		
성별	男	내원 시 나이	8세
주소	경남 창원시		

초진 당시 상태 및 현병력	**열성경련** – 2세 때 처음으로 경기 증세를 보였으며, 4세 장염으로 경기함. – 이후 7살 때 경기로 찾은 창원 삼성병원에서 롤란딕 발작 진단을 받음. – 이후 잠들어서도 경기증상이 나타나고, 온몸을 들썩이며 의식이 흐릿한 대발작으로 악화됨. **동반 증세** – 겁이 매우 많으며 가끔 어지러움을 호소함. – 코감기, 목감기, 열감기 등이 떨어지지 않음. – 장염 증세가 자주 나타남(변비+설사). – 손발 등에 땀이 매우 많으며, 특히 머리가 푹 젖을 정도로 이마에서 많은 땀을 흘림. – 수면을 취하기 어려워하며, 겨우 잠들더라도 자주 깨며 다시 잠들기 힘들어함.

치료경과	**2014.9.** 복통호소 감소. 수면도 좋아졌다 함. **2014.12.** – **약 중단 후 10월 초, 12월 말 경련함.** – 타 한의원에서 한약 2달 복용 10월: 체기 동반(식사 후 바로 수면) 11월: 경련, 감기 기운 있어 양약 복용 – 현재 감기 기운 X, 대변 好 – 날씨가 흐려서 기운 없고 처짐. 열감기는 잘 없음. **2015.초** – 감기증상 있었으나 상비약 먹고 좋아짐. 컨디션 나쁘지 않음. **치료 6개월 경과** – 열감기 한 번 앓았으나 경련 X – **2014년 11월 이후 경련 없었음.** **2015.12.~2016.6.** 감기증상 있을 때 한의원 상비약 복용 후 거의 90% 이상 호전된다 함. **2016.10.15.~2017.2.4.** 특별한 증상 없이 잘 지낸다 함. 현재까지 한의원 내원 중이고 경련 없는 상태 잘 유지 중 **2017.10.23.~** 현재(2017년 12월)까지 **3년째 경련 X**

진료후기	저희 ○○이는 7세 때 유치원 졸업을 코앞에 두고, 갑자기 저녁에 잠들기 시작하면서 경기를 했습니다. 경기할 때 인중에 자극을 주었더니 경련이 풀어졌습니다. 이런 상황이 그 후에 3번 정도가 더 있었는데 경련의 주기가 점점 짧아지면서 경련 시간도 늘어나고, 안 좋아지는 것을 느꼈습니다. 아이의 몸 상태는, 감기는 한 달에 한 번씩 앓아 항생제를 먹어야 했고 장염도 감기 후엔 꼭 따라왔습니다. 신경과에서는 무조건 뇌파검사로만 판독했고, 정확하지 않은 확률로 이야기하던 때에 이곳저곳 알아보다 성모아이 한의원을 알게 되어 내원하게 되었습니다. 지푸라기 잡는 심정으로 약을 먹기 시작했고, 한 달 먹으니 불면증이 심했던 아이가 잠을 자기 시작했습니다. 그리고 항상 변비를 달고 살던 아이가 아침은 아니지만 하루 중 꼭 한 번씩 변을 보게 되어 너무 신기했습니다. 그리고 잠들기 전 조금씩 움찔움찔하던 아이의 몸도 진정되는 것을 느꼈습니다. 이렇게 조금씩 호전되었고, 6개월 정도 지나면서 열감기도 한 번 걸리면 한 달씩 고생했었는데 1~2주 정도면 완쾌되는 것을 느꼈습니다. 얼굴에 혈색이 돌기 시작했고, 일 년여 정도 지나니 감기는 걸려도 열이 나지 않는 것을 느꼈습니다. 너무 피곤하여 미열이 살짝 생기더라도 체열방을 복용하고 손을 따고 나면 가라앉았습니다. 저희는 이렇게 호전되는 상황을 알기 때문에 1년 복용했어도 끊지 않고 1년 정도를 더 먹게 되었습니다. 위급한 상황을 모면했어도, 더 좋아질 거라는 엄마의 마음이 있었기 때문입니다. 지금은 기초체력도 많이 좋아져 계주선수로도 활동할 정도입니다. 그렇지만 항상 초심을 잃지 않고 약 처방과 몸 관리에 신경 쓸 것입니다.

진료후기

성모아이한의원

자녀 성명 : 홍[redacted]

보호자 성명 : 김[redacted] 인

작성일 : 2016 년 11 월 10 일

저희 [redacted] 7세때 유치원졸업을 코앞에 두고, 갑자기 저녁/때 잠들기시작하면서 경기를 했습니다. 경기할때 '인중'에 자극을 주었더니 경련이 풀어졌습니다 이런 상황에 그 후에 3번정도가 더 있었는데 경련에 시간이 줄어들면서 경련시간도 늘어나고 안좋아지는 것을 느꼈습니다.
(6개월에 1번 → 3개월에 1번 → [illegible] …)

아이의 몸상태는 감기는 [illegible] 한번씩 꼭 항생제를 먹어야 낫는 장염도 감기후엔 꼭 따라왔습니다. '신경과'에서는 무조건 뇌파검사 후 [illegible] 약물로 [illegible] 서울에 한의원을 알게되어 내원하게 되었습니다 [illegible] 같은 심정으로 약을 먹기 시작했고 (2015년 12월) 한약 먹으니 불면증이 심했던 아이가 잠을 자기 시작했습니다. 그리고 항상 변비를 달고살던 아이가 매일은 아니지만 하루중 꼭 한번씩 변을 보게 되어 너무 신기했습니다.
그리고 조금씩 잠들기전 울컥울컥 하는 아이의 몸도 조금씩 진정되는 것도 느꼈습니다. 이렇게 조금씩 호전되었고 6개월정도 지나면서 열감기도 한번 걸리면 [illegible] 고생했는데 일주일 ~ 이주 사이면 완쾌되는 것을 느꼈습니다.
얼굴에 혈색이 돌기 시작했고, 일년여가량 지나니, 감기는 걸려도 열이 나지 않는것도 느꼈습니다. 너무 [illegible] [illegible] 생겼어요. [illegible] [illegible] 가까웠습니다. 저희는 이렇게 호전되어가는 상황을 알기때문 1년복용했어도 좋아졌고, 1년정도 더 먹게 되었습니다. [illegible] 상황은 모면했어도, 더 [illegible] 엄마의 마음이 오직 [illegible] 저희도 [illegible] [illegible] 감사드립니다. 그렇지만, 항상 초심을 잊지않고, [illegible] 싶습니다

No. 20161210-00078

진 단 서

등록번호 14301245

환 자 명		성 별	남
주민등록번호	070422-	연 령	9세
환 자 주 소	경남 창원시 진해구		
병 명	[illegible] 임상적 [illegible]		R56.8A1
발 병 일		진 단 일	이상
향 후 치 료 소 견	상기 환자는 2014년 1/13일 발작이 처음 [illegible] 2014년 12월까지 총 4회 자면서 발작이 있었습니다. 뇌파 검사상 발작파 보이고, 뇌 MRI상에서는 정상이었습니다. [illegible] 현재까지 [illegible] 약물은 [illegible] 않고 관찰 중입니다.		
입원/퇴원일	입원일 : 년 월 일 부터 퇴원일 : 년 월 일		
용 도	기관 제출용		
비 고			

[redacted]

언어발달이 많이 호전

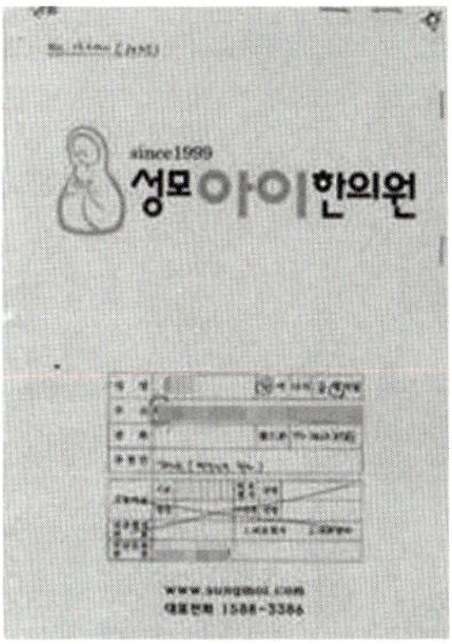

이름	윤○○(차트번호-875)		
성별	男	내원 시 나이	8세
주소	서울		

<table>
<tr>
<td>초진 당시
상태 및
현병력</td>
<td>C/C. 발달지연

O/S.
– 올 7월에 열성경련(38도)으로 입원
– 언어, 행동 또래 비해 많이 늦음.
– 뒤집기 6개월 때, 앉기 15개월 때, 걷기 22개월 때
– 이해가 늦고 인지가 ↓
– 친구들과 소통이 잘 안 됨.

✔ 동반증상
– 겁이 많음. 예민함.
– 계단 내려오는 걸 무서워함.
– 소리를 많이 지름.
– 깊은 숙면 X, 많이 돌아다님.
– 작년까지는 2~3번 깼다 함. 엎드려서 잠.
– 가래가 잘 생김.</td>
</tr>
</table>

치료경과	**2016.12.2.** 처음에 2~3일 정도 약 먹을 때 헛구역질하다가 지금은 매우 잘 먹는다 하심. 특별한 증상 없이 잘 지냈다 함. **2016.12.17.** 담수방 복용 후 가래가 덜함. **2016.12.28.~2017.2.11.** 특별한 증상 X **2017.3.8.** 처음보다 발음, 언어가 좋아졌다 함. 멍 때림이 많이 없어지고, 차분해졌다고 하심. **2017.5.6.~5.27.** 특별한 증상 X
진료후기	수면 중 몸부림, 뒤척임이 줄어들어 이제 숙면이 편안해졌다고 합니다. 멍한 것도 덜하다 합니다. 안정이 되면서 산만한 것이 호전되어 집중력도 상승되고, 엉뚱한 소리도 덜하고 표현력 상승되었습니다. 특히 집중력이 많이 좋아졌다고 합니다. 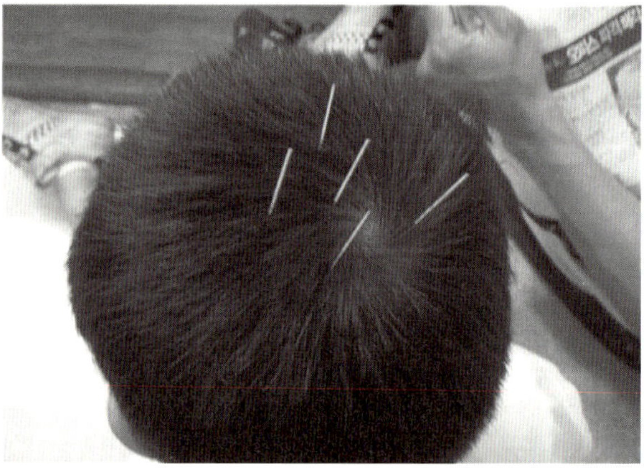

열감기 졸업하고 경련 치료되다 – 10세 남아 열성경련

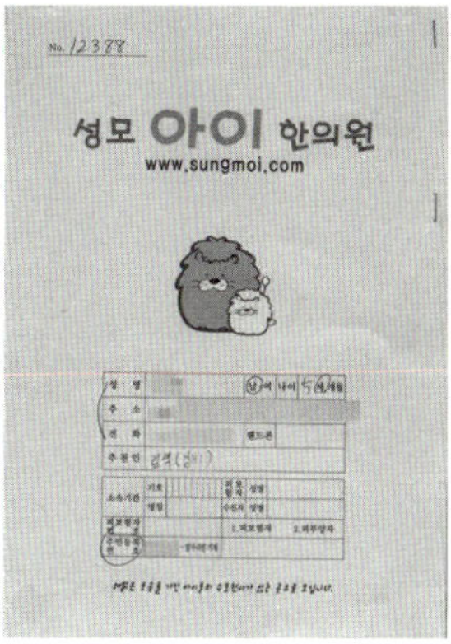

이름	최○○(차트번호-459)		
성별	男	내원 시 나이	10세
주소	서울		

초진 당시 상태 및 현병력	**C/C. 열성경련** – 생후 8개월 때 기관지염 일주일 입원 – 경기로 1년에 1회씩 입원 **O/S. 2세 때 열경기 첫 발병** – 환절기 때 열나거나 감기 시 경기함. – 1년에 1~2회 경기함. ✔ **동반증상** – 경기 시 수족냉증이 있음. – 숙면은 되는데 잠들기가 힘듦. – **변을 이틀에 1회씩 봄**(변 보기 힘들어함). – 금주 수요일 열 경기로 입원 후 오늘 퇴원함. – 활동할 때 땀 多 – 숙면 시에도 식은땀 多 – **예민하고 겁 多** – 현재 목감기 있음(목이 부어 있는 상태). – 팔 부근에 아토피증상 있음.

치료경과	**2013.11.30.** 비염증상 (코 막힘, 가래) 아직 있음 **2014.3.8.** 포룡환 복용 후 잠 잘 자고 두근거리는 증상이 덜함(안 먹으면 뒤척임). **2014.4.3.** 가래랑 코 증상 조금 있었는데 상비약 먹고 호전됨. 작년 10월 이후로 현재 6개월 째 경련 없는 상태 유지 중. 열은 하루 만에 내리고 염증도 빨리 나아서 목요일에 퇴원. 경련은 없었음. **2015.3.10.** 작년 5월 이후로 경련 없었음. **2015.9.3.** 계절 바뀌면서 코 막힘, 가래 있음. 현재까지 경련 없었음(치료 잠깐 중단함). **2015.12.** 1년 반 동안 경련 없이 지내다 11월 마지막 주에 1회. 여러 가지로 몸 상태가 많이 안 좋았고 체기도 있었다 함. **2016.7.** 지금까지 열감기나, 경련은 없었다고 함. 감기기운이 살짝 있었으나 푹 쉬고 호전됨.

진료후기	열 감기 졸업이 선행되어야 열성경련을 치료할 수 있습니다. 성모아이 한의원에서는 고열이 날 때 해열진통제 같은 화학약품 대신 천연 약재 거름을 주어 체질을 개선하고 면역력을 증강하여 스스로 이겨낼 힘을 길러줍니다.

9세 영아연축, 발달장애 호전되다

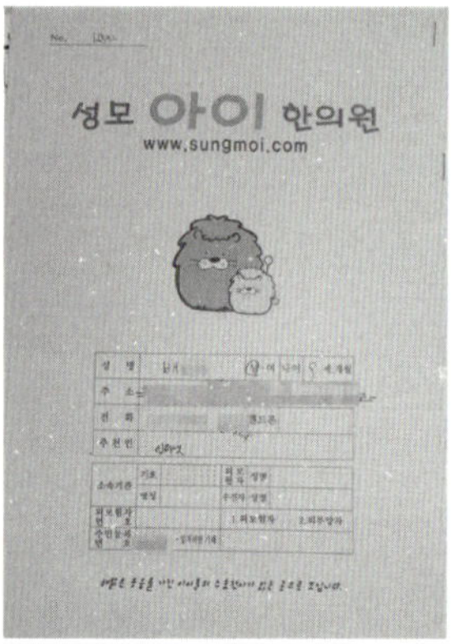

이름	배○○(차트번호-12592)		
성별	男	내원 시 나이	9세
주소	경기 용인		

초진 당시 상태 및 현병력	**C/C. 뇌전증(영아연축), 발달장애** – 케톤식이 한 적 있음 – 2~3주 전까지 대발작 웃다가 경직(20~30초) – 언어불능, 항경련제 끊고 걷기 가능해짐. – 최근에 비염증상 – 경련할 때는 잘 때도 계속함. – 항경련제(5가지) 태어날 때부터 7세까지 복용
치료경과	**2015.05.23.** 특이증상 없었음. **2015.06.17.** 1달 간격 경기증상 있었으나 약복용 후 경기는 안 함, 전조증상 간간이 보여 포룡환, 사혈 병행 **2015.07.20.** 밥도 잘 먹고 소화도 잘됨. 경기는 하긴 하지만 예전에 비해 훨씬 좋아짐.

<table>
<tr><td>치료경과</td><td>2015.09.17.
경기 없이 잘 지내고 있음.

2015.12.29.
경기 전조증상 약간 있었으나 경기는 하지 않았음.

2016.06.24.
컨디션 좋고 많이 밝아짐.

2016.08.05.
좋은 컨디션을 유지하면서 잘 지내고 있음.</td></tr>
<tr><td>진료후기</td><td>경기 전조증상은 보였으나 경기까지 이어지지 않은 경우가 많았고 매우 좋아졌습니다.
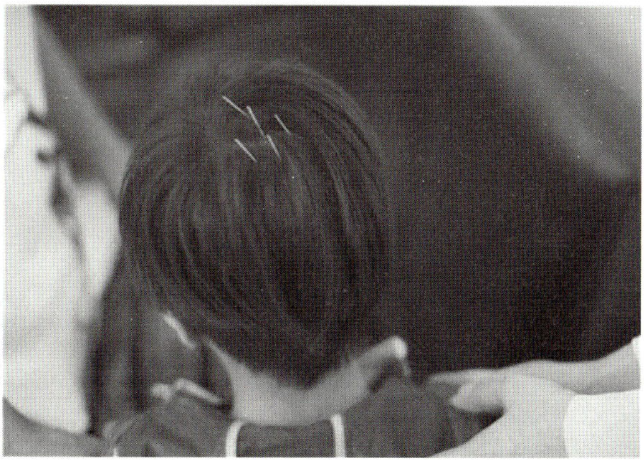</td></tr>
</table>

뇌전증, 멍한 증상(불러도 대답 없음) 없어짐

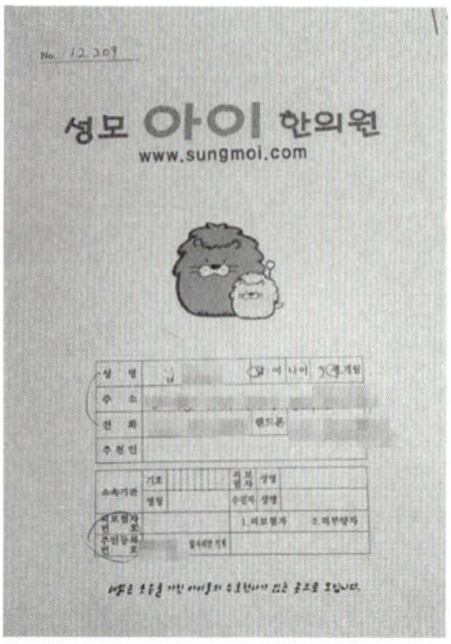

이름	김○ ○(차트번호-12209)		
성별	男	내원 시 나이	9세
주소	경기 부천시		

초진 당시 상태 및 현병력	**C/C. 경기** – 3개월, 6개월 주기로 경기 – 겁이 많음. – 성장 더딤. – 가끔 어지럽다 함. – 집중력 부족 – 항경련제 복용 안 함.
치료경과	**2014.12.06.** 경기증상 없었음, 잠꼬대는 여전히 있음. **2014.12.17.** 경기는 예전보다 빈도가 많이 줄었음. **2015.01.23.** 이후 증상 한 번도 없었음. **2015.02.26.** 낮잠 자다가 30초 정도 증상 있었으나 금방 돌아옴.

<table>
<tr><td>진료후기</td><td>경련 횟수가 줄고 강도도 약해지고 있으며 현재 성장이 많이 되었다고 합니다.
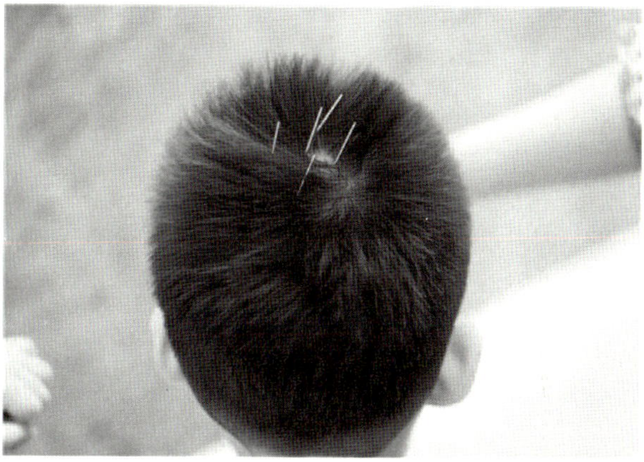</td></tr>
</table>

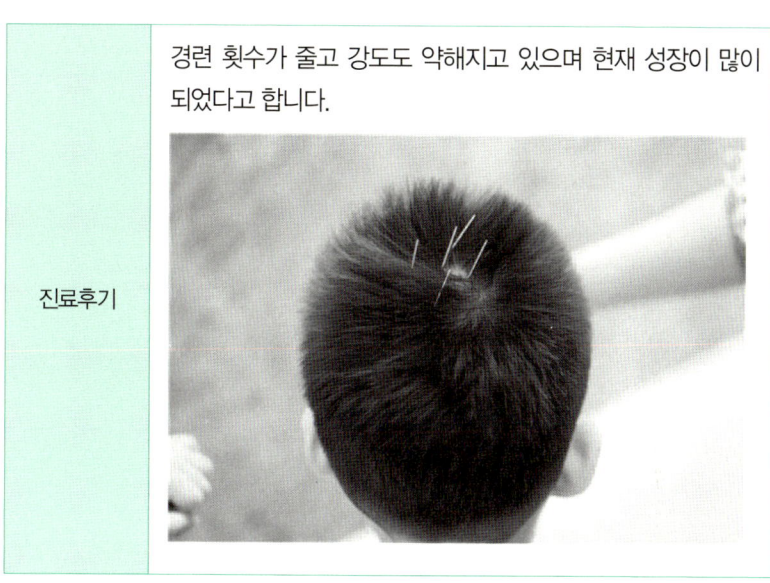

불러도 반응 없이, 멍하던 우리 아이가 많이 달라졌어요

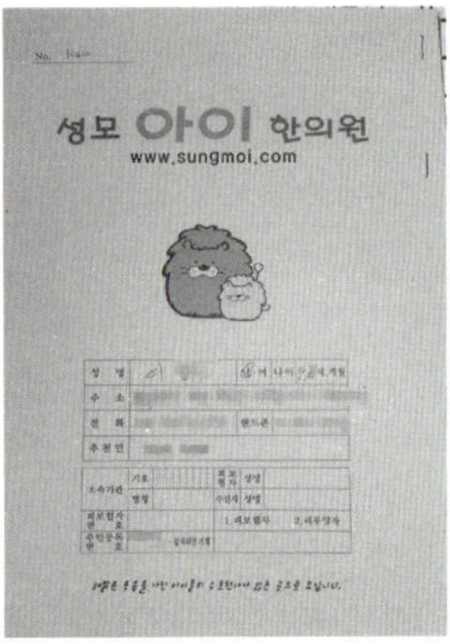

이름	이○○(차트번호-12422)		
성별	男	내원 시 나이	9세
주소	충북 청주시		

초진 당시 상태 및 현병력	**C/C. 뇌전증(멍때림)** – 초등 1학년 때부터 시작(불러도 모르고 기억 못 함) – 야뇨 가끔 – 숙면이 잘 안 됨. – 겁 많고 건조한 편
치료경과	**2014.12.24.** 멍 때림 증상 없고 특이증상 없었음. **2015.01.03.** 잠깐잠깐 증상 있었음(깜빡깜빡함). **2015.1.06.** 12월 말경 괜찮다가 하루 여러 번 깜빡깜빡함(과식 때문이라 생각함).

치료경과	**2015.02.10.** 특이증상 없었음. 멍 때림이 거의 없어짐. **2015.04.17.** 잘 자고 야뇨증상도 없이 잘 지내고 있음.
진료후기	멍 때리는 증상이 거의 없어지고 잠도 잘 자고, 야뇨증상도 없어졌습니다. 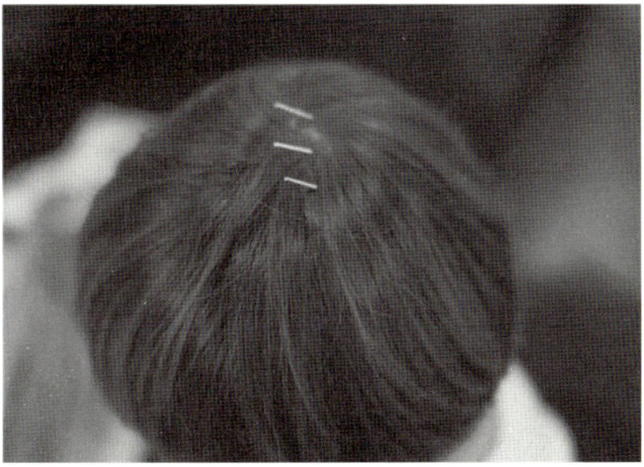

항경련제(케프라500mg) 끊고 틱, 뇌전증 동시치료되다

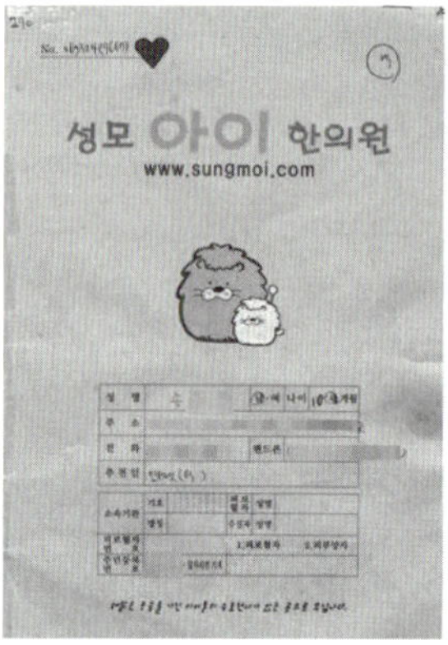

이름	송○○ (차트번호-270)		
성별	男	내원 시 나이	9세
주소	대구 남구		

초진 당시 상태 및 현병력	**C/C. 틱장애, 뇌전증** – 첫 발병: 2014.6.15. – 항경련제 복용 깜빡하고 차 안에서 경련 이후 고개 흔들기 시작 – 현재 keppra 500mg 1Y med-tx – 2012. 감기 2013.4. 경련시작 2013.6.부터 항경련제 복용 이후 경련 없다가 최근(2014.6.) 차 안에서 경련발작 ✔ **동반증상** – 비염(알레르기성), 간혹 기침함. – 코피 잦음. – 집중력 ↓ – 수면불량(1.2회씩 일어남)

치료내용	한약 처방과 침 치료
치료경과	✔ **항경련제 복용추이** – 2014년 10월부터 케프라 250mg 줄여도 경련은 없었다 함. – 2014년 11월 500mg의 1/3만 복용 – 경련증상 없었다고 함. **– 항경련제 중단** *** 안심단 복용 이후 잠을 잘 자고 머리 흔드는 횟수 매우 감소** **현재** 2015년 환절기 때 비염증상 약간 있었으나 심하진 않았고, 2년 동안 경련은 소실된 상태. 머리 흔드는 것도 1년 중 매우 긴장할 때 살짝 나타나는 정도라고 함.

경기 안 하고, 잘 자고 먹고, 상호작용도 보이고 해성이는 조금씩 호전되고 있어요

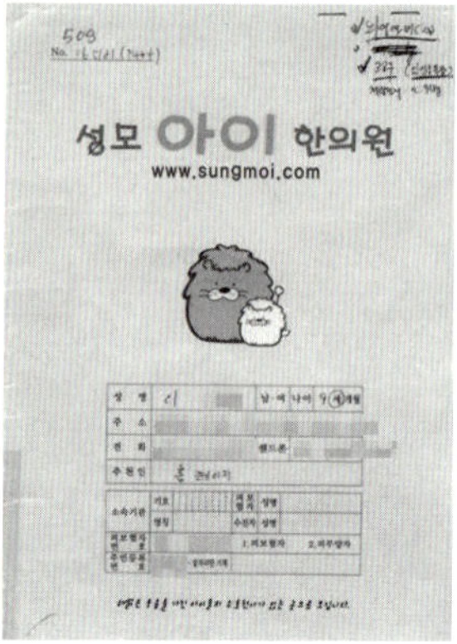

이름	이○○(차트번호-508)		
성별	男	내원 시 나이	9세
주소	경남 고성군		

초진 당시 상태 및 현병력

C/C. 경련, 자폐, 잦은 감기

P/I.

- 임신중독증으로 38주에 제왕절개로 태어남(2.95kg).
- 2013년 12월에 경련 시작하여 현재까지 8회 발생
- 뇌파 검사상 간질파가 낮게 측정됨. 좌뇌 측두엽 발달지연
- 2013년 가톨릭대병원에서 자폐 진단받음. 언어 안 됨(엄마, 아빠 단어 못 함).
- 감기 자주 이환(축농증, 인후통, 가래, 기침)

✓ 동반증상

- 변비
- 복통
- 구토
- 야뇨증(기저귀 착용)
- 피부 건조(아토피 피부염 약 잠시 복용)

치료경과	**2014.3.15.** 악몽 1회 후, 자락하고 포룡환 복용 후 잘 잠. **2014.7.26.** **재채기, 콧물 조금 있음. 경련 지속 시간이 30초 이내로 줄어듦.** **2014.9.19.** 예전에는 대변보고 난 후 인식이 없어서 만지고 했는데, 오늘 아침에는 변보고 난 후 기저귀를 벗어 놓고 있었음. **2015.5.23.** **인지가 많이 좋아졌음.** 소변 못 가렸는데 이제는 어느 정도 표현 가능. 숟가락으로 밥도 떠먹는다 함. **2015.6.18.** **일단 한약 복용하고 경련을 하지 않음.** 포룡환을 안 먹으니까 침을 많이 흘리는 것 같다고 함. 그 외에는 특별한 증상 없이 잘 먹고 잘 지냄.
진료후기	○○이는 심장 안정, 소화 기능 증진, 호흡기 면역력 증강 치료가 필요했습니다. 특히 경련과 발달(자폐)을 중점적으로 해결하기 위해 오전에는 호흡기면역증강탕으로 체질을 개선하여 감기 졸업을 유도하고, 저녁에는 심장 및 뇌 혈액순환제를 복용하여 뇌발달을 촉진했습니다. 그리고 소화불량으로 경련이 유발될 수 있음을 충분히 인지하신 어머님께서 체기가 있을 때마다 손발을 따 주셨습니다. 서서히 면역력이 생기기 시작한 ○○이는 우선 감기에 덜 걸리게 되었고 인지 부족과 경기 증상 또한 호전되었습니다. 이렇게 ○○이처럼 몸이 허약해져 감기에 자주 걸리고, 걸릴 때

진료후기	마다 항생제를 복용해 체력이 더욱 약해져 다시 감기에 걸리는 악순환을 반복하는 아이들이 무척 많습니다. 이때는 화학 약품이 아닌, 체질에 맞는 면역증상 한약 복용을 통해 충분히 근본치료가 이뤄질 수 있음을 꼭 기억해 주셨으면 합니다.
치료후기	○○이는 2013년 12월 24일부터 경기를 해서 엄마인 저로서는 깜짝 놀라서 밤낮으로 잠을 못 이루었답니다. 2014년 1월에 접어들어서 부쩍 경기가 심해졌고 하루에 3~4번 넘어갔답니다. 우선 급한 대로 손발을 따주고 혈울 내고 온몸을 주물렀답니다. 경기는 1분 30초를 했고 손발을 따주니까 빨리 정신이 돌아오더군요. 우리 ○○이는 자다가 경기를 합니다. 밤이 되면, 엄마인 저는 보초를 섭니다. 또 넘어갈까 걱정이 돼서. 무사히 잘 자면 옆에서 새우잠을 자곤 했답니다. 해성이 손발을 다 따주고…. 막막한 심정에 인터넷으로 이것저것 알아보던 중 눈에 띈 성모아이 한의원은, 제게 한줄기 빛처럼 다가왔습니다. 그래서 ○○이를 데리고 한의원에서 진료를 받아 보자 결심을 했습니다. 현재, 경기시간도 짧아졌고 감기, 소화불량도 좋아졌지만 많이 피로하면 치료 중 경기는 합니다. 중간에 치료 중 주기적으로 경기를 해서 포룡환으로 바꿔서 복용 중이고요. 현재 경기는 안 하고, 잘 자고, 잘 먹고, 잘 놀고, 요즘 상호작용도 보이네요. 아무 영문도 모르는 이 아이를 데리고 병원이란 병원에는 살다시피 했답니다. 제가 가슴을 치는 이유는 진작 한의원에 왔으면 많이 좋아졌을 것을…. 여태껏 헛고생했다는 생각이 들기 때문입니다. 항경련제는 부작용이 있다는 이야기가 있어서 저는 애초에 복용을 하지 않고 바로 한의원으로 진료를 받았습니다. ○○이는 조금 조금씩 호전되고 있습니다.

치료후기

since1999 성모아이한의원

본 치료후기는 아래 아동의 보호자인 본인이 직접 작성 한 글이며, 아래 아동의 사진과 치료후기는 성모아이한의원 관련 온.오프라인에서 사용되어짐에 동의합니다.(인쇄물-출판,블로그,홈페이지 등에 사용됨)

자녀 성명 : 이

보호자 성명 :

작성일 : 2014 년 8 월 2? 일

이   어린이는 2013년 12월 24일부터 경끼를
해서~ 엄마인 저로써~ 깜짝 놀래서~ 밤 낮으로 잠을 못이루
었답니다. 2014년 1월달 [illegible] 우쨌(?) 경끼가 심해졌고
하루에 3번~4번 넘어 갔답니다. 우선 응급처치로 손 발.
10손가락 따주고 혈을 내주면, 온몸을 주물렀답니다.

경끼는 1분 30초를 했고. 손 발을 따주니깐, 빨리 정신이
돌아오더군요. 우리 해성이는, 자다가 경끼를 합니다.
또 넘어갈까~ 걱정이
많이되면, 엄마인 저는, 밤을 샙니다.
돼서~ 유사히 잘자면. 옆에서 새우잠을 자곤 했답니다

해성이를 손발을 다 따주고. 홈페이지를 찾던중,
대구성모아이한의원이 저에게 희망에 불빛이 였습니다
그래~ 해성이 데리고. 한의원에 진료를 받아보자 결심은
했습니다. 현재. 경끼 시간도 짧아졌고, 감기, 소화장애(?)
많이되고하면, 치료중 경기는 할수있습니다.
중간에 치료중 주기적으로 경끼를 해서 포룡환으로
바꿔서 복용중이구여~ 경기는 현재 안하구. 현재면(?)
조금씩 좋아지구. 잘먹구. 잘놀구. 요즘 상호작용도 보이

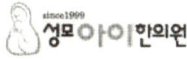

치료후기

아무영문도 모르는 이 아이를 데리고 병원이란 병원엔, 산다시피 했답니다. 제가 가슴을 치는 이유는 왜 진작 한의원에 왔으면, 일찍 좋아 졌을것을. 여기저기 고생 했다는 생각이 들어서요.

항경련제는 부작용 있다는 얘기가 있어서. 저는 복용을 애초에 복용 하지 않고 바로 한의원으로 진료를 받았습니다

해성이도, 조금 조금씩. 호전되고 있습니다.

10~13세

※ 실명 표기된 환아의 경우 치료후기 동의서를 받았습니다.

초조해하고 불안하던 증상이 없어지고 이젠 잠도 잘 자요

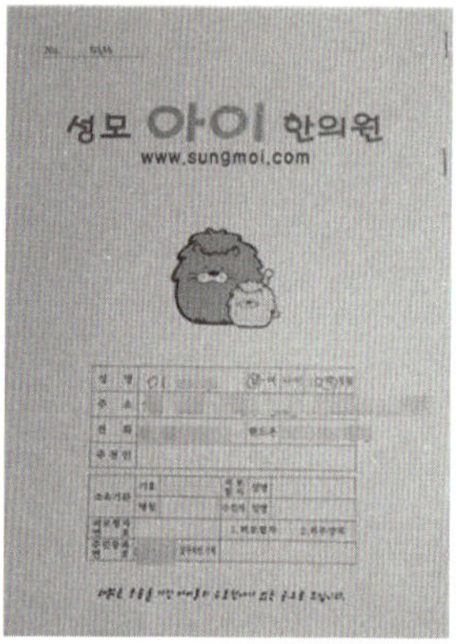

이름	이○ ○(차트번호-12676)		
성별	男	내원 시 나이	6세
주소	경기 고양시		

초진 당시 상태 및 현병력	**C/C. 자폐증** – 어릴 때 열경기 한 번 했었음. – 언어능력 약간 떨어짐. – 겁 많고 예민함. – 설사를 자주 함. – 1년에 3~4회 고열 – 잠을 잘 자나 잠자기 전 시간이 걸리는 편
치료경과	**2015.09.19.** 손발 끝이 따뜻해짐. **2015.11.04.** 묽게 보던 변이 조금 단단해짐. **2016.04.16.** 잘 먹고 변도 잘 보고 불편함 없는 상태. 심장 두근거림이 전보다 덜함. 이해력이 좋아짐.

치료경과	**2016.05.28.** 수면상태 好, 언어가 좋아지고 이해력이 좋아짐. **2016.08.20.** 잘 먹고 잘 잠. **2016.10.03.** 변을 설사처럼 묽게 봄. 불안하고 초조한 모습이 많이 줄어듦. **2017.01.14.** 잘 먹고 잘 잠. 살이 좀 붙은 거 같음.
진료후기	체력적으로 많이 좋아지고 이해력과 언어능력이 매우 좋아졌습니다, 또한 불안하고 초조한 증상 역시 줄어들었습니다.

양성 롤란딕 1년간 경련 없음

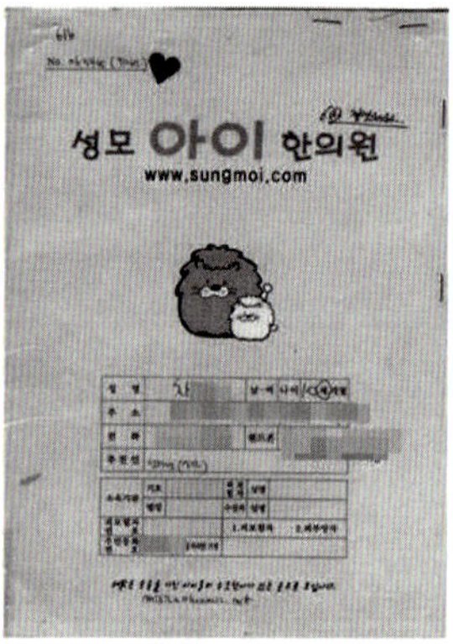

이름	차○ ○(차트번호-616)		
성별	男	내원 시 나이	10세
주소	대구 북구		

<table>
<tr>
<td>초진 당시
상태 및
현병력</td>
<td>C/C. 양성 롤란딕(경련 뇌파상 검사)

O/S. 2013.10.30.

P/I.
- 수면 중 경련
- 경대병원 MRI normal EEG normal
- 이후 5~6회 발작(수면 20분 안에)
- 8/13 마지막 경련(5분)

✔ 동반증상
- 수면 중 한숨하고 하품함.
- 과식 시 상부복통 호소 多
- 항경련제 복용 X
- 겁 多. 낯선 환경 적응력 ↓
- 어머니께 혼나는 날 경련 ↑</td>
</tr>
</table>

치료경과	**2014.12.** 지난달 경련 X. 특별한 증상 없음. **2015.04.24.** 경련증상 전혀 없음. 수면 중 한숨 쉬는 것도 없음. 겁 많은 건 여전하다 함. 배 아프다는 얘기도 안 함. 잠 잘 자고 잘 먹는다 함. 감기증상도 없고 잘 지내고 있다 함. **2015.05.26** 저녁을 많이 먹은 후 경련. 체기가 심했다 함. **2015.08.13.** 특별한 증상 없이 잘 지낸다 함. 경련 없음. **2016.05.** 경련증상 없어진 지 1년 경과. 컨디션 아주 좋다 함.

어렸을 때부터 매일 하던 경련이 점차 줄어들고 있어요

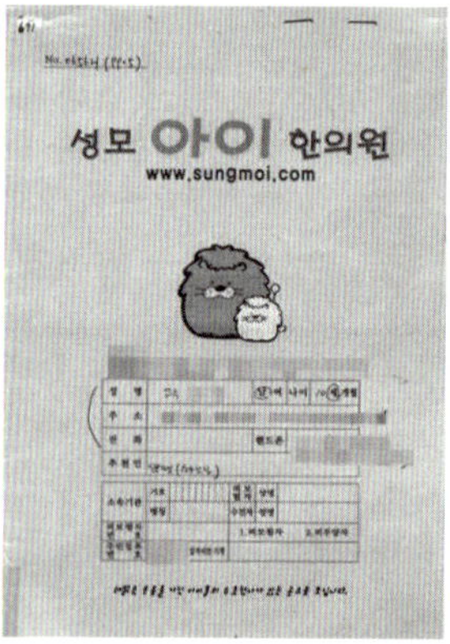

이름	고○○(차트번호-691)		
성별	男	내원 시 나이	10세
주소	울산시 남구		

초진 당시 상태 및 현병력	**C/C. 뇌전증** – 아기였을 때부터 경련이 나타남. 2009년 울산대학교 병원에서 뇌전증 진단 – 현재 매일 나타남. 경련 양상은 웃는 형태 ✔ **동반증상** – 예민하고 잘 놀람. – 수족냉증 – 얼마 전까지 야뇨증 나타남. – 숙면이 안 됨(어렸을 때부터 2번씩 깼음). – 코골이가 심함. – 복통, 두통, 하지통 자주 호소함. – 입 냄새 심함. – 어릴 때 잦은 감기, 축농증. – 현재는 증상 없음. – 많이 산만하고 학습능력이 떨어짐.
치료내용	– 한약 처방과 침 치료 – NFB뇌파훈련

치료경과	**2015.1.31.** 내원한 후 양약을 바로 중단했으나 경련 없었음. **2015.2.7.** 10분에 1번씩 계속 증상이 나타남. 항경련제 복용 중단 후 눈을 깜빡임. 며칠 전부터 수면불량. **2015.2.25.** 경련이 심해짐. **항경련제 복용 완전히 중단함.** **2015.3.18.** 자면서 돌아다니는 증상은 없어짐. **2015.5.15.** **경련 횟수 줄어듦(1일 4~5회). 컨디션도 좋아짐. 두통, 복통, 하지통 호소 안 함. 축농증 증상 전혀 없음. 잘 먹고 잘 잠.** **2015.7.15** **학교생활이 좋아졌음. 눈빛이 개선되고 경련 횟수도 많이 감소함.** **2015.9.4.** **항경련제 복용할 때도 수면 중 짧게 경련했었는데, 항경련제 복용 중단 이후로는 경련을 심하게 하지 않고 하더라도 짧게 함.**

5년간 항경련제를 복용했는데 완전히 끊고 1년간 한 번도 경련재발이 없었으며 성장촉진, 발음개선, 보행개선, 잦은 비염에서 벗어남

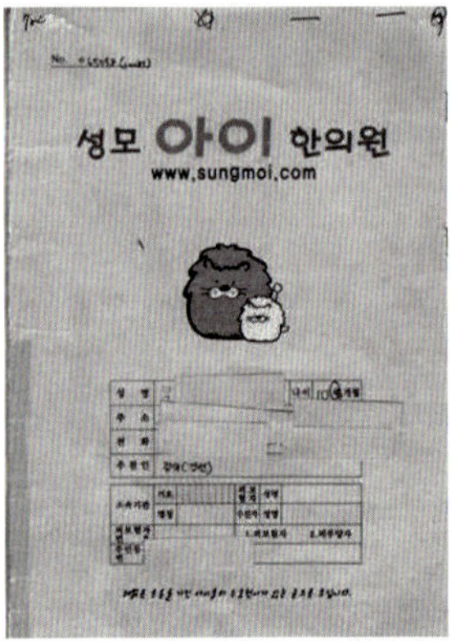

이름	박ㅇㅇ(차트번호-870)		
성별	男	내원 시 나이	10세

초진 당시 상태 및 현병력	**C/C. 경련** – EEG MRI normal **– 항경련제 5년간 복용** **토파맥스 1알 2회, 센틸 3/4 2회, 심하면 감기약** **– 새로운 경련이 일어남.** **O/S.** – 5세(2010.1.) 때 탈장 수술 일주일 후 발병(입 주위 움찔움찔) **P/I.** – 6세 이후 경련 없었음. – 항경련제 토파맥스 → **트리렙탈 복용 후 입 주위 심하게 움찔거림.** – 머리를 탁탁 위로 쳐듦(토파맥스에서 센틸로 바뀜).

초진 당시 상태 및 현병력	✔ **동반증상** – 알레르기비염 甚 – 식사량이 좋지는 않지만 올해 들어서 好 – 어릴 때도 낮잠 X, 입면 힘듦. – 잠이 들면 깨지 않고 잘 자는 편. – 예민, 항경련제 복용 후 겁이 많아짐. – 어렸을 때 분유 구토, 설사 多 – 학교 다니면서 변비가 생김. – 추위보단 더위 탐. – 눈, 손 협응력 ↓
치료내용	– 한약 처방과 두침 치료 – 뉴로피드백, LIFT청지각훈련, IM감각통합훈련
치료경과	**2015.11.6.** 아침에 일어나면 비염증상, 코 막힘 있다 함(주로 오전). **2016.1.2.** 항경련제 센틸 복용량 3/4 → 1알로 늘린 후 불안, 초조 증상 심화. 12.28.부터 임의로 3/4로 줄여 복용 **2016.6.16.** – 첫 발병 시, 안면경련 한 다음 강직했음. 이번 12일에 강직될 땐, 오른손 뒤틀리고, 눈 치켜뜸. 오른손 자락 후 금방 돌아온 후 잠들었다 함. – 발병하기 며칠 전 컨디션 안 좋았고, 덥다 하며 머리도 깨질 듯 아팠다고 함. – **지금 항경련제 70% 줄인 상태** **2016.07.09.~2016.10.01.** – 항경련제 증량 없이 줄인 상태에서 포룡환, 주사안신환 등의 복용으로 자연치료 유지 중

치료경과	**2016.12.17.** **– 지난주 금요일부터 저녁 말고 아침에만 항경련제 1/4 복용 중** – 경련 없었음. **2016.12.31.** **월요일부터 항경련제 중단** **2017.10.21.** **– 경련증상 없는 지 1년 경과함.** **– 항경련제 복용 시 눈빛 없어지고, 말이 어둔해졌고 보행이 불안정했는데 항경련제 복용 중단 후 언어, 눈빛, 성장 많이 개선됨.** **– 알레르기 비염증상으로 화학약품 복용 없이도 잘 이겨냄. 감기도 거의 걸리지 않음.**
진료후기ㄴ	약 1년 치료한 결과 항경련제 5가지 완전히 중단 후 특별한 증상 없이 잘 지낸다고 합니다. 컨디션, 생기, 눈빛이 좋아졌고, 전반적으로 체력도 상승했으며, 항경련제 감량에도 발작 횟수, 강도가 줄어들었습니다. 경련 후 의식 돌아오는 속도도 빨라졌고. 언어구사능력과 학습능력이 향상되었습니다. 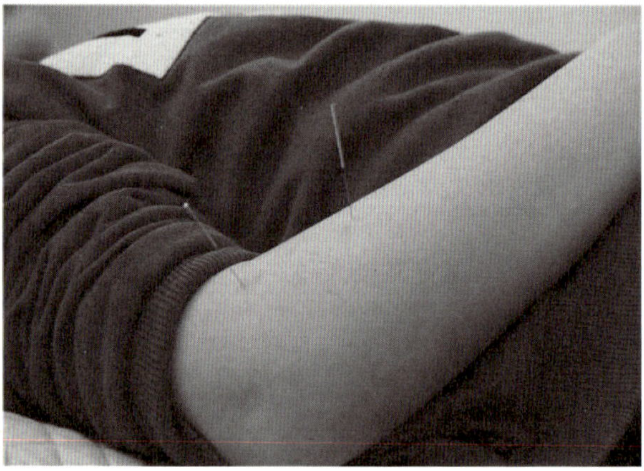

진료후기

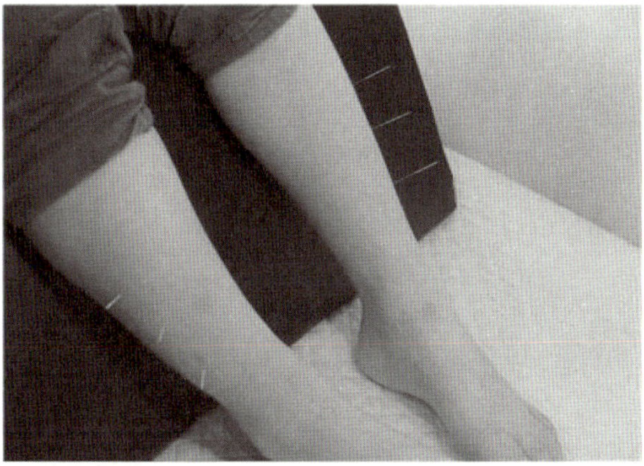

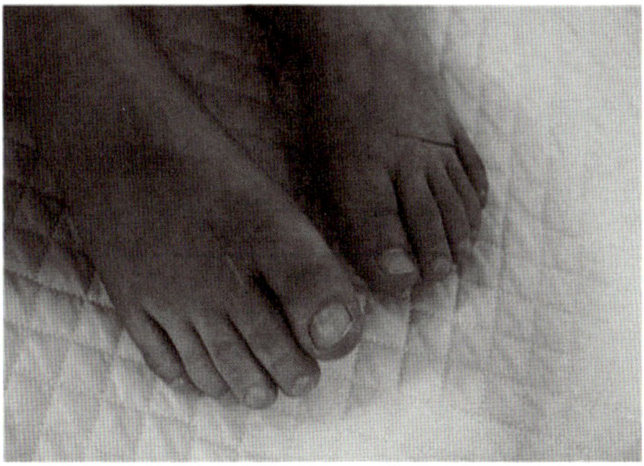

내원후 트리렙탈 중단, 반동성 경련 없음

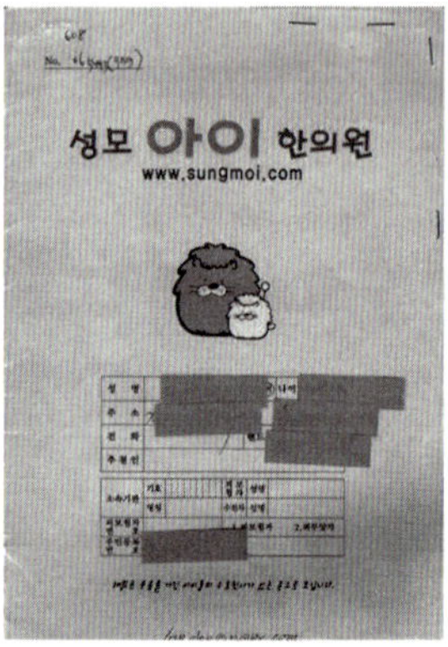

이름	김○○(차트번호-608)		
성별	女	내원 시 나이	10세
주소	경남 거제시		

초진 당시 상태 및 현병력	- 첫 내원일 2014 **C.C. 뇌전증** **O.S. 2014.7** - 7월부터 강직성 경련(1분) 시작 - 8월 경련(2분, 10분 2회), 오른손이 저려오며 구토 - MRI 검사상 해마경화증, EEG 수면 중 경련파 - 트리렙탈 일주일 복용 - 경련 전 항상 장시간 차 타고 전날 무리(피로) ✔ **동반증상** - 복통 호소 잦은 편, 식욕은 좋음. - 예민, 겁 多
치료내용	- NFB뇌파훈련 - 침 치료 - 청지각 치료
치료경과	- 내원 후 트립렙탈 복용 중단하였으나 반동성 경련 없음, 식욕 증가 - 경련횟수 감소 및 경련하더라도 빨리 돌아옴.

**2년간 항경련제 없이 경련 전혀 없었으며 수면장애 치료되고,
몰라보게 성장촉진하였고 비염증상도 거의 나타나지 않게 됨**

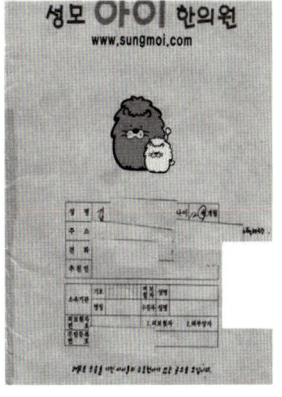

이름	김○○(차트번호-742)		
성별	男	내원 시 나이	12세
주소	경북 안동		

초진 당시 상태 및 현병력	**C/C. 경련(항경련제 복용 안 함)** **O/S. 2015.2.** **P/I.** – 아침 기상 후 경련하여 경대에서 dx.롤란딕 – 4월 말 아침 기상 후 경련(어지러움 호소) – 6월 초 아침 경련(악몽) ✔ **동반증상** – 수면 中, 몸부림 ↑, 코 골고, 이도 갈. – 잘 놀라는 편 – 자다 일어나서 두리번거리기도 함. – 당 수치 높은 편 – 스트레스 잘 받음.

치료내용	– 한약 처방과 침 치료 –TLP 청지각훈련
치료경과	**2015.7.** **자다 깨고, 몸부림도 심했으나 2달 치료 후 잠 잘 자고 경련도 없었다 함.** **2015.8.2.** – 경련 1회(시간 비슷) – **예전에는 경련 후 기억도 없고 힘도 없었는데 한약 복용 후 경련한 후에도 정상적으로 활동 가능해지고, 컨디션도 괜찮았다 함. 회복이 빨라짐.** **2015.10.** 8월 2일 경련 후 현재까지 경련 없는 상태로 컨디션 유지 중 **2016.5.21.** 비염, 코 막힘 증상 好 **2016.5.28.~2017.6.** 현재까지 경련 X, 특별한 증상 없이 잘 지낸다 함. **2017.10.21.** – 현재까지도 경련증상 없이 2년째 잘 유지 중 – 항경련제 없이 2년간 경련 없었음. – 소아당뇨 잘 유지되고 있음. – 수면장애가 심했는데 본원 치료 후 숙면 가능 – 눈에 띄게 성장 – 비염이 수시로 있었는데 2년간 화학약품 없이 잘 지냄.

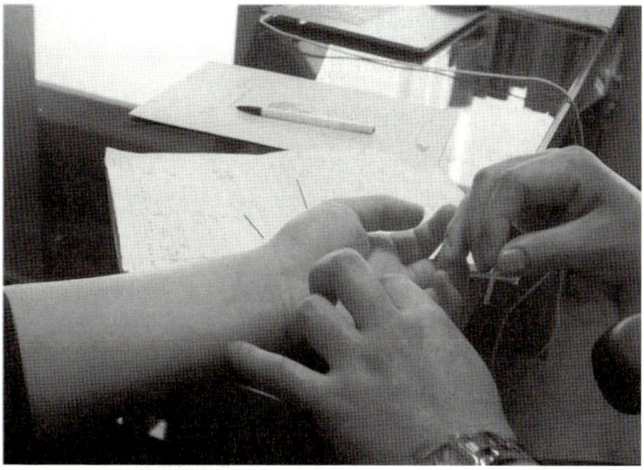

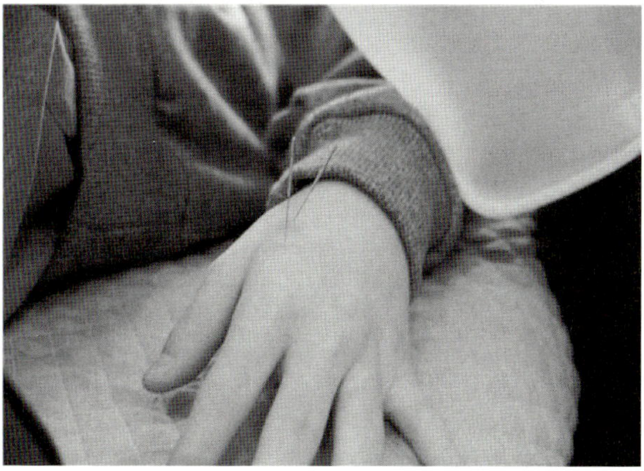

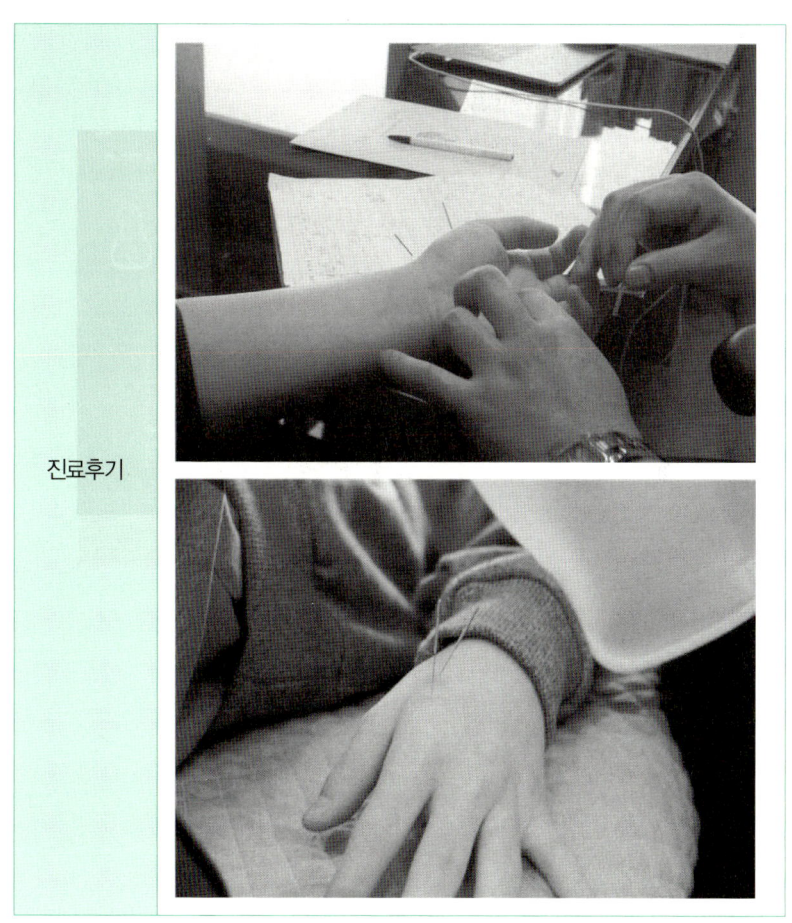

항경련제 없이 2년간 경련 없으며
비염, 축농증도 항생제, 항히스타민제 없이 지내고 있어요

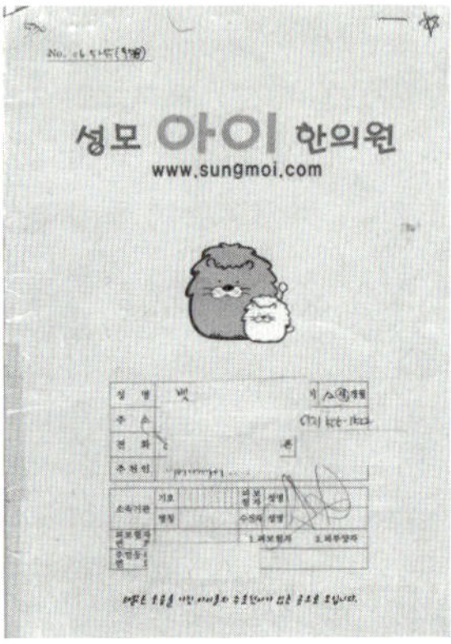

이름	백○○(차트번호-530)		
성별	男	내원 시 나이	12세
주소	서울		

초진 당시 상태 및 현병력	**C/C. 경련** **P/I.** – 항경련제 약을 일주일 복용 – 2013.12.3. 수면 중 발작(10분) 2014.3.12. 발작(2~3분) → **경련 전 피로 상태** – 뇌파 소견상 경련파 ✔ **동반증상** – **축농증, 비염** – 수면 시까지 시간이 걸림. – 항경련제 일주일 복용
치료내용	파동치료 및 한약 처방

치료경과	**2014.3.** 감기증상 약간(비염) **2014.8.** 감기기운 약간. 열 없었음. 밥 잘 먹고 잠 잘 잠. **2015.1.31.** 수요일 짧게 경련함. 한 달 만에 함. **2015.4.** 월 초에 수면 중 경련(강도 甚) 코 막힘, 코골이 심하고 밤에 불안해하고 겁 먹음. **2015.5.28.** **컨디션 좋고 경련 없었음.** **2015.7.31.** **4개월째 경련 없었음. 수면호전** **2015.10.26.** 내원 후 경련 X **2016.2.~2017.5.27.** 경련 없이 잘 지낸다 함. **2017.10.21.** 현재까지도 경련증상 없이 잘 유지 중.

진료후기

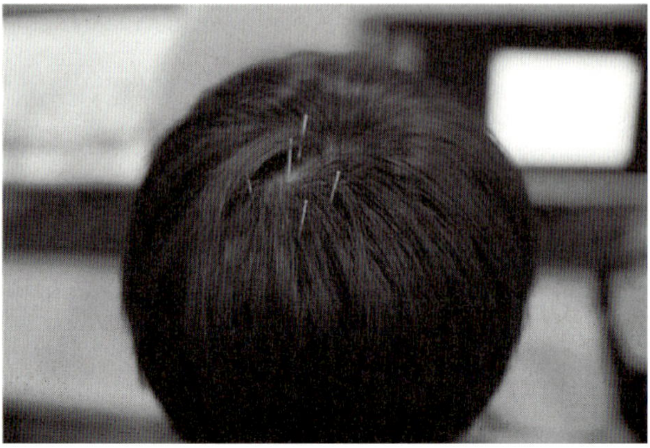

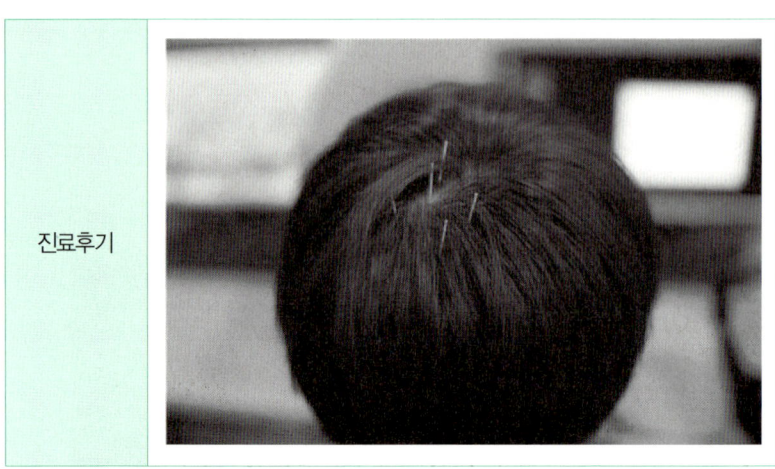

이젠 부축 없이 스스로 걷고, 운동도 할 수 있어요

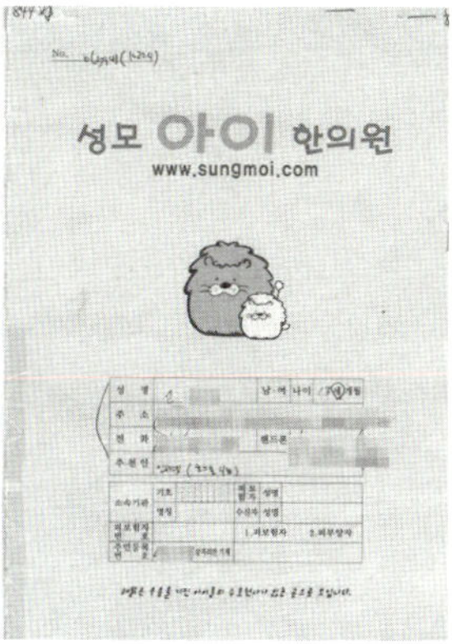

이름	고○○(차트번호-844)		
성별	男	내원 시 나이	13세
주소	전라도 광주		

초진 당시 상태 및 현병력	**C/C. 뇌전증** **– 항경련제 3년째 복용 중임에도 2016년부터 심해짐.** **O/S. 2013.5.4. 첫 발병** – 항경련제 3년째 꾸준히 복용 중임에도 올해 심해짐. 현재 수시로 쓰러지며 힘 없음. – 내원 시 보행이 어려워 부축해서 이동함. – 눈빛 전혀 없음. – 단기간에 경련의 악화로 항경련제 개수와 양을 늘려서 중추신경이 많이 억제된 상태 – 잠들 때 대발작. 눈동자 올라가고 입 씰룩거림. ✔ **동반증상** – 잘 놀람. 예민함. – 깊은 숙면 X. 수면 시간 짧음. 잠들기 힘들어함. – 추위 타고, 손발 참.

초진 당시 상태 및 현병력	**✔ 동반증상** – 머리 열감, 땀 多 – 잦은 감기, 주로 코 막힘, 마른기침. 현재도 아침저녁 코 막힘. – 머리 아프다는 얘기 자주 함.
치료내용	– 한약 처방과 침 치료 – NFB 뇌파훈련 병행
치료경과	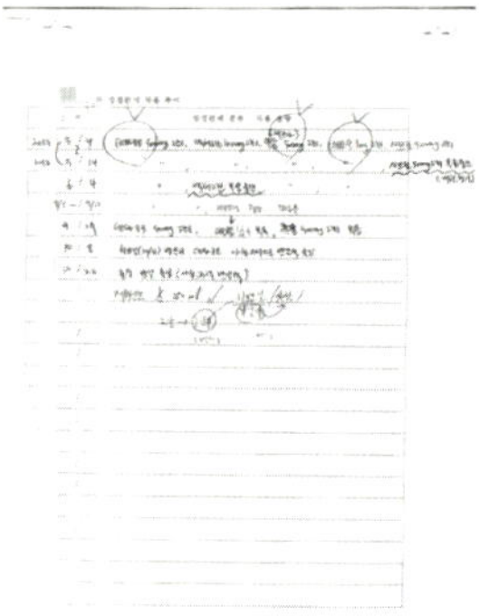 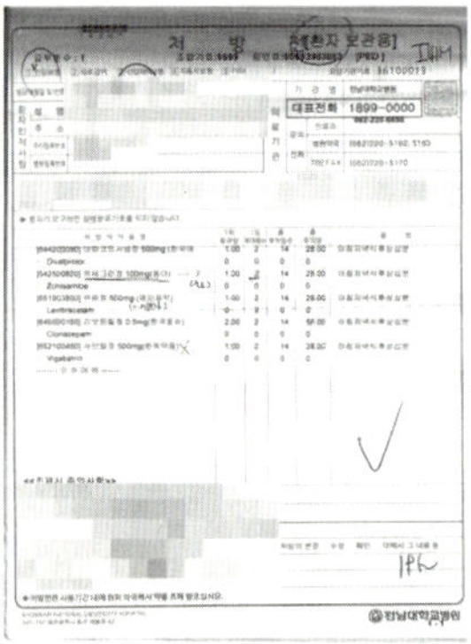 처음 내원 시 혼자 보행이 어렵고 부축을 해야 했는데 치료 1달 만에 기적적으로 혼자 보행. **2016.5.28.** **– 컨디션 괜찮음. 학교생활도 잘 한다 함.** – 밤에만 약간의 떨림 있음.

치료경과	**2016.6.4.** – 컨디션, 생활 괜찮음. – 감기증상(코 막힘) 생기면서 밤에 끄덕끄덕하는 정도. 1~2회 경련. – **엑세그란 복용 중단** **2016.10.8.** – 일주일 동안 밤에 미세한 떨림 있음. – **데파코트 반 알씩 줄임.** **2016.10.22.** – **큐팜 반 알로 줄임.** **2016.10.29.** 화, 수요일 게임 多, 목요일 독감 접종 후 대발작 **2017.8.** 경련제 줄인 상태에서 간간이 증상은 있었지만 포룡환, 주사안신환 등의 복용으로 조절하고 있음.
진료후기	처음 내원했을 때보다 전반적으로 좋아졌습니다. **초진 당시 잘 걷지 못하고 부축해서 다녔지만, 치료 후에 생기가 돌고, 에너지와 눈빛이 생겼습니다. 항경련제도 반 이상 줄였습니다. 컨디션 괜찮은 상태에서 학교도 조퇴 없이 끝까지 있고, 내원 시 스스로 걸어와서 침 치료도 받습니다.**

진료후기

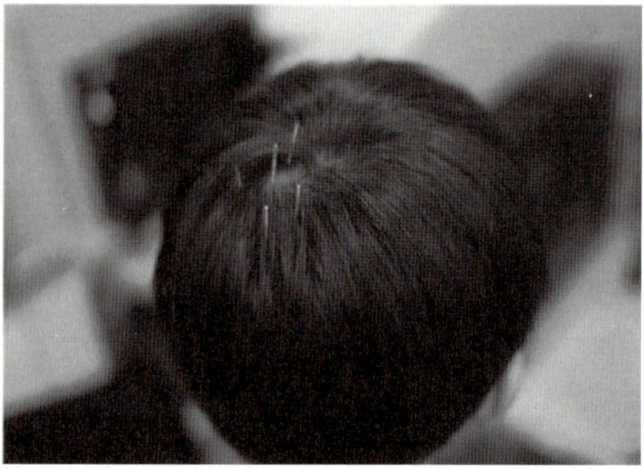

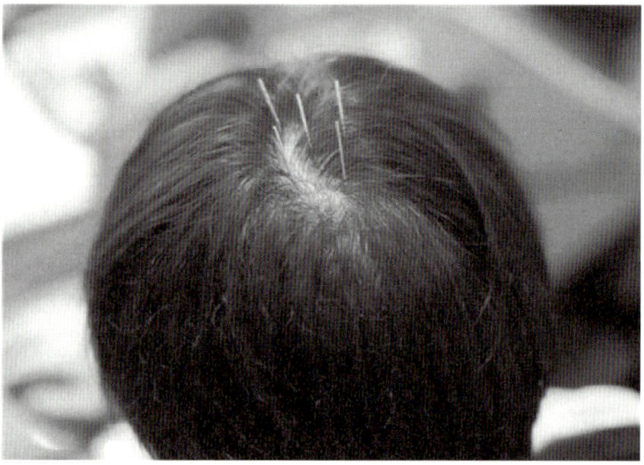

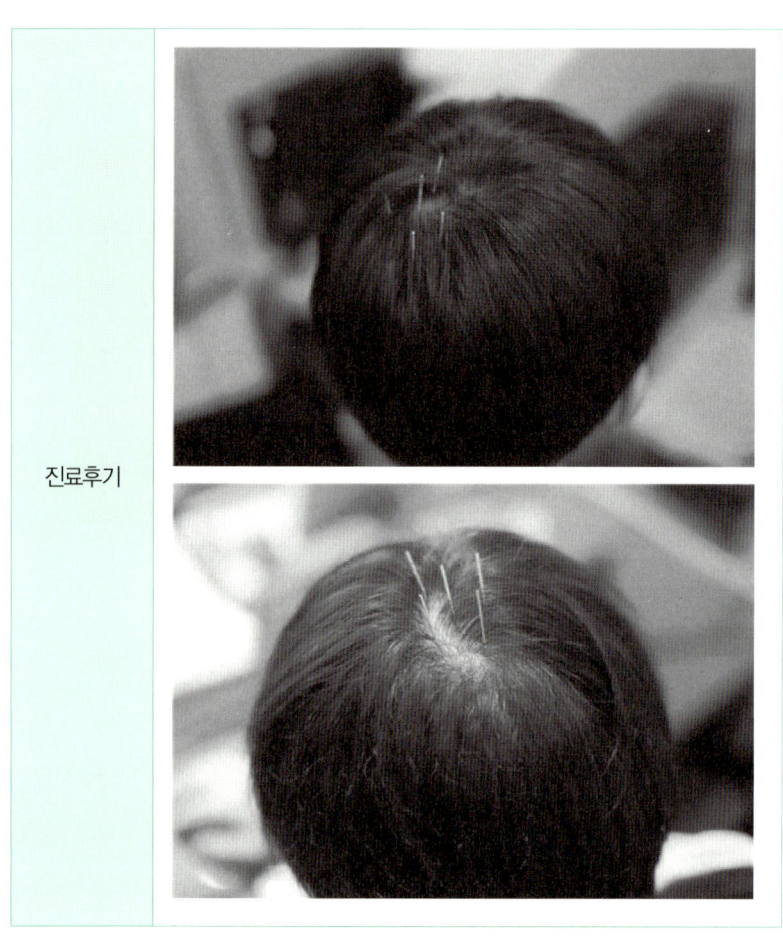

14~19세

※ 실명 표기된 환아의 경우 치료후기 동의서를 받았습니다.

4년간 복용하던 오르필, 드디어 끊었어요

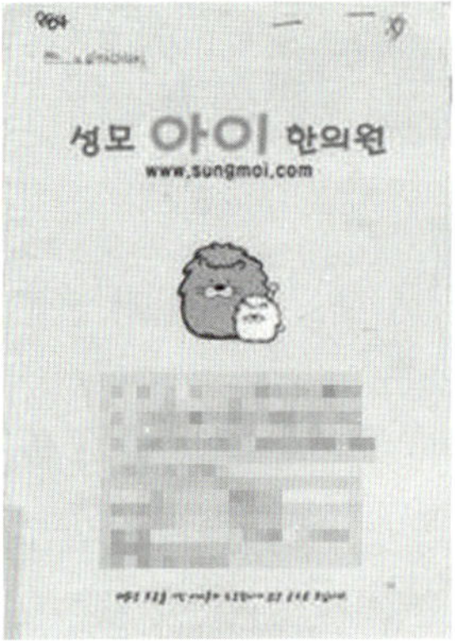

이름	김○ ○(차트번호-884)		
성별	男	내원 시 나이	14세
주소	경남 김해		

초진 당시 상태 및 현병력	**- 첫 내원(2017.01.)** **C/C. 뇌전증** **O/S.** - 현재 의식 X, 눈동자 돌아가고 강직됨. - 항경련제를 2010년부터 4년간 복용(오르필) - 증상이 1년 동안 없다가 다시 나타남. 뇌파 검사상 이상 없음. - 경련하기 전에 힘이 빠지는 느낌이라 함(어지러움). - 생후 100일 때 발을 까딱거렸다고 함(영아연축). 하지만 그 때는 항경련제를 복용하지 않음. - 어릴 때는 자면서 경련함. ✔ **동반증상** - 움찔거림 多 - 예민함.

초진 당시 상태 및 현병력	✔ **동반증상** – 비염으로 감기 시 콧물이 뒤로 넘어가고 막힘. – 발이 차다 함. – 피부 건조, 입도 트고 건조함.
치료내용	– NFB 뇌파훈련 – LIFT 청지각훈련 – 침 치료 병행
치료경과	**2017.2.4.** – 저녁에 경련함. – 경련하기 전날 치킨을 먹었는데 너무 빨리 먹어서 구토했다 함. **2017.4.15.** – 자면서 움찔거림이 심했는데 많이 좋아졌다 함. **2017.5.11.** – 저번 주 토요일 서울에 동요대회에 갔다가 너무 악쓰면서 응원해서 그런지 1분 동안 경련함. 자락 후 금방 돌아옴. 타이트한 스키니 바지를 입고 장거리 차에 있었으며 에너지소모를 너무 많이 해서 경련한 것 같다고 하심. – 전에는 경련 후 머리 통증을 호소했는데 한의원 다니고 난 후 머리 통증이 없어졌다고 함. **2017.10.** – **현재까지 경련 없이 정상 컨디션 유지 중이라고 함.** – 청지각훈련 병행 후 언어구사능력이 좋아짐. – 첫 내원 시 발음(구음장애), 언어능력이 떨어져 소통이 어려웠으나 현재 발음이나 대화가 잘 이루어진다고 함.

진료후기	어릴 때 허약아로 태어났으며 잦은 열감기 항생제 과다 복용해 왔음. 본원에서 항생제, 항경련제를 같이 완전히 끊기로 하여 1년간 열감기가 있어도 항생제 복용 없이 지냄. 비염에도 항히스타민제 없이 지냄. 감기에 걸리지 않고, 걸려도 잘 이겨내게 되었고, 경련도 거의 없이 지내게 됨. 무엇보다 열감기를 예방하는 장독소 제거 처방 후 확실히 예전보다 열감기가 줄었고, 이로 인해 항생제 복용이 없어지면서 처음 내원했을 때의 누런 얼굴빛이 정상 혈색으로 돌아옴. 결론적으로 뇌전증은 이렇듯 열감기, 비염과 깊은 연관성을 가지고 있으므로 뇌전증의 근본치료는 열감기, 비염의 근본치료를 의미함.

몸이 마르고 혈색이 전혀 없던 남자 중학생, 면역증강법으로 경련 근본치료

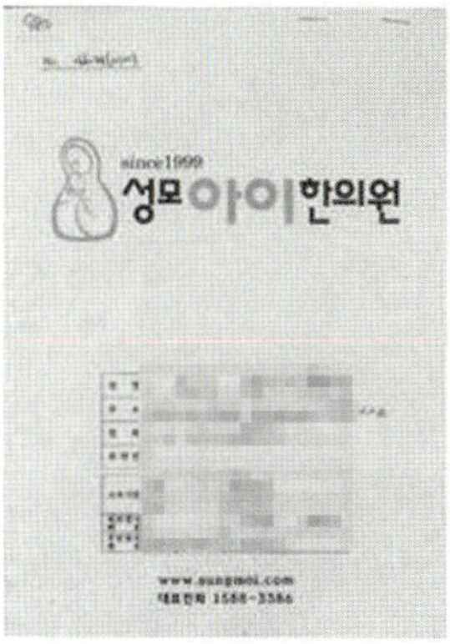

이름	강○ ○(차트번호-882)		
성별	男	내원 시 나이	14세
주소	대구시 수성구		

<table>
<tr><td>초진 당시
상태 및
현병력</td><td>C/C. 뇌전증

O/S.
– 진단을 받은 건 아니고 뇌파상 경련파
– MRI 검사는 이상 없었음.
– 11.27. 첫 발병: 영어 선생님 차 타고 오는 중 침 흘리면서 쓰러짐.
– 12.28. 아침 10시경 농구하다가 거품 물고 쓰러짐.
– 항경련제 복용 X(처방은 받았음)

P/I. 초등학생 때 틱증상

✔ 동반증상
– 겁 多
– 수족냉증
– 식사는 소량씩, 여러 번 먹는 편, 식사량 中
– 소화 괜찮음.
– 수면 잘 됨.
– 비타민(암웨이) 복용</td></tr>
</table>

치료경과	**2017.1.4.** 한약 잘 먹고 음식을 자주 찾음(좋은 증세). **2017.1.11.** – 월요일 새벽 2시쯤 경련, 팔, 다리 뻗치고 떨림. – 거품 약간, 눈 위로 치켜뜸. 최근 컴퓨터 게임을 자주 했다 함. **2017.1.25.** 경련 없음. **2017.2.1.~2.22.** 특별한 증상 X **2017.3.8.~6.** 특별한 증상 X. 친구들과 마라톤대회도 나가고, 농구도 했다고 함. 혈색이 많이 좋아짐.
진료후기	너무 마르고 혈색이 거의 없던 중학생이었다. 면역증강과 빈혈을 치료하기 위해 녹용 중에 원용을 처방한 뒤 수개월간 경련만 없어진 것이 아니라 눈에 띄게 혈색이 개선되어 마라톤도 할 수 있게 되었음. 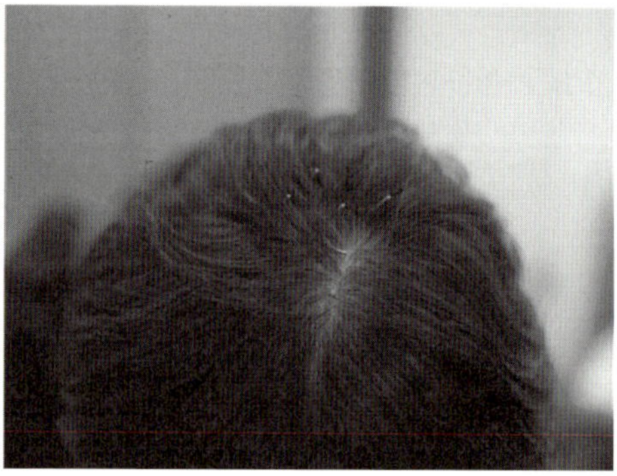

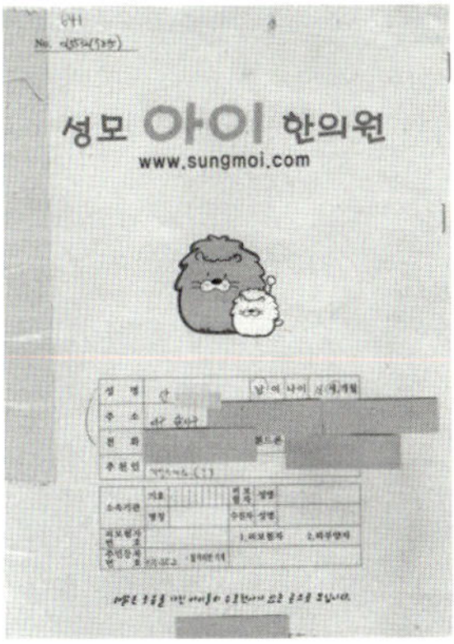

이름	안○ ○(차트번호-641)		
성별	男	내원 시 나이	15세
주소	대구 달서구		

초진 당시 상태 및 현병력	– 항경련제를 초등학교 2학년부터 현재까지 복용 · keppra 아침 750mg/저녁 1,000mg · trileptal 아침 300mg/저녁 600mg · 데파코트 750mg · 센틸 10mg **C/C. 뇌전증** **O/S. 7년 전** **P/I.** – 최근 최초 발작. EEG. ddx – 1년 후 경대병원, 양성롤란딕 – 증상 지속되어 서울대병원 EEG상 ddx. 뇌전증 **– 실신발작(한 달 1~2회) 결신발작(2주 1~2회)**

초진 당시 상태 및 현병력	✔ **동반증상** – (부작용) 운동실조, 구음장애, 인지장애, 침 흘림, 충동성, 간혹 요실금 **– 피로할 때 미열 날 때 경련 甚** **– 어릴 때부터 구토 잦고 체기 多**
치료내용	– 한약 처방과 침 치료 – NFB뇌파훈련, 청지각훈련, 감각통합훈련
치료경과	✔ **항경련제 복용 추이** 케프라 500~1750mg, 트리렙탈 500~1,500mg, 센틸 5~10mg, 테파코트 500~750mg. 상태에 따라 용량을 달리 처방받아 6년간 복용함. **내원 시 항상 기운 없음. 침 맞으면서도 졸음.** **2014.11.** 한 달마다 실신발작. 횟수는 비슷하나 경련 시간, 강도 ↑, 아침에 일어나기 조금 수월해짐. **2014.10.** **몇 초씩 살짝 경련(시간 감소 ↓)** **2014.11.** 항경련제 데파코트 700 → 500으로 줄임. **2015.1.** – 3개월 만에 항경련제 세 가지 줄임. – 케프라 750 → 500 – 트리렙탈 (오전) 300 → 250

치료경과	– (오후) 600 → 250 – 데파코트 750 → 250 **2016.1.20.** 괜찮다가 어제 경련했으나 자락 후 돌아옴(손발이 차가웠음). **2016.3.16.** **경련 시간, 횟수, 강도 ↓** **2016.4.20.** 아침 학교에서 경련. 갑자기 넘어진 적 있었음. 몇 초간 의식 살짝 잃었다가 **금방 돌아왔다 함.** **2016.4.29.** **월요일부터 최근에는 경련 X, 컨디션 좋다 함.** **2016.8.3.** 7월 30일부터 **케프라 반 알로 줄여서 복용. 오히려 컨디션은 好** **2016.8.6.** 경련 살짝 1회, 체기 있었음. 휴식 후 괜찮아짐. **2016.9.10.~12.20.** 9월경 **센틸 완전히 중단** **2016.12.28.** 살짝 증상이 나타나려고 하면 동우가 정신을 차림.

치료경과	**2017.1.4.** **월요일부터 데파코트를 1/2로 줄임(아침, 저녁)** **항경련제 전체적으로 90% 감량** ✔ **항경련제 복용 추이** 이전: 케프라 1,750mg, 트리렙탈 900mg, 센틸 10mg, 데파코트 750mg **2015.1.22.: 케프라 1,500mg, 트리렙탈 500mg, 센틸 5mg, 데파코트 250mg 감량** 2015.7.18.: 케프라 1,500mg, 트리렙탈 1500mg, 센틸 10mg, 데파코트 500mg 2015.8.1.: 케프라 1,500mg, 센틸 10mg, 데파코트 500mg 2015.8.29.: 케프라 1,500mg, 트리렙탈 150mg, 센틸 10mg, 데파코트 500mg 2015.12.14.: 케프라 1,500mg, 트리렙탈 X, 센틸 10mg, 데파코트 500mg 2016.7.19.: 케프라 1,500mg, 센틸 5mg 2회(반알 감량), 데파코트 500mg 2016.7.30.: 케프라 1,000mg(저녁 1,000 →500mg), **센틸 5mg 2회(반알 감량)**, 데파코트 500mg **(전체적으로 90% 감량)** 2016.9.12.: 케프라 500mg, 데파코트 500mg, **센틸 완전히 끊음**. 살짝 나타나고 그후로는 증상 X

진료후기

성모아이한의원

자녀 성명 : 안 [redacted] (만15세)

보호자 성명 : 안 [redacted]

작성일 : 2016년 10월 [redacted]일

저희 아이는 현재 대구에서 중학교에 재학중인 16살 남자아이 입니다.

첫 경련은 초등학교 1학년 3월에 시작하였습니다.

처음 겪는 일이라 어찌 할 바를 몰라 허둥대면서 응급실로 향하던 것이 생각이 나네요. 처음 경북대학교 병원을 내원하여 뇌전증이라고 진단을 받았으나 처음 1년 정도는 항경련제를 처방받지 않았으나 경련의 횟수가 점점 늘어나고 빈도수도 잦아져 서울대학교 병원을 내원하여 첫 항경련제를 복용하기 시작하였습니다.

그러나 경련의 정도는 줄어들지 않고 점점 심해져 병원에서는 알아서 약의 종류와 양을 늘려만 갔습니다. 하지만 결과는 똑같았습니다.

우리 아이의 모습과 상태는 하루하루가 다르게 변화되었구요.

약의 부작용으로 인한 눈빛, 사물에 대한 반응, 사고력 및 판단력 . 모든 것이 또래 아이들과 비교가 되지 않았습니다.

저는 아이가 등교후 전화벨소리에 온갖 신경이 쓰이며 겁이 날 정도였습니다.

혹, 우리 아이가 넘어져 다치지 않았을까..

그렇게 하루하루를 보내다가 동생의 소개로 성모아이한의원을 알게되어 2014년 10월 첫 내원을 하게 되었습니다.

원장님과 첫 상담을 하고 한약 복용을 시작하였으며 한의원에서 병행하는 뉴로피드백은 집중력 균형감각에 의한 치료를 시작하였습니다

진료후기

성모아이한의원

자녀 성명 :

보호자 성명 : 인

작성일 : 년 월 일

초진시 원장님 말씀이 우리아이는 항경련제 복용기간이 길어 아이의 상태역시 심각한 상황이라 조급하게 생각하지 말고 꾸준히 열심히 서로 노력하면 좋은 결과를 볼수 있다고 확신을 주셨습니다.
저는 이 말씀을 믿고 치료에 전념하여 해롭다는 음식과 좋다는 음식을 구분하여 식단에도 신경을 쓰고 좋은 공기를 찾아 다녔습니다.
한의원에 치료를 시작한지 수달만에 복용중인 항경련제를 줄이기 시작하였습니다.
물론 경련의 빈도는 잦았지만 몸의 상태는 좋아지는 것이 눈에 보이기 시작하였습니다
아이의 좋아지는 모습에 원장님에 대한 믿음과 아이에 대한 미안함이 공존하고 항경련제는 치료약이 아니라는 원장님의 말씀에 자신감을 얻어 6개월째에 항경련제를 80%로 줄여 복용하였습니다.
아이의 생활이 달라지기 시작하였습니다. 또래의 아이들과 같이 의견을 이야기하. 자존감을 찾아가는 아이로 바뀌어 가고 있습니다.
주변 이웃들 말씀이 눈짓, 몸짓이 1년전 모습과는 너무나 달라 놀라울 정도라 하십니다.
현재는 항경련제를 90% 이상 줄였으며, 줄이기 가장 어렵다는 센실정을 복용하고 있지 않으며 경련의 횟수도 줄어들고 있습니다.
저나 저 아이는 이러한 일들이 너무나 신기하고 꿈만 같습니다.
올해 항경련제를 완전히 끊고 정상적인 생활을 찾아 주는 것이 저의 목표입니다.
더 열심히 내원하여 치료하고 원장님 말씀대로 식단으로 조절하며 나가겠습니다.
다시 한번 성모아이한의원 원장님이하 선생님들께 감사의 마음을 드립니다.
번창하시길 기원합니다. 2016년 10월.

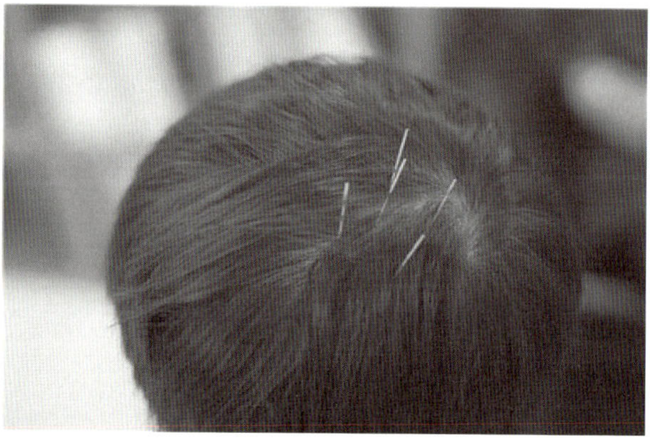

1년 만에 항경련제 중단 후 경련 재발 없이 컨디션 유지 중

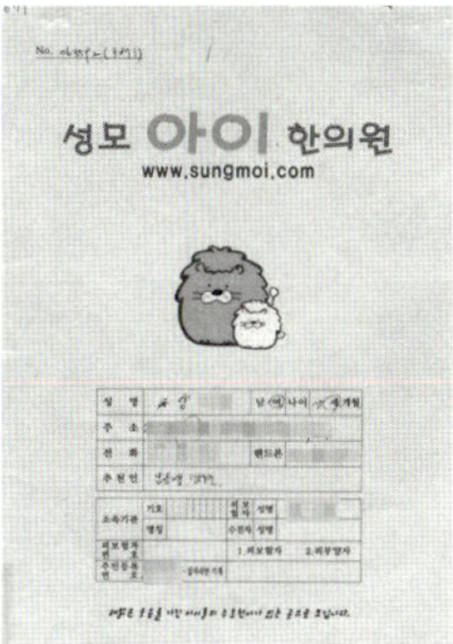
성모 아이 한의원
www.sungmoi.com

이름	양○ ○(차트번호-671)		
성별	女	내원 시 나이	17세
주소	경남 창원시		

초진 당시 상태 및 현병력	**C/C. 뇌전증** – 초2 때 경련 1회 나타남. 중1 때 경련 재발 후 현재까지 나타나고 있음. – 처음에는 멍하고 대답은 했는데 지금은 경련 시 의식이 없음. 경련 후 구토하고 두통을 호소함. EEG 검사 소견 정상. 멍한 상태는 자주 나타남. 얼굴에 열꽃처럼 올라오기도 함. ✔ **동반증상** – 숙면이 잘 안 됨. 입면시간 오래 걸리고 몸을 꿈틀거림. – 아기 때 자주 울었음. – 5세까지 까치발하고 다님. – 비염증상 있음(주로 코 막힘). – 예민함. – 안면홍조가 자주 나타남. – 수족냉증
치료내용	– 한약 처방과 침 치료 – NFB뇌파훈련

치료경과	**2015.1.21.** 예전보다 수면상태 개선됨. 라믹탈 오전, 오후로 **한약과 병행하여 복용 중** **2015.3.2.** 입면시간 길어서 잠들기 힘들고, 아침에 일어나기 힘들다 함. 비염증상은 많이 좋아짐. **2015.4.15.** 경련증상 없었음. 늦게 자지만 입면 시간이 줄어듦(누우면 잠). **한약 복용 후 비염증상 없음.** **2015.5.28.** 특별한 증상 없이 잘 지내고 있음. **2015.6.27.** 월요일에 학교에서 경련함(입술을 약간 깨물었음). **2015.7.10.** **경련, 비염증상 없었음.** 수족냉증은 약간 덜함. **2016.2.** **라믹탈 복용량 일주일에 1~2알로 감소함. 한약 복용후 덜 피곤하다 함.** **2016.3.19.** **작년 6월 이후로 경련증상 없다가** 목요일(17일)에 1~2분 정도 약하게 경련했음. 횟수 줄어들고, 강도 약해짐. **2016.4.** **항경련제 중단**

치료경과	**2017.3.18.~2017.6.** **현재까지 경련 재발 없이 잘 지내고 있다 함.** 예전에는 잠들기도 힘들고, 일어나기 또한 힘들었으나 현재 숙면 잘되고 오전에 컨디션도 좋아졌다 함. **2017.10.18.** 경련증상 재발 없이 유지 중 ✔ **항경련제 복용 추이** 2014.~2015.4.8.: 라믹탈 총 4알 2015.4.9.: 라믹탈 1알(오전, 오후) (총 2알) 2015.12.30.: 라믹탈 총 1알(오전) 2016.2.초.: 일주일에 총 1~2알 2016.4.: 항경련제 중단
진료후기	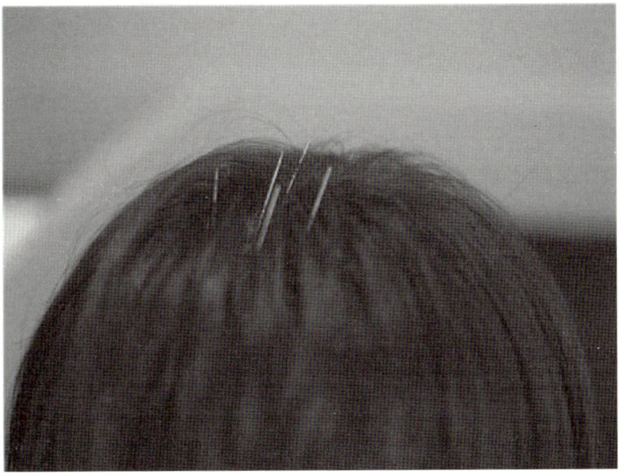

잔병치레 하는 날 없이 컨디션이 매우 좋아요

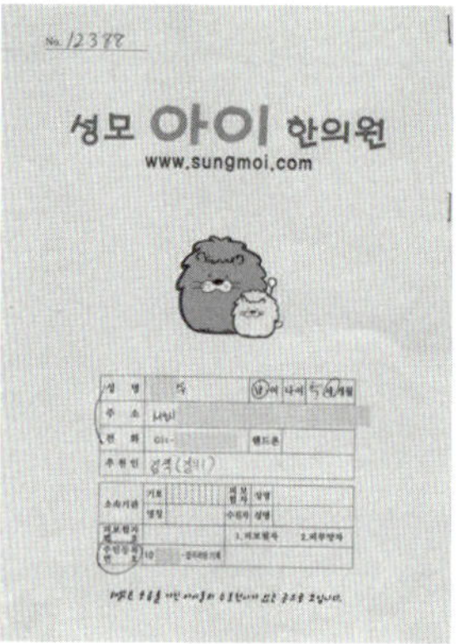

이름	박○○(차트번호-646)		
성별	女	내원 시 나이	16세
주소	대구 수성구		

초진 당시 상태 및 현병력	**C/C. 뇌전증** – 항경련제 2014년 3월부터 현재까지 복용 중(라믹탈, 트리렙탈) **O/S. 2014.3.** **P/I.** – 수면 ↓, 컴퓨터 多, 입학 날 아침 차 안 경련(3분) – 9월 20일 감기약 복용 후 경련(강직, 청색증 5분) – EEG 경련파 **P/H. 열성경련 병력** ✔ **동반증상** 피곤한 상태에서 경련
치료내용	– 한약 처방과 침 치료 – NFB뇌파훈련

치료경과	**2014.11.** 경련은 없었으며, 양약을 줄이기는 했으나 한약과 병행해서 복용 중. **2015.1.22.** 라믹탈 감량해서 먹이는 중. 트리렙탈 중단 후 경련 X. 밥 잘 먹고 잠도 잘 잠. 컨디션 괜찮음. **2015.3.9.** 1월부터 경련 없었음. 감기증상 X. 잘 지냄. **2016.6.1.** 개인사정으로 한약치료 잠깐 중단, 항경련제 복용 중, 경련함. **2016.9.1.** 한약치료 다시 하면서 전반적인 컨디션이 완화됨. 경련은 지금까지 X **2016.10.15~12.24.** 특별한 증상 X, 경련 X **2016.12.31.** 화요일 집에서 1회 경련했으나, 금방 깨어났다 함. 깨어난 후 두통, 어지럼증, 속 울렁거림 호소 **2017.1.7.~8.** 경련증상 없이 잘 지내고 있다 함. 잔병치레 없음.

진료후기	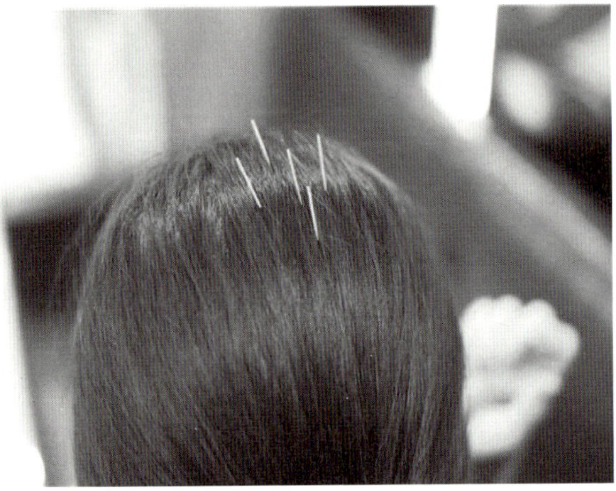

이제 더 이상 응급실에 가지 않아도 괜찮아요

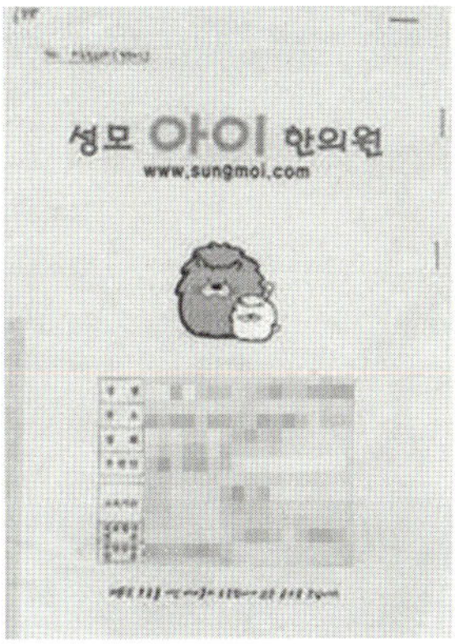

<table>
<tr><td>이름</td><td colspan="3">윤○○(차트번호-688)</td></tr>
<tr><td>성별</td><td>女</td><td>내원 시 나이</td><td>18세</td></tr>
<tr><td>주소</td><td colspan="3">울산광역시</td></tr>
</table>

초진 당시 상태 및 현병력	**C/C. 뇌전증, 발달** **P/I.** – 11세경 스케이트장에서 친구 추돌 사고 후 쓰러짐. – CT 소견 헤르페스 수막염. 뇌수막염 치료 종료 후부터 뇌전증증상 4년째 나타남. 증상 없던 기간도 존재함. – 현재 주 4회 대발작(의식 없음, 온몸 강직, 소변) 나타남. MRI, EEG 소견 정상. – 항경련제 6~7종 약 5년째 복용 중. – 초 4학년 수준 발달(가끔 컨디션 좋은 날은 또래 수준의 인지, 언어, 기억력 구사) – 컨디션 안 좋으면 보행 힘듦(평소 보행 정상). ✔ **동반증상** 예민하고 겁이 많음, 긴장이 아주 심함.
치료내용	– 한약 처방과 침 치료 – NFB뇌파훈련

치료경과	**2015.1.31.** 내원 후 경련 없었으며 26일에 전조증상은 있었으나 경련 없었음. 어제 약간 두통 호소함. **2015.2.14.** **7일 후로 경련 없었음. 항경련제 오전 복용은 중단함.** **2015.2.21.** 19일 저녁에 약하게 경련. 예전에는 의식을 잃거나, 소리를 지르고 발길질하며 30분 정도 했었으나, **현재는 의식 있고 강도가 약해졌음.** **2015.4.** 항경련제 오전 복용 중단 후 한약 복용 3개월 차. **눈빛이 또렷해지고 낮잠도 안 자고 오히려 컨디션이 더 좋다고 함.** **2015.9.9.** **7월 한 달 동안 항경련제 저녁 복용 안 했음. 저녁에 항경련제를 복용 안 하니까 머리카락이 안 빠짐.** **2015.10.1.** **한약 복용 이후로는 경련 지속 시간도 줄어들고 강도도 약해졌다고 함.**
진료후기	○○이는 치료받기 전까지만 하더라도 거의 매일 하루 종일 경련을 하고 구급차에 실려 간 경험이 무척 많았습니다.

진료후기	약 5년 동안 항경련제를 복용했지만 해마다 종류와 용량만 늘어나고 경련도 조절되지 않아서 부모님이 고민하시던 찰나에 인터넷 기사를 접하시고 내원해 주셨습니다. 그랬던 ○○이가 본원의 근본치료를 받은 지 수개월 만에 눈빛이 돌아왔다고 할머님이 무척 기뻐하셨던 기억이 납니다. 아직 항경련제 복용을 완전히 중단하지는 못했지만 예전에 비해 복용량이 확연히 줄었고, 경련 강도 및 횟수도 큰 폭으로 감소했습니다. 무엇보다도 컨디션이 안 좋거나 두통이 있으면 ○○이가 직접 손발도 따고 포룡환도 복용하는 등 스스로 경련을 대비하는 능력이 길러졌습니다. 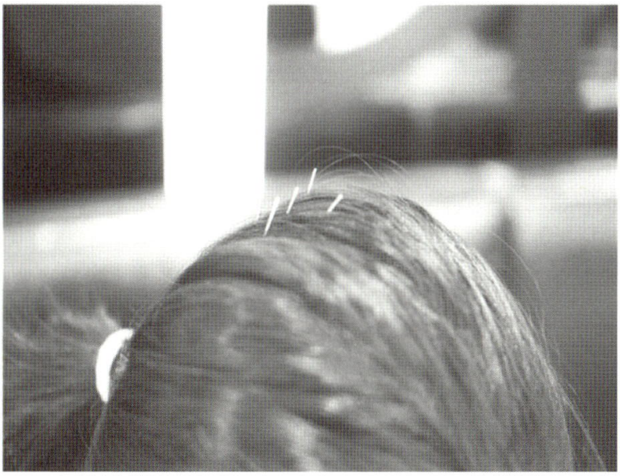

CHAPTER 5

성모아이 한의원의 한약

1

한약 소개

성모아이 한의원 원내탕전실에서 대표원장님이 직접 검수하는 한약들은 1999년부터 20만 회 이상 소아 처방 경험을 통해서 치료 효과와 안정성이 검증된 처방입니다. 성모아이 한의원의 모든 약재는 나와 내 가족이 먹을 수 있는 정직하고 안전한 약재만 사용합니다.

생후 40일 신생아부터 진료하고 있으며, 신생아나 비위가 약한 아이들도 먹기 좋은 생약을 처방하고 있습니다. 천연색소로 색을 내며 유해한 첨가물은 함유되지 않으므로 안심하셔도 좋습니다.

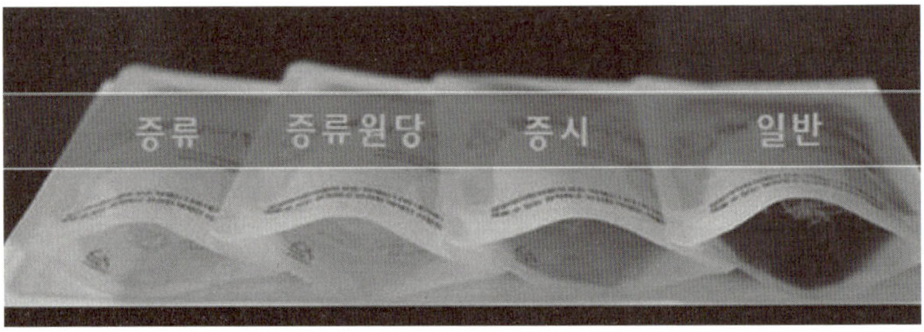

성모아이 한의원에서는 증류한약, 증류원당(비정재원당)한약, 증류시럽(딸기맛 시럽)한약, 일반 한약을 선택하여 복용하실 수 있습니다. 증류한약은 일반 한약처럼 농도가 진한 텁텁한 맛이 없고, 색깔이 맑고 먹기 좋으므로 아이들이 거부감이 적습니다.

2

증류한약이란?

첫째, 검은 한약이 아니라서 만 1세 이하 영유아들도 먹기 좋습니다.
둘째, 약재가 증류된 수증기를 복용하므로 공해물질로부터 안전합니다.
셋째, 위장에 부담을 주지 않으므로 소화기가 허약한 영유아들이 복용하기 쉽습니다.
넷째, 효과가 뛰어납니다. 본원에서 지난 20년 동안 2만여 명의 소아 환자들에게 증류한약을 처방하여 현대의학에서 치료되지 못했던 각종 난치병 질환들을 치료했습니다.

3

영유아 한방 응급 상비약 및 양질의 환약

*● 표시된 경우는 타 한의원에서도 구매 가능합니다.

체열방(증류한약)

– 영유아의 열감기에 사용

– 1일 5~6개를 물 대신 복용(심한 고열의 경우, 해열진통제를 병행)

– 고열 시 소시호탕과 함께 복용, 경련을 예방하기 위해 포룡환과 함께 복용

– 체열방은 소화를 촉진하는 처방

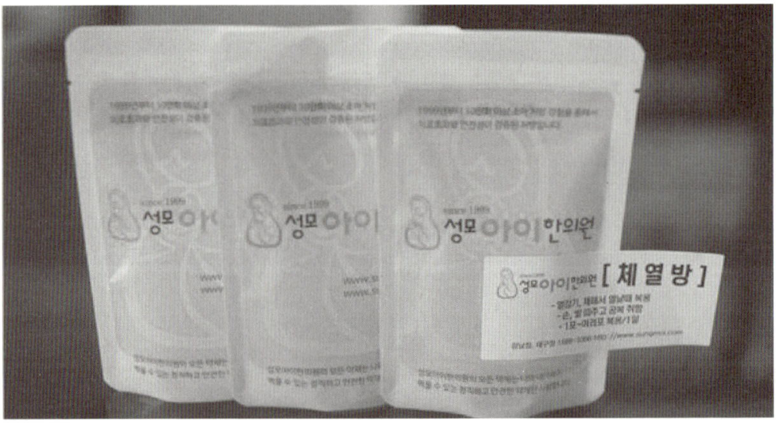

영유아 발열의 70% 이상은 소화불량을 동반한다. 체내에 독소가 있으면 인체가 발열을 통해서 해독을 시도하기 때문이다. 소아가 갑작스럽

게 열이 발생했는데 소화불량, 식욕부진, 복통, 구토, 설사를 동반한다면 위장 내의 독소 제거가 근본치료이다. 이러한 경우, 가정에서는 휴식과 공복을 취하도록 한다. 우유, 밀가루음식은 소화가 잘 되지 않으니 섭취를 금한다. 물김치 국물은 소화를 촉진하고 탈수를 예방한다. 수박은 해열 작용이 있고 탈수를 예방하므로 여름철에 고열이 나면 수박을 섭취하도록 한다.

성모아이 한의원을 내원한 환자의 80% 이상은 처음으로 해열진통제를 복용하지 않고 체열방을 복용하여 열을 이겨냈다. 이렇게 열이 낫게 되면 그 이후로는 열감기의 빈도가 감소하고 항생제 및 해열진통제의 사용도 줄게 된다.

발열방(증류한약)

- 오한을 동반한 고열
- 바이러스에 의한 고열

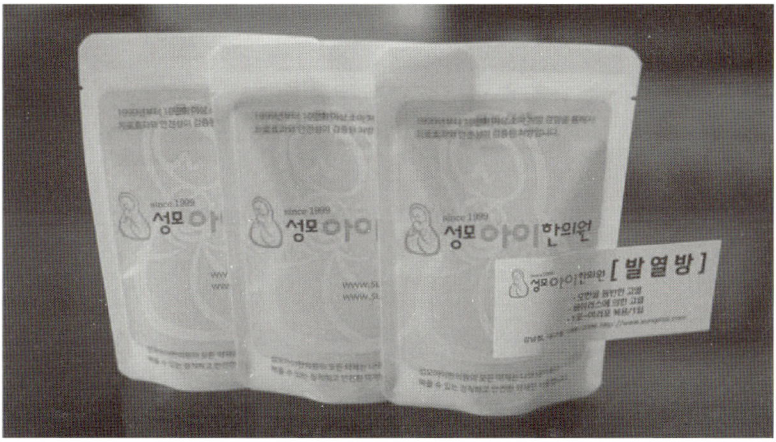

열감기, 근육통을 동반한 독감 증상 시 소아, 성인 복용 가능한 처방

소시호탕●(엑스산제)

- 체내의 독소를 땀으로 배출하는 처방
- 편도선염이 있거나 영유아가 추웠다 더웠다 증상을 반복할 때, 고열 시 복용

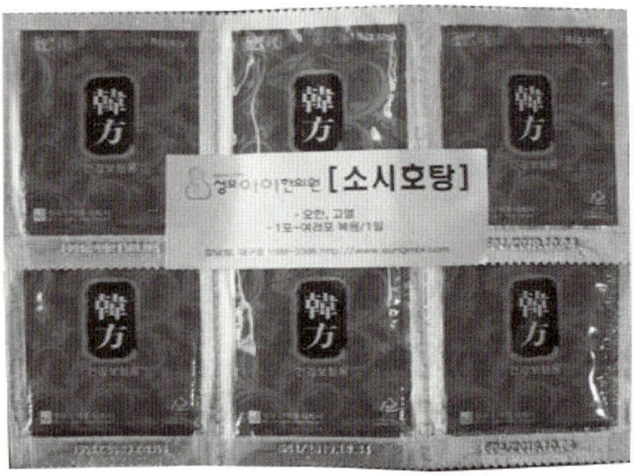

독소(바이러스, 세균, 소화불량)가 체내에 침범하면 우리 몸의 해독 작용으로 발열반응이 나타난다. 이때 위장 내의 독소는 체열방을 복용하고 소화 불량 증상이 없는 발열의 경우, 소시호탕을 복용한다.

포룡환●

- 소아간질, 심장 안정 및 뇌혈액 순환
- 고열(체열방과 병행), 가래, 보챔, 놀람
- 1일 2~3회씩

  1~2세: 회당 1~2환

  3~5세: 회당 3~5환

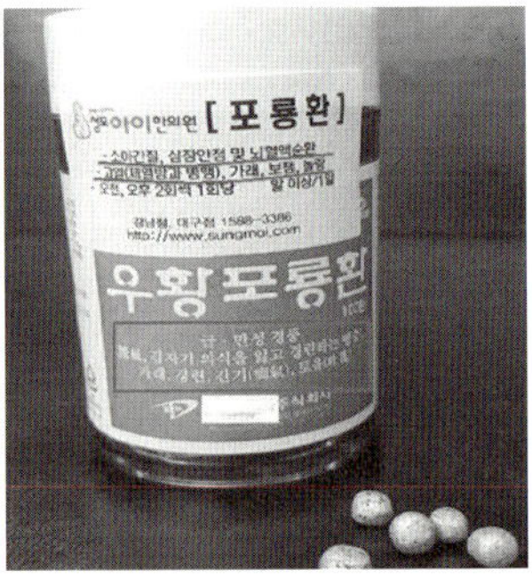

영유아의 경기, 간질, 야경증, 가래 또는 아이가 고열이 나면서 울고 보채는 경우에 처방한다. 예전에는 아이들이 태어나면 포룡환으로 키웠다는 말이 있을 정도로 상용한다. 오랜 역사를 가지고 있는 대표적인 영유아 신경계 안정을 도모하는 처방으로, 고가의 사향, 우황, 진주, 호박, 우담남성, 천축황이 들어 있다.

주사안신환

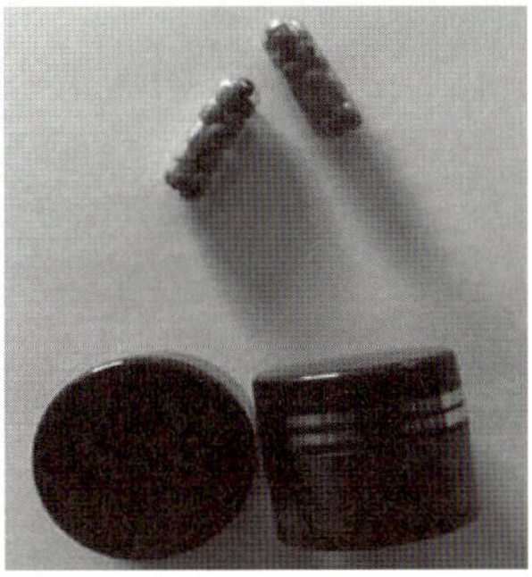

- 심한 간질 증상 시 심장 안정&혈액순환을 개선시켜 경련 완화에 도움
- 항경련제를 줄여 나가는 데 큰 도움
- 경련 심할 때에는 용량 2배로 늘려 복용

우황청심환(진품사향)

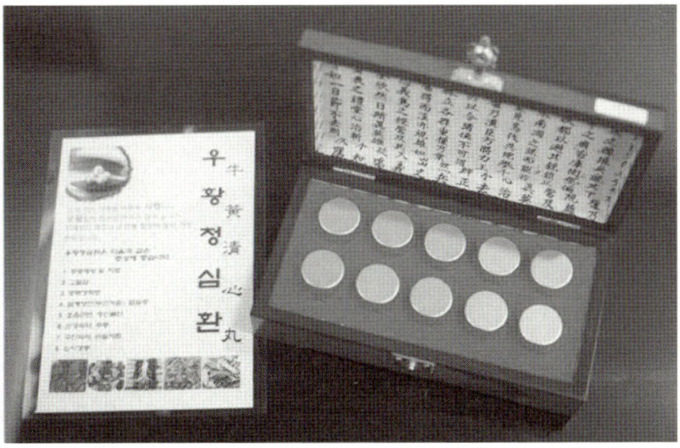

- 심장 불안, 초조, 불면
- 진품 사향 처방으로 처지거나 졸리는 증상이 없음

사향 공진단

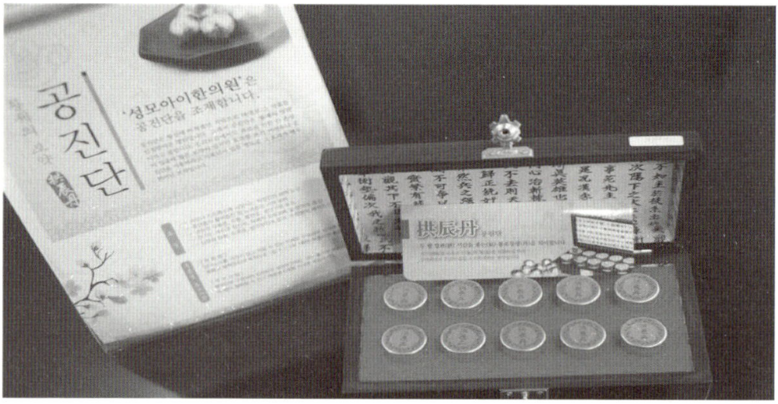

- 최고의 간을 보강하는 처방
- 수험생 보약
- 음주, 흡연, 만성피로, 큰 수술 후 회복 촉진

안심단(大, 小 선택가능)

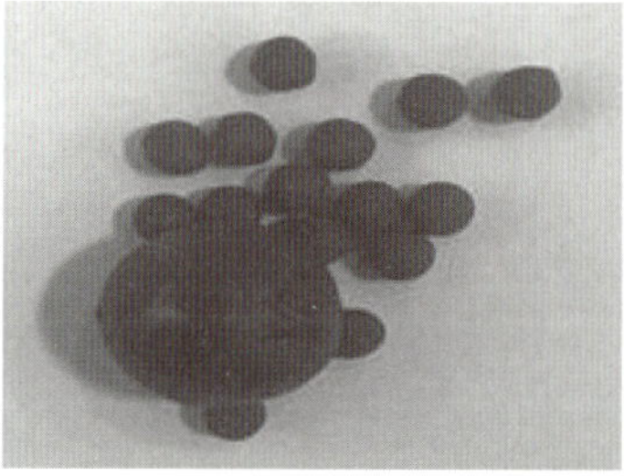

- 불안, 초조, 불면, 심장 안정, 뇌혈액 순환, 두뇌 향상
- 틱, ADHD
- 1년 이상 꾸준히 복용하는 약

우황청심환을 강화한 처방이다. 초 · 중 · 고등학생 및 성인의 초조, 불안, 불면, 틱, ADHD, 화병에 사용한다. 면역증강약재 등 꾸준히 복용할 수 있는 안전한 약재로 구성되어 있다. 쓴맛이 심하여 비위가 허약

한 사람은 처음에 먹기 힘든 경우가 있는데 적응하면 괜찮아진다. 복용하기 힘든 경우, 안심단(大)을 씹지 말고 절반이나 사분의 일씩 나누어서 삼키도록 한다.

안신환(小)의 경우 크게 놀랐거나 가슴이 답답하고 불안할 때 또는 숙면을 취하지 못할 때 복용하도록 한다. 포룡환이 영유아의 경기, 간질, 야경증 등에 복용 시 효과가 좋은 처방으로 널리 알려져 있다면 안신환은 청소년, 성인의 불안, 경기에 좋다.

사백산(증류한약)

– 새벽에 연속적으로 기침을 할 때, 물 대신 사백산 3~4팩을 복용

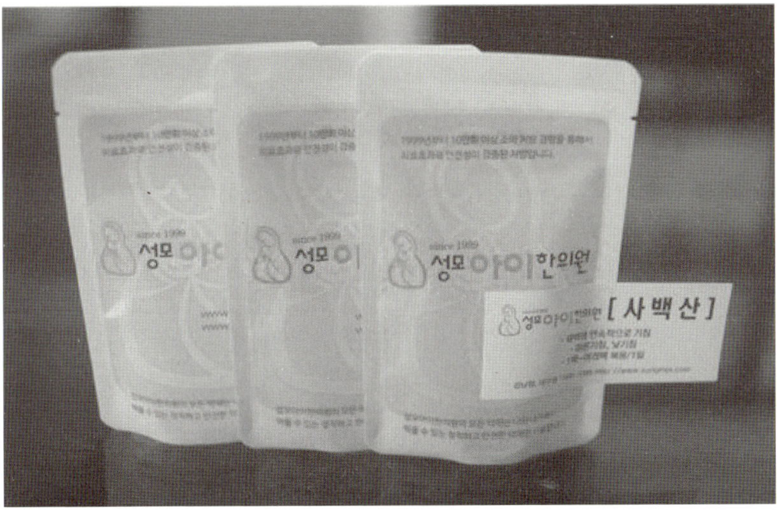

천식, 모세기관지염을 화학 약품 없이 근본치료할 수 있다.

삼소음●(엑스산제, 정제 중 선택 가능)

- 대표적인 한방 기침약
- 외출 후 갑작스러운 기침 증상이 있을 때 바이러스를 몸 밖으로 배출하는 처방

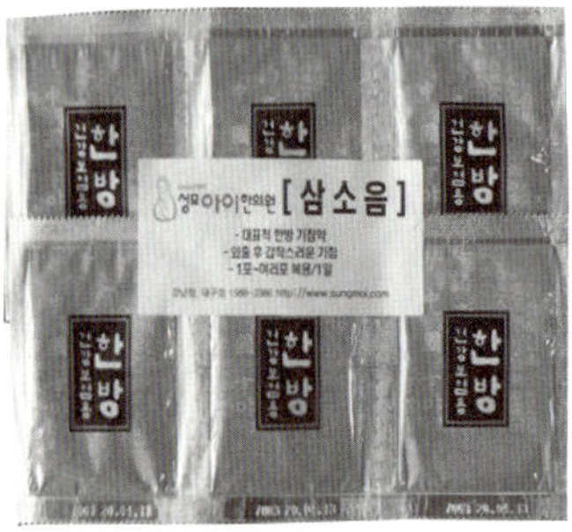

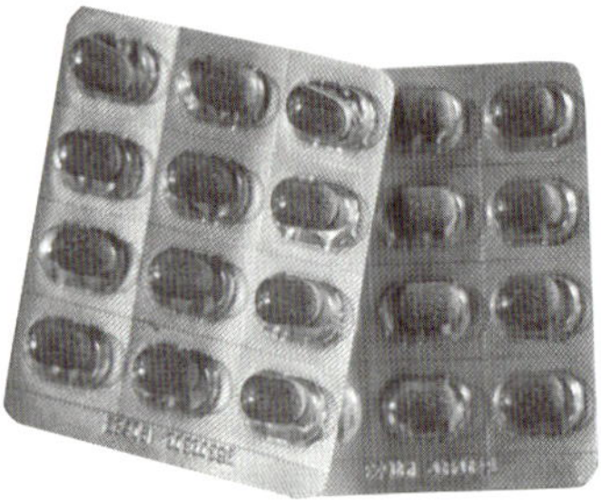

처방 구성이 독하지 않고 무난하여 영유아 및 성인의 초기 기침에도 도움이 된다.

담수방(증류한약)

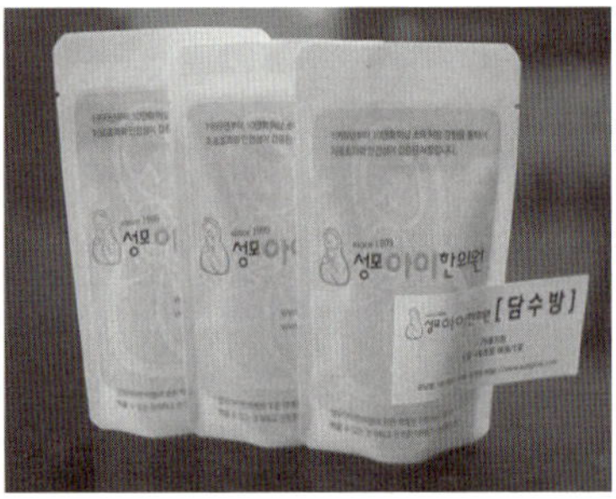

- 가래기침의 명약
- 담수방 3~4팩을 물을 대신하여 연속적으로 복용

(가래기침을 하면서 아이가 보채는 경우에는 포룡환을 함께 복용)

담수방을 복용하더라도 가래 기침이 호전되지 않는 경우도 가끔 있다. 그러한 경우에는 신속히 소아의 '체질'에 맞는 담수방을 처방하여 항생

제 없이 모세기관지염, 천식을 근본적으로 치료했다.

면역이 약한 영유아나 소아간질, 발달장애 아동들은 대체로 폐의 기능이 저하되어 있다. 그래서 모세기관지염, 천식(가래기침) 증상에 항생제, 진해거담제를 자주 복용하고 스테로이드제를 흡입하고, 기관지 확장제 패치를 장기간 사용해도 가래기침이 좀처럼 낫지 않아서 고생하는 경우가 매우 많다. 하지만 이렇게 화학약품을 장기간 복용하면 발달에 악영향을 미칠 수 있으므로 주의해야 한다.

이진탕●(정제)

– 가래기침, 담 결림, 메스꺼움, 다크써클

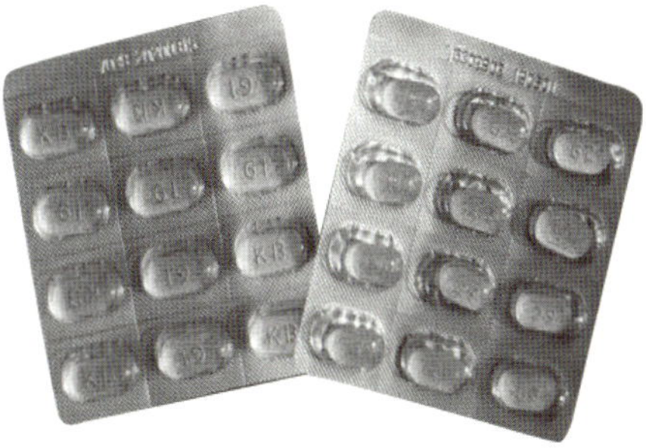

야수방(증류한약)

– 평소에 소화 기능이 좋은 영유아의 심한 야간 연속기침에 처방

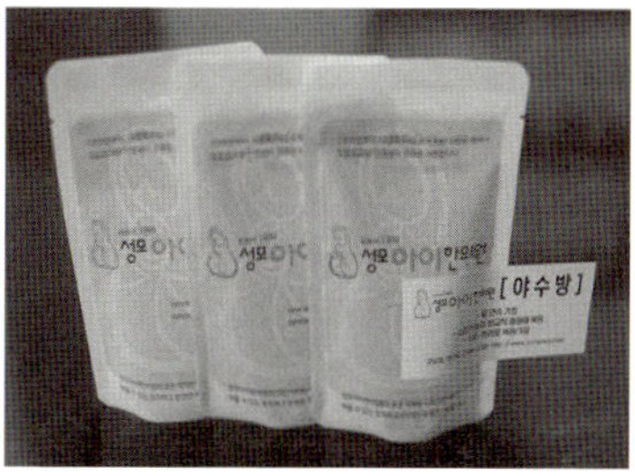

화학약품의 복용으로도 연속 기침이

낫지 않는 경우가 많다. 이때, 야수방을 복용하고 호전되는 경우를 많이 목격했다. 또한, 야수방은 기관지 점막에 수분을 공급하는 처방이므로 소아 천식의 근본적인 처방이 된다. 장기간 지속된 소아 천식은 개인의 체질에 맞는 야수방을 통해서 대부분 근본치료가 가능했다.

향갈탕(증류한약)

- 초기 감기
- 첫날 콧물, 기침, 몸살

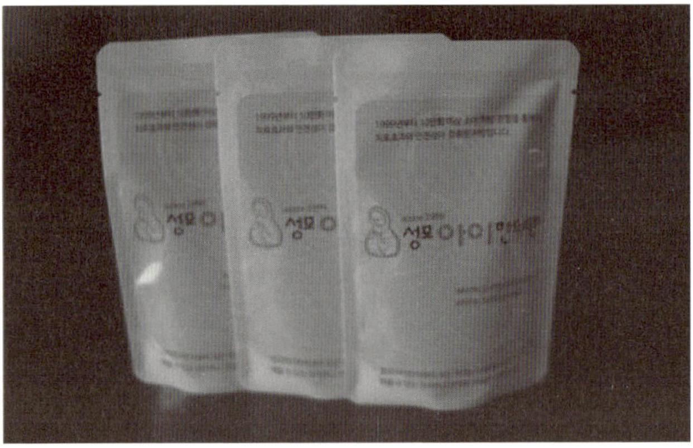

인삼패독산●(엑스산제)

– 목감기(감기로 인한 편도선염, 목의 통증), 몸살감기(온몸이 쑤시고 아픔)에 복용

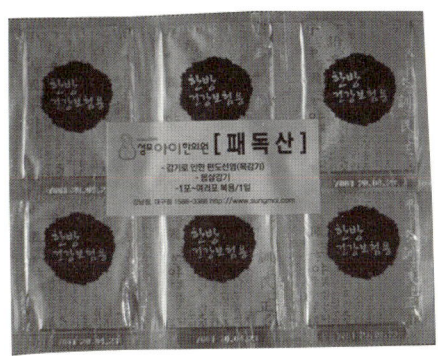

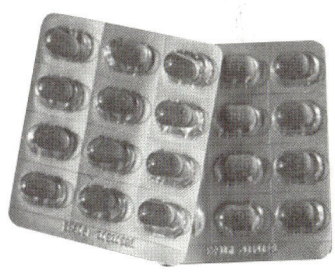

영유아뿐만 아니라 성인에게도 효과가 있다.

소청룡탕●(엑스산제, 정제, 연조엑스 중 선택 가능)

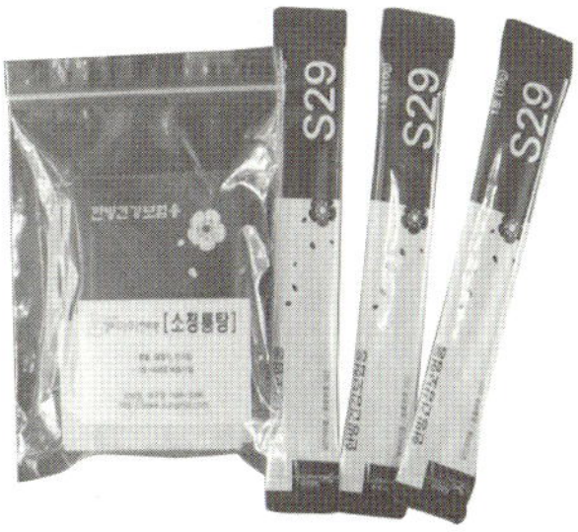

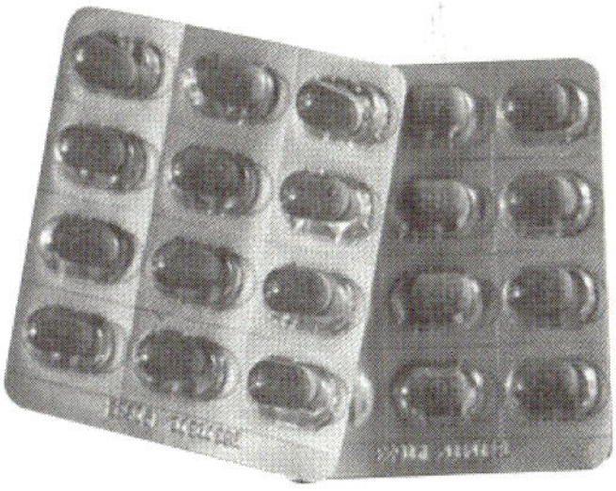

– 콧물, 재채기, 잔기침에 처방

현대 의학에서는 초기 비염에 코의 가려움증을 완화하기 위해서 항히스

타민제를 사용한다. 항히스타민제는 콧물과 재채기에는 양호한 효과가 있지만 피로, 졸림, 입 마름 등 면역저하 증상의 부작용이 있다. 따라서 영유아 초기의 맑은 콧물, 재채기에 체질에 맞는 면역증강탕과 소청룡탕을 함께 복용한다.

영유아의 만성 비염의 경우, 아이의 체질에 맞는 면역 증강탕을 꾸준히 복용하면 대부분 근본치료되어서 수년간 화학약품을 복용하지 않고도 잘 지내게 된다.

형개연교탕●(엑스산제, 연조엑스)

– 누런 콧물, 코 막힘 등 축농증에 사용

(소화 기능이 비교적 좋은 소아에게 처방)

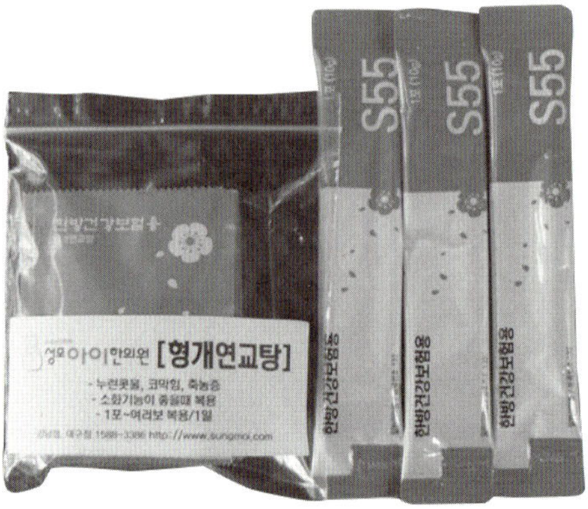

항생제를 장기간 복용해도 낫지 않는 만성 축농증은 면역력이 저하되면 증상이 더욱 심해진다. 이러한 경우, 항생제 대신 소아의 체질에 맞는 축농증 근본치료 면역증강탕을 형개연교탕과 함께 복용하면서 대부분의

영유아 및 성인 축농증이 근본적으로 치료되었다.

평위산(평위단)●(증류한약, 엑스산정, 정제 중 선택 가능)

– 소아의 소화불량, 복통, 구토에 처방하는 한방소화제

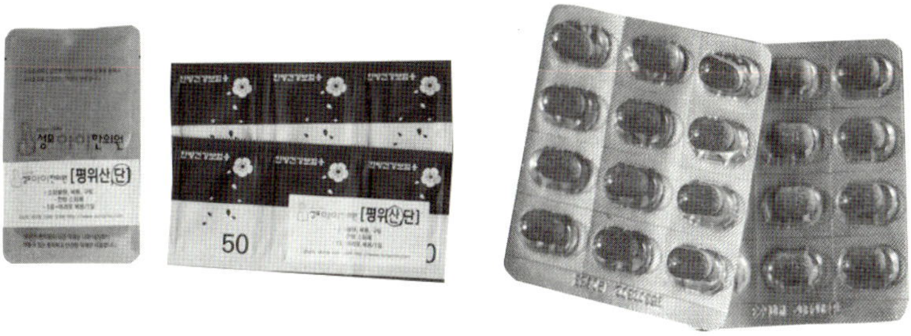

삼출건비탕●(연조엑스)

– 소화불량, 갑작스런 식욕부진

– 메스꺼움

– 명치 통증을 동반한 소화불량, 구토, 설사

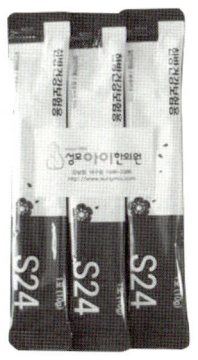

위령탕(2-2/증류한약)

- 영유아의 장염 및 설사 증상에 처방

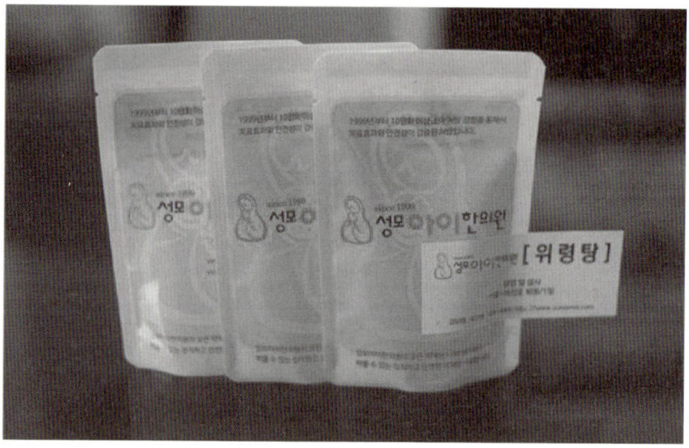

영유아들은 설사를 할 때 항생제 및 지사제를 사용해도 잦은 설사, 장염에 시달리는 경우가 많다. 이때 화학약품 없이 위령탕 복용만으로도 장염이 낫는 것을 경험할 수 있다. 근본적으로, 위장 기능의 면역력을 증강시켜 주는 처방을 통해 소아장염은 완치될 수 있다.

오적산●(정제)

- 위장염
- 허리통증, 신경통, 관절통
- 월경통, 냉증, 갱년기장애
- 두통

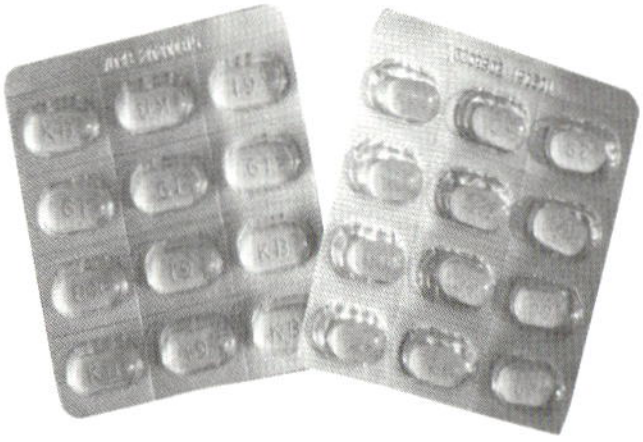

소화환

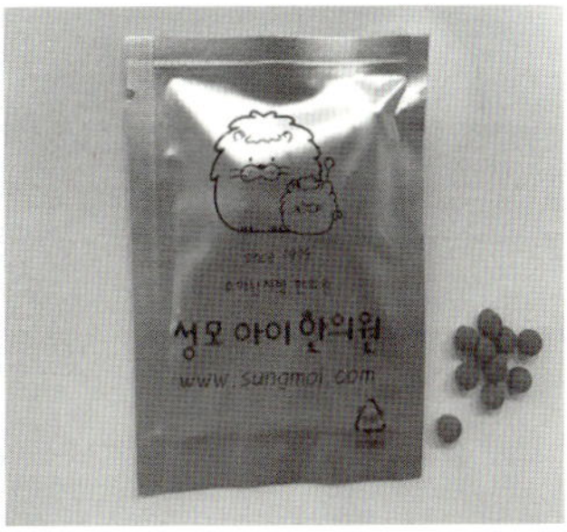

- 소화불량, 식체, 복통, 구토 시 복용
- 1회 복용 시 성인 20환/소아 10환

변비, 트림을 자주 하거나, 신물이 올라올 때 혹은 가슴이 두근거리는 증상이 있으면 처방한다. 생리통이나 소화 불량으로 경련을 하는 경우 막힌 것을 뚫어주는 의미도 있다. 가래 기침, 특히 가래가 많고 열이 있을 때 먹어도 도움이 된다.

작약 감초탕●(정제)

- 손, 발 저림
- 갑작스러운 신체 각부 근육의 이상긴장, 떨림, 근육통

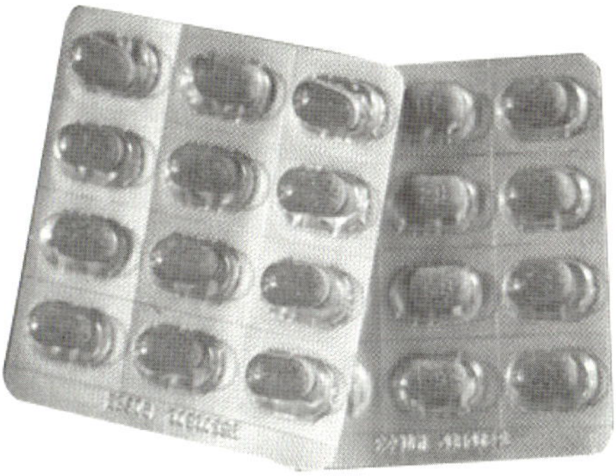

성모 어린이/수험생 집중력 개선환

- 기억력 증진, 감각 신경 촉진 작용
- 인지능력, 집중력 향상
- 사고력과 두뇌 회전력 향상

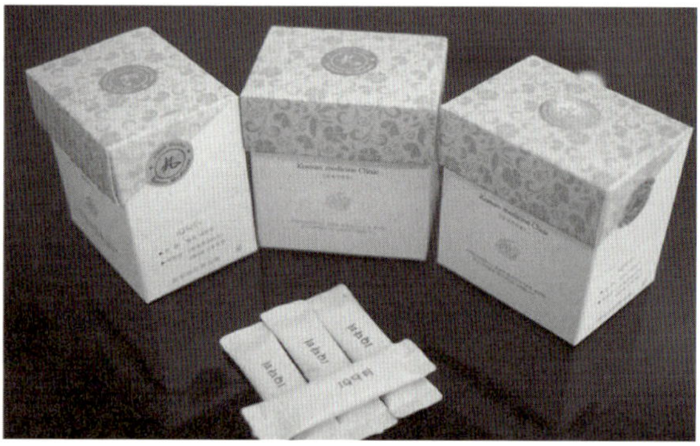

발효 당뇨환

- 혈당강하, 인슐린 분비 촉진

오래 복용하게 되면 병원에서 처방받은 당뇨병약을 점진적으로 끊어 나갈 수 있다.

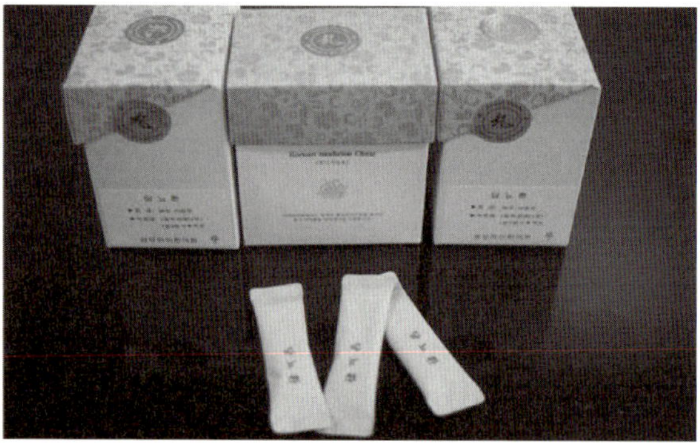

십년환	예민하고 마른 체형의 소화불량
아토피환	– 피부건조, 보습효과, 피부면역력 개선 – 아토피, 건선, 각종 피부질환, 트러블
신기환	일반형 성장환 – 성장 촉진, 성장통 완화, 보혈작용
성모 비감환	– 비만 체중 감량, 배변활동 원활

팔물환	비위허약형 성장환 (비위허약형: 잦은 복통, 식사량이 적거나 입이 짧다. 오래 씹음 등) – 성장 촉진, 성장통 완화, 보혈작용
소합향원	– 크게 놀라서 의식 잃음 – 중풍으로 의식불명 – 뇌전증 가정의 필수 상비약
정지환	– 협심증 – 심근경색 – 중풍으로 의식불명 – 고혈압 예방

CHAPTER 6

T브레인 학습클리닉

v 함께 병행하면 도움되는 훈련들

뇌파훈련(NEUROFEEDBACK)
청지각훈련(TLR LIFT)
시지각훈련(읽기분석기 HTS.PVT.PTSII)
감각통합훈련(IM)

1

T브레인이란?

정신과 전문의와 소아 뇌질환 전문 한의학 박사의 자문을 통해 탄생한 T-Brain!

미국 현지에서 직접 도입한 검증된 정품장비와 양, 한방 전문가들의 자문으로 발전된 프로그램을 통해 우리 아이의 뇌 기능을 향상시킬 수 있습니다! 이는 학습 능력 향상뿐 아니라 성격 발달에도 큰 도움이 될 것입니다.

BARIN IS BODY!

BRAIN SAYS WHAT IS THE PROBLEM IN YOUR BODY.

START TRAINING, RIGHT NOW!

T-brain에서는 학습과 관계되는 뇌 기능 평가와 그에 따른 뇌 기능 개선을 목표로 훈련하고 있습니다.

대부분의 학생들이 수많은 시간과 비용을 들여가면서 공부를 하지만 학습 능력이 향상되지 않는 경우가 허다합니다.

학습은 두뇌 내적인 기능과 좋은 학습방식과 환경들의 외적인 기능이 결합되어야 최상의 효율성을 가질 수 있습니다.

지금까지 우리는 두뇌 신경학적인 요인은 무시한 채 교육방식의 개발에 더 많은 시간과 비용을 지불해왔습니다.
길을 닦아놓지 않은 곳에 차가 달리게 되면 차가 고장이 납니다. 다시 말해서, 공부를 할 수 없는 신경학적 문제를 개선시키지 않고 계속 공부를 가르치고 수많은 숙제를 내어주고 시험결과를 기대하면 이 학생은 스트레스로 인해 학습능력은 물론 또 다른 정신적, 행동적 문제가 발생할 수 있습니다.
공부를 못할 수밖에 없는 신경학적 기능상의 문제를 간과한 채, 공부를 선천적으로 싫어하는 아이, 게으른 아이, 노는 것밖에 모르는 아이, 둔한 아이 등 부정적 시선으로 그 아이가 갖고 있는 타고난 재능이 발휘되기 전에 좌절시켜버리는 결과를 초래하게 합니다. 어떤 사람은 자신의 기능이 좋으면 그 기능에 맞는 행위를 하게 됩니다. 반대로 그 기능이 좋지 않으면 그 기능을 사용하려 하지 않습니다. 이것은 팔이 아프면 팔을 사용하지 않으려는 것과 마찬가지입니다.
사람은 지문이나 혈액형이 다 다르듯이 생각하고 반응하는 신경학적 양식이 다르게 태어납니다.

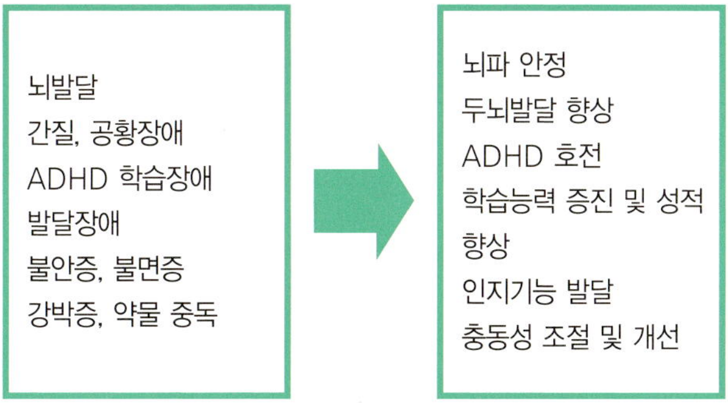

T–brain은 사람이 저마다 타고난 신경학적 특성 프로파일을 찾아내어 이 사람이 갖고 있는 장점과 현재 및 미래에 어려움에 처할 수 있는 상황의 예측과 극복방법, 두뇌 적성 등을 평가하여, 타고난 신경학적인 자기 자신을 발견하도록 도움을 줄 것입니다.

그리고 두뇌 기능 평가 후 맞춤형 기능 개선 프로그램을 적용시켜 학습능력을 저하시키는 요인을 개선시킬 것입니다.

무조건 자녀에게 잘해 주는 것보다 자녀의 두뇌 특성을 알고 그에 맞는 양육 방식을 적용하는 과학적인 부모가 되어야 하지 않겠습니까?

지금도 드러난 결과만으로 학습장애, 난독증, 정신 지체 등으로 낙인찍는 경우가 많이 있습니다.

2

뉴로피드백 뇌파훈련

뇌파훈련의 적용

다양한 연령, 내과 질환까지 적용 학업 · 일 등으로 인한 스트레스 감소 효과, 자폐, 학습 부진, 주의력결핍과잉행동장애(ADHD), 야뇨증, 불안, 틱장애, 중독, 우울증, 불면증, 인지 기능장애 등 정신 질환과 간질(발작) · 뇌졸중 등 신경계 질환을 넘어 고혈압 · 과민성대장증후군 등 내과 질환에 적용한 사례도 속속 등장하고 있습니다.

주의력 향상, 피로도 감소, 면역력 향상, 브레인지수 상승 등 치료 효과도 보이는 것으로 밝혀지고 있으며 훈련 부작용도 보고된 바가 드뭅니다.

훈련의 목적은 뇌가 정상적으로 기능하도록 훈련함으로써 각 개인이 가지고 있는 질환에 관련된 특징적인 뇌파를 변화시켜 해당 증상을 줄이는 것입니다.

질환이 없는 경우에서도 주의력이나 심리적 안정성 등 각 개인의 뇌 기능을 최대화하여 시험 전과 같이 학업이나 업무능력을 향상시키기 위해서도 사용됩니다.

뇌전도

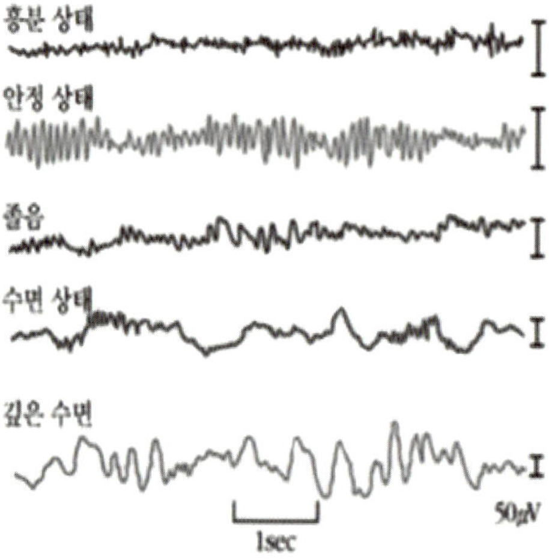

| (a) 각 상태별 뇌파

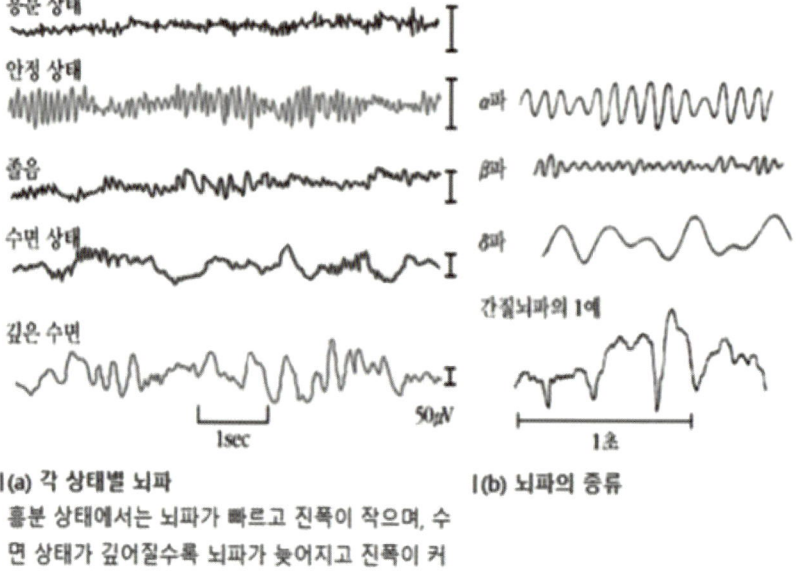

흥분 상태에서는 뇌파가 빠르고 진폭이 작으며, 수면 상태가 깊어질수록 뇌파가 늦어지고 진폭이 커짐

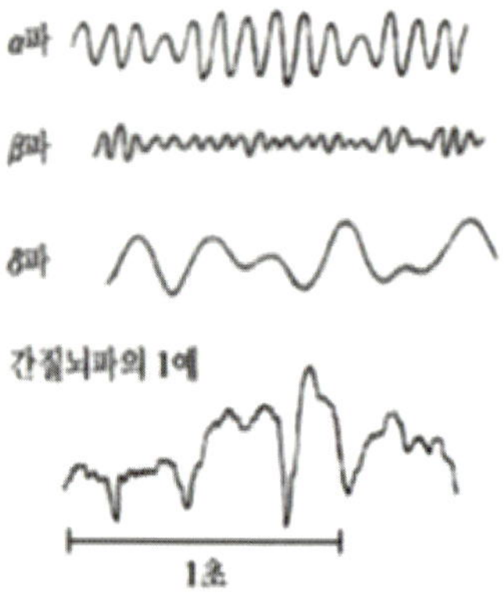

| (b) 뇌파의 종류

※Delta Wave

Frequency Bands	Correlations
0.5~3Hz **Delta**	움직임과 눈 깜박임→artifact. 뇌손상. 학습장애. 영아들에게서 우세주파수.

δ = 0.5 ~ 4Hz

(1) 중심주파수 약 1.3Hz

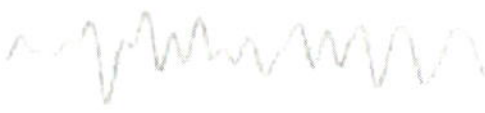

(2) 뇌파 중 진폭이 가장 크기 때문에 침투력이 강함

(3) 잠잘 때 나 혼수상태에서 나타남

(4) 두뇌영역 중에서 생명에 직접 관계된 연수, 뇌교, 중뇌 부위에서 주로 발생하며, 감정에 관여하는 구피질 영역과 정보의 입출력과 사고 판단에 관여하는 신피질(대뇌)의 활동이 멈추는 깊은 수면 시에 지배적으로 크게 나타난다.

※ Theta Wave

Frequency Bands	Correlations
3~5Hz **Low Theta**	Tuned out. 졸린상태
6~7Hz **High Theta**	내부적응, 기억회상에 있어서 중요. 창조적일 수 있음. 외부적인 학습자극(읽기, 듣기)에 집중하는 것 아님. 어린 아이들에게서 우세 주파수.
7.5~8.5Hz	시각화

θ = 4 ~ 8 Hz

(1) 중심주파수 약 6.3Hz

(2) 델타파 다음으로 진폭이 크고 느린 서파에 속함

(3) 깊은 수면상태가 아닌 졸릴 때 나타남

(4) 두뇌영역 중에서 감정. 감성에 관여하는 구피질 부위에서 지배적으로 크게 나타난다.

(5) 감정. 감성영역에서 주로 지배적으로 관여하기 때문에 예술적인 노력을 기울일 때나 마음의 상처가 있거나 즐겁고 기쁜 업무나 놀이 시에 크게 나타난다. 그러므로 쎄타파 결손 시에는 장기기억과 감성을 저장하는 능력이 저하되어 열정, 창조, 생활의 즐거움을 상실 될 수 있다.

(6) 무의식 보다는 잠재의식 상태와 관계가 있으며, 즉 의도적으로 잠재의식을 유도할 때 무의식상태 보다 쉽게 가능하며, 이러한 에너지유도의 힘은 무한한 창조력과 통찰력을 발휘하게 하고 잠재된 무한의 능력을 현실처럼 사용도 가능해진다.

※ SMR

Frequency Bands	Correlations
13~15Hz **SMR**	Sensory Motor Rhythm→ only C3,Cz,C4 영역. 운동과 감각활동의 감소, 각성과 집중의 상태의 결합. 평온상태, 걱정과 충동성의 감소. 불수의적(무의식) 운동의 감소

SMR/ β = 12 ~ 30 Hz

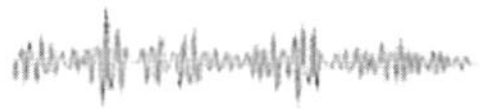

(1) 중심주파수는 약 12.7Hz

(2) 속파에 속하며, 수동적 두뇌활동의 상태, 최근에 발견된 중요한 파 이기도함.

(3) 귀아래에서 두뇌위 중심까지의 대뇌(신피질)영역에서 지배적으로 발생. 주의력 부족시에 이영역을 집중적으로 훈련한다.

(4) 간단한 집중요하는 문제 해결 시 활성. 의식상태에서 긴장이완 요구시 나타남. 베타파에 비해 적은 에너지로 모든 일을 쉽게 해결하는 능력을 발휘함.

※ Alpha Wave

Frequency Bands	Correlations
8~10(or11)Hz **Low Alpha**	명상과 같은 편안한 상태에서 나타남. 성인에게서 우세 주파수.
12Hz(11~13Hz) **High Alpha**	각성, 깨어있는 상태. 이완된 상태. 높은 알파 보이는 사람 → 높은 지능

α = 8 ~12 Hz

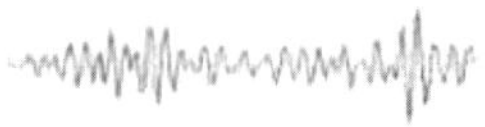

(1) 중심주파수는 약 10.3Hz, 범위는 8~12Hz
(2) 속파와 서파의 중심이며, 잠재의식과 의식을 연결하는 중대한 다리와도 같음
(3) 의식이 높은 상태에서 몸과 마음이 조화를 이루고 있을 때 발생됨
(4) 알파파의 감소→ 과거나 미래의 접근 어렵고, 현실에 집착하는 경향
E.O 상태에서 알파파 증가→ 과거에 닫혀있거나, 미래의 환상에 사로잡힌 상태일수 있음

※ Beta Wave

Frequency Bands	Correlations
16~20Hz **Beta**	인지적 활동을 요하는 문제 해결 시 활성화 됨

(1) 중심주파수는 약 17.3Hz
(2) SMR파보다 속파이며, E.C→측두엽, E.O→전두엽에서 지배적으로 나타남.
(3) 능동적 뇌기능 수행 시. 또한 긴장. 스트레스를 받을 때에 나타남. SMR파 상태의 과제수행 때보다 좀더 복잡한 업무 수행 시에 사용됨.
(4) 문제 해결위해 지속적으로 베타파 발생을 하게 되면 긴장과 불안상태가 생기며, 가속화되면 문제해결이 아닌 상태에서도 베타파가 지속적으로 생기게 되고 이것이 대표적인 Anxiety이다.

※Gamma Wave

Frequency Bands	Correlations
38~42Hz **Sheer(Gamma)**	인지적 활동- 주의와 학습장애 개선에 도움

γ = 30 – 50 Hz

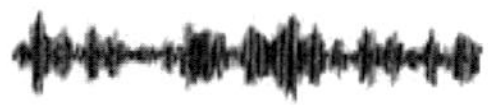

(1) 중심주파수는 약 40Hz
(2) 두뇌활동 중 가장 빠른 속파이며, 긴장과 능동적 고도의 복합정신기능 수행 시 나타남.

NEUROFEEDBACK(뇌파훈련)
2015.2.~2016.12

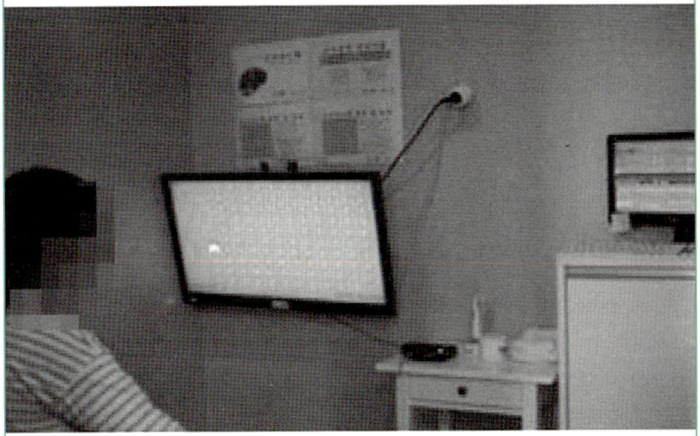

A양의 뇌파훈련 결과
뇌파 측정치가 1:1:1.5가 평균치이나
과도한 하이베타 상승으로 불안정했던 뇌파수치가
60회 후 뇌파가 안정이 되고 10년간 복용했던
항경련제도 완전히 끊게 되었고
아버님이 뉴로피드백 효과 있다고 주장

수치변화 hight B 10.5 → 7.14로 수치 감소

훈련의 목적은 뇌가 정상적으로 기능하도록 훈련함으로써 각 개인이 가지고 있는 질환에 관련된 특징적인 뇌파를 변화시켜 해당 증상을 줄이는 것이었습니다.

질환이 없는 경우에서도 주의력이나 심리적 안정성 등 각 개인의 뇌 기능을 최대화하여 시험 전과 같이 학업이나 업무능력을 향상시키기 위해서도 사용되었습니다.

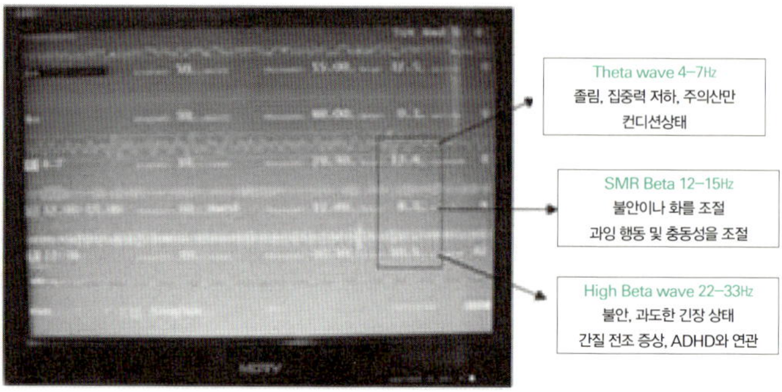

전체적인 뇌파밸런스의 흐트러짐을 보았을때 수년간의 항경련제 복용으로 기능저하가되어있었으며 하이베타수치 과잉활동으로가 보아 불안, 긴장의 상태를 알수있다.

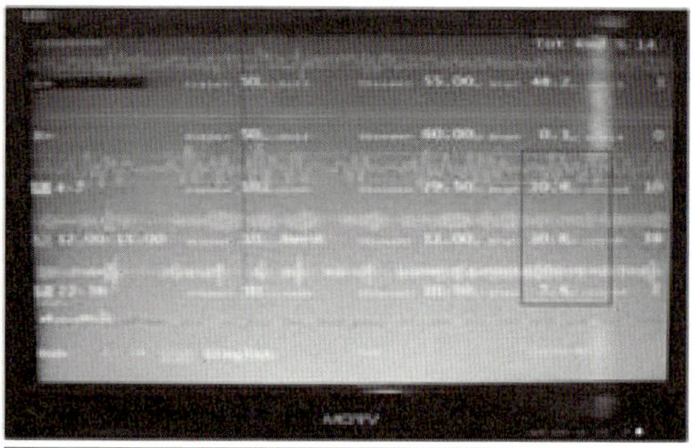

뉴로피드백 60회 이상 진행결과

하이베타를 안정시켜주는 비약물요법

뉴로피드백과 한약치료를 시행함에 따라 간질증 환아는 외적으로 보이는 모습부터 눈빛, 언어, 집중력, 인지기능 및 성격까지 긍정적인 훈련 효과를 본 사례이다.

수치변화 hight B 10.5 → 7.4로 수치 감소

3

청지각훈련 TLP/LIFT

토마티스 훈련 프로그램은 두뇌훈련 프로그램의 창시자인 프랑스의 이비인후과 의사 앨프리드 토마티스(Alfred Tomatis)의 이름에서 비롯되었습니다.

1920년 1월 1일 프랑스 남부 니스에서 오페라 가수의 아들로 태어난 토마티스 박사는 목소리와 청력의 문제로 고통을 호소하던 오페라 가수들의 치료를 맡게 되었는데, 그 원인을 분석, 실험하던 중 청력의 문제가 단순히 '귀'의 문제가 아닌 '뇌'의 문제라는 것을 발견하게 되면서 이를 치료하기 위한 훈련 프로그램을 연구하게 되었습니다.

그는 귀는 단순히 듣기 위한 기관으로 알려져 있던 그간의 상식을 뒤엎고, 귀는 수동적으로 듣는 행위를 넘어서 우리가 원하는 소리는 취하고, 원하지 않는 소리는 거부하는 능동적인 포커스 활동을 하는 기관이라는 사실을 밝혀냅니다.

우리는 지금까지 듣기나 말하기에 문제가 있는 경우에 이를 치료하기 위한 수단으로 단순히 표현영역(out put)에만 집중하여 훈련해 왔습니다.

그러나 이러한 훈련은 근원적인 문제인 듣기와 관련된 뇌의 문제(in out)를 해결해 줄 수 없기 때문에 그 효과가 미미하거나 한시적으로 그치게 되었습니다.

토마티스 훈련 프로그램은 'IN PUT'의 문제를 해결하는 근본적인 해결 훈련입니다.

공부는 많이 하는데 성적이 잘 나오지 않거나,
직장에서 업무수행 능력이 갑자기 떨어진다거나,
책을 읽어도 무슨 말인지 이해가 되지 않거나,
상대방이 하는 말을 듣기는 했으나 무슨 말인지 이해되지 않는 것은 지능의 문제가 아니라 '듣기'와 관련한 '뇌'의 문제인 것입니다.

청각적 난독증은 전문용어로는 Dysphonesia라고 부르는데, 이는 음성 정보를 음소와 음절을 이용하여 단어로 구성해내는 능력이 부족함을 의미합니다. 즉, 듣고 이해하는 데 어려움을 겪는 유형이죠.

난독증에 대한 많은 연구결과에 따르면, 난독증의 가장 큰 원인은 소리를 처리하는 능력의 부족입니다.

즉, 글을 읽고 이를 소리로 바꾸는 능력과, 그 소리를 단어로 바꾸는 능력이 빠르고 정확하게 진행되지 못함에 따라 문제가 발생합니다.

난독증의 원인 중 하나는 글자들의 소릿값을 처리하는 두뇌 '청각피질'의 문제입니다.
이러한 문제를 가진 이들은 단어를 이루는 음소들의 소릿값, 즉 음운들을 변별하는 능력이 일반인들에 비해 느리고 부정확함으로써 눈으로 글자를 보고, 뇌에서 인지하는 과정에 지체나 오류가 발생하게 됩니다.
자녀들 중 일부는 공부하러 방안에 들어가 있으면서도 밖에서 하는 이야기가 들린다며 가족들에게 조용히 해줄 것을 요구하기도 합니다. 이들은 TV를 볼 때, 볼륨을 과도하게 높이거나 낮추는 경향이 있고, 주변이 조금만 시끄러워져도 TV 소리에 귀를 기울이지 못합니다.

이처럼 청지각이 너무 예민한 사람은 필요한 소리에 귀를 기울이지 못하기 때문에 사실 하나도 안 듣는 것과 같습니다. 그게 무슨 말이냐고요?

귀의 듣기 기능 중에서 가장 중요한 두 가지 기능은 들어야 할 소리에 집중하는 '선택적 경청'과 여타 필요 없는 소리(잡음)들을 걸러내는 '소리방어(Filtering)' 기능입니다. 이 기능이 좋지 못하면, 조그만 소음에도 집중이 깨지고 산만해지는 경향을 보입니다.

이들은 집중해서 수업을 들어야 하는 상황에서도 보통 아이들보다 훨씬 더 많은 에너지를 써서 끊임없이 귀를 기울여야 하기 때문에 오랜 시간 동안 말로 내용을 전하는 수업에서 집중하기 어렵습니다.
이와 같이 경청과 소리방어 능력, 그리고 명료하게 듣는 것에 문제가 있으면 '청각적 난독증'이라 하며, 이는 읽기에서부터 듣기에까지 전 영역에 걸쳐 영향을 미치는 것입니다.

소리를 처리하는 능력이 부족하기 때문에 글자의 소릿값을 구별하는 음운 인식 능력에서 어려움이 발생하는 것이죠.

우리의 청지각이 듣기뿐만 아니라 읽기에도 관여한다는 사실을 정리해보면, '듣기가 곧 읽기'라는 것입니다.

우리의 신체기관들은 반대로 연결되어 있기 때문에 따라서 왼쪽 귀로 들어오는 음성이나 소리의 정보들은 오른쪽 뇌로 전달됩니다.

문제는 음성의 단어나 뜻을 이해하는 부위가 왼쪽 뇌에 있다는 것이죠(참고로 말씀드리자면, 오른쪽 뇌는 음성의 높낮이나 거칠고 부드러운 정도 등을 알아본답니다). 이 때문에 우측 뇌로 들어온 말소리를 이해하기 위해서는 다시 언어중추가 있는 왼쪽 뇌로 전해져야 하는데, 이렇게 과정이 한 단계 더 길어지다 보니 문제가 발생하게 되는 것입니다.
그래서 왼쪽 귀 지배형인 사람들은 자주 되묻는 경향을 보입니다.

다음은 청각적 난독증의 증상들인데요. 이 중에서 3개 이상 해당된다면 청각적 난독증 검사를 해보실 것을 권장합니다.

청각적 난독증의 증상

- 빨리 말하는 것은 이해하기 어렵다.
- 음악이나 기계적인 소리로 인해 주변이 시끄러우면, 말의 뜻을 이해하기 어렵다.
- 말하는 사람의 얼굴이나 표정을 보지 않으면 내용을 이해하기 어렵다.
- 여럿이서 말하는 환경에서는 특히 집중하기 어렵다.
- 크고 조용한 강당에서는 말이 선명하게 들리지 않는다.
- 사투리가 심한 사람의 말은 잘 알아듣지 못한다.
- 말귀를 잘 알아듣지 못해 자주 되묻는다.
- 말할 때 치킨을 '키친'이라고 하거나 스파게티를 '파스게티'라고 한다.

본원에서 청지각훈련 TLP/LIFT 중인 아이들 모습

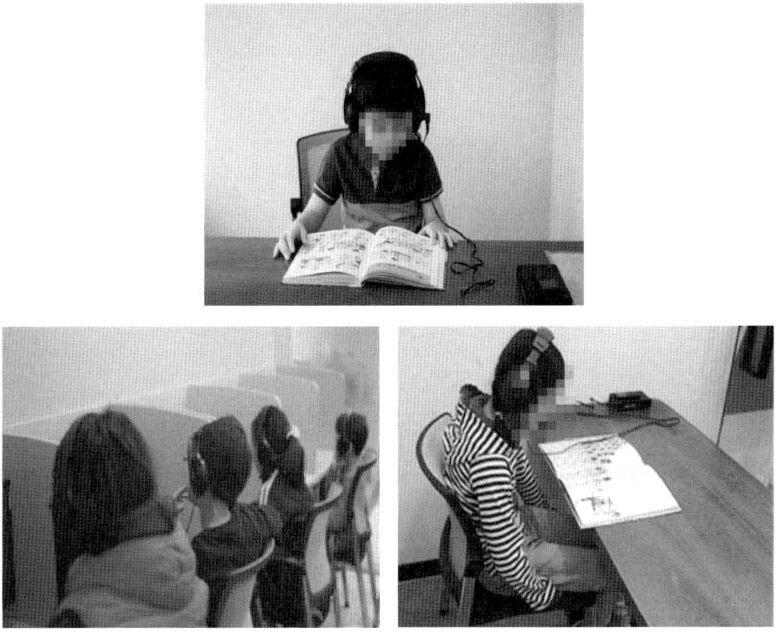

박○○/10세/남

치료기간(2015.10~현재)
C/C 경련
EEG MRI normal
항경련제 5Y 복용– 토파맥스1일 2회 센틸 3/4 2회.
심하면 감기약, 새로운 경련
O/S. 5세(2010년, 1월) 탈장 수술 일주일 후 발병
(입 주위 움찔움찔)
P/L 6세 이후 경련 없었음.
항경련제 토파맥스 → 트리맵탈 복용 후입 주위 심하게 움찔
머리를 탁탁 위로 쳐듦(토파맥스에서 센틸로 바뀜).

동반증상
어릴 때로 난청X 입면 힘듦. 잠이 들면 깨지 않고 잘자는 편,
예민, 항경련제 복용 후 겁↑
눈, 손 협응력↓
언어표현능력 부족

↓

청지각훈련, 감각통합 진행 중

발음이나 언어표현력이 많이 부족하여
친구들과의 관계에서 의기소침했으나
청지각훈련을 통해 및 말하기가 좋아지고 표현능력이 향상됨.

감각통합훈련을 통해 손발의 동작의 부자연스러움,
타이밍 능력이 평균대별 기준 점수보다 매우 초과됨.
현재 훈련 중, 충동성 조절, 동작 개선

4

시지각훈련 (읽기분석/PVT/PTSII)

시지각 훈련(Vision Training)

시지각 훈련은 단순히 보는 것만이 아니라 검색(inspection), 분별(Discrimination), 식별(Identity), 해석(Interpretation)하는 등 시지각적 정보를 받아들이고 처리하는 과정을 훈련하는 것입니다.
자신이 본 내용을 이해하지 못하거나 기억이 나지 않는 것, 글을 읽었으나 내용을 이해하는 데 지나치게 시간이 많이 걸리는 것 등은 이러한 시지각 정보를 처리하는 과정에 문제가 있는 경우입니다.

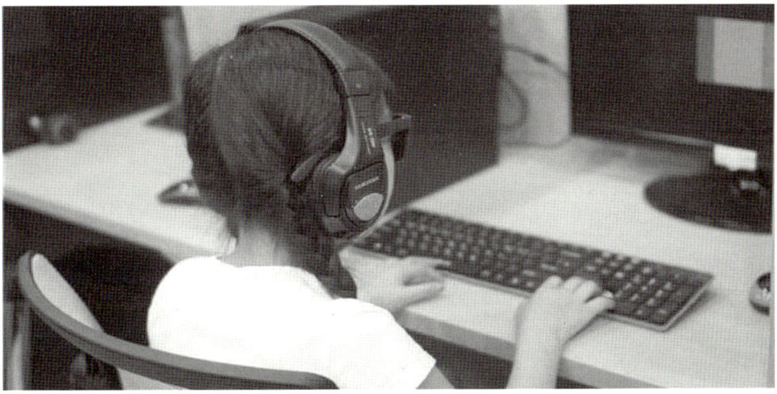

시지각훈련, 누구에게 필요한가?

- 읽기와 학습을 하는 데 어려움이 있는 사람
- 책을 읽고 난 후 무엇을 읽었는지 기억을 잘 못 하는 사람
- 책에 있는 대로 읽지 못하는 아이
- 옮겨쓰기, 베껴쓰기가 안 돼 효율이 떨어지는 아이
- 책을 읽을 때 눈 충혈, 두통, 속 불편함 등의 신체 이상증상이 나타나는 아이
- 맞춤법 띄어쓰기가 또래에 비해 안 되거나 글자 크기가 들쑥날쑥한 아이

훈련 후 읽기능력 변화

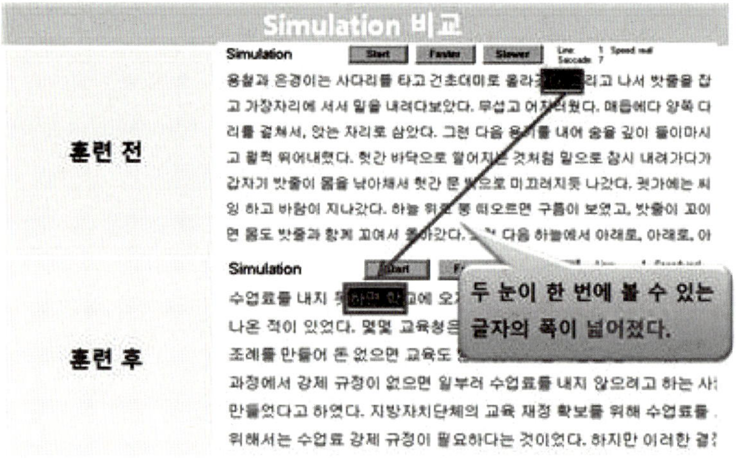

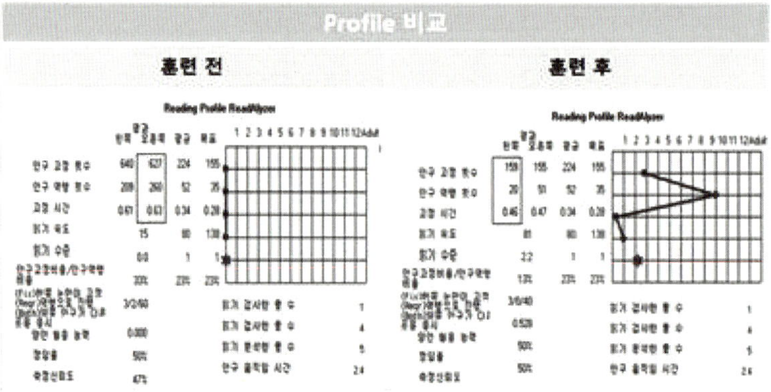

5

감각통합훈련(IM)

IM(Interactive Metronome)

두뇌를 기반으로 한 수행능력을 향상시키는 감각운동통합 프로그램으로 컴퓨터에서 생성되는 규칙적인 소리에 맞추어 13가지의 손과 발동작을 반복적으로 수행합니다. 이때 청각적인 안내음이 동작의 타이밍이 정확한지, 빠른지, 느린지를 알려주는 피드백을 줍니다.

손, 발 협응력이 부족한 발달장애 아동, 충동장애 또는 ADHD를 갖고 있는 아동의 충동성, 집중력, 운동 협응성 등 감각운동통합 기능을 평가하며, 동시에 훈련할 수 있습니다.

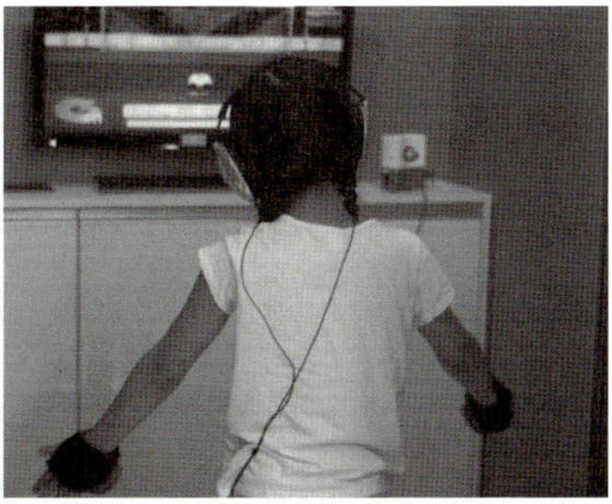

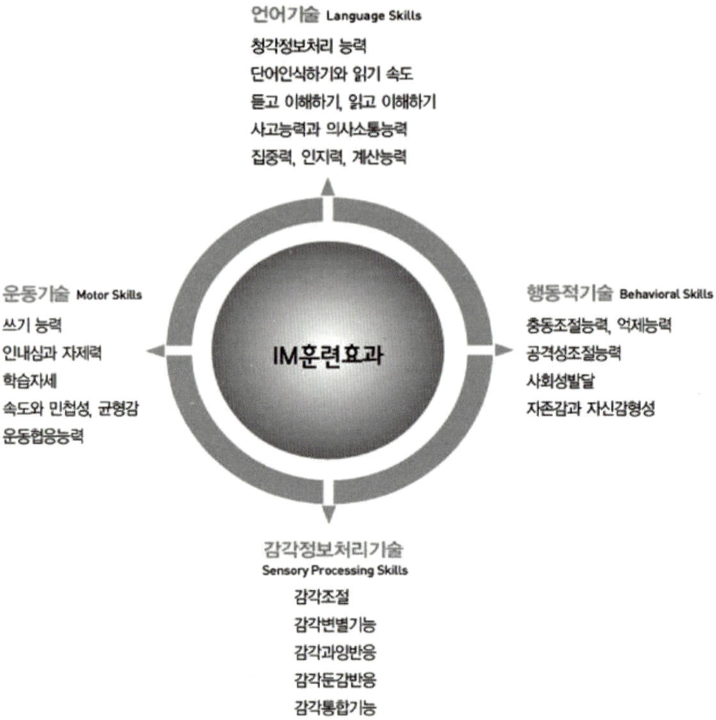

감각운동통합훈련, 누구에게 필요한가?

- 걷기/협응 문제
- 생각이 느린 사람
- 말이 느리고 말더듬이 있는 사람
- 충동성이 강한 사람
- 글쓰기가 지저분하고 악필인 사람
- 조직적인 작업이 잘 안 되는 사람
- 새로운 정보를 학습하기 어려운 사람
- 동작이 서툴고 사고의 위험이 있는 사람
- 발달성 협응장애

발달 치료를 위하여 IM(감각운동 통합훈련) 30회 진행

이○○/7세/남

O/S. 2007년(4년 전)

P/I.

4년 전 열성경련 이후 경련 지속. 3년 전부터(2014) 현재까지 topirarmate, orfil, clonazepam 복용 중이나 경련발작 지속 중이며, 진정이 안 됨.

✔ **동반증상**

열성경련 이후 발달지연(구음장애, 인지장애) 비염(축농증)

예민한 편. 항경련제 복용 이후 2차성 야뇨(매일)

✔ **한약과T브레인학습클리닉 병행 후**

치료 2개월 후부터 항경련제 용량 줄였으나 경련 횟수는 오히려 감소. 짜증 내고 보채는 것 감소.

치료 3개월(2014.3) 후 항경련제 중단. 초점발작 소실.

치료 4개월(2014.4) 경련 2회. 이후 현재까지 경련 없음.

(2014.6.) **야뇨 소실. 눈빛 개선. 결신발작 증상 없음. 성적향상. 구음장애 개선**

(2015.4.) 치료된 상태에서 유지 중.

(2015.5.) 경련 짧게 1회 함.

(2015.7.11.) 6월, 7월에 1회씩 경련함.

(2017.5) 비염증상 없고 컨디션 호(好), 경련 없었음.

✔ **치료 1년 경과**

감각통합(IM)훈련 후 손, 발 협응력 집중력 향상 및 인지 기능 상승, 전반적인 두뇌 기능 향상.

표정이나 성격이 밝아지고 수학점수가 올랐다 함.

혼자 등하교가 가능해졌고 기말고사에서는 전 과목 All 100 수행함.

특정 부분에만 효과적인 훈련들에 비해 IM감각통합 치료는 발달향상에 전반적으로 도움이 되는 기본 치료에 속합니다.

○○이는 운동기술점에도 향상되어 움직임, 행동 등의 속도가 빨라지면서도 매끄러워졌습니다. 30회 후 최종 평가 결과 9~10세 평균 반응 속도 수준과 같이, 연령대에 속하는 평균 수치 내에 도달하였으며 동시에 인지 기능도 향상되어 과제를 수행하는 능력과 기억력 등이 매우 향상되어 실제 성적도 매우 향상되었습니다.

아래 그림과 같이 훈련 진행 시 왼쪽으로(매우 느리다) tap하는 경우일수록 충동성이 강하고, 산만한 경향이 있으며 오른쪽으로(매우 느리다) 갈수록 행동이나, 말이 느리고 인지 기능이 떨어진 점을 알 수 있습니다.

8. 시각적 및 청각적 피드백 화면 설명

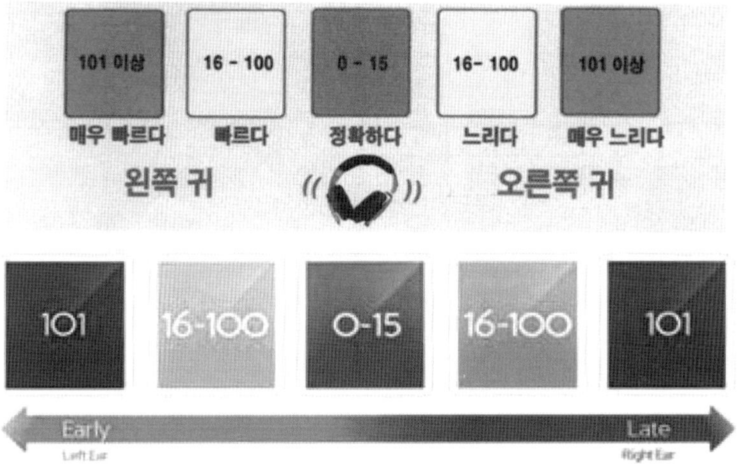

AGE	6	7 to 8	9 to 10	11 to 12	13 to 15	16+
Extreme Deficiency	280+	270+	260+	240+	215+	200+
Sever Deficiency	175-279	170-269	160-259	155-239	150-214	147-199
Below Average	120-174	90-169	80-159	75-154	72-419	70-146
Average	90-114	65-89	55-79	45-74	43-71	41-69
Above Average	56-89	45-64	38-54	36-44	33-42	30-40
Exceptional	40-55	32-44	28-37	26-35	23-32	22-29
Superior	Below 40	Below 32	Below 28	Below 26	Below 23	Below 22

※ 훈련 후 ms점수를 보아 연령대별 평균점수를 확인할 수 있습니다.

※ Short form testing: 이는 두 가지 test로 구성되어 짧은 시간 집중이 유지되는 능력을 평가 및 훈련한다.

※ Long form assessment: 이는 총 14가지의 task로 구성되어 있으며 타이밍, 리듬감, 운동계획, 순차적 처리, 주의 집중력을 포함한 여러 능력을 평가 및 훈련한다.

Long Form Assessment Calculations

훈련 전

IM Long Form Assessment Date: 08/09/2014
Trainee ID: L
IM Trainer Name: JIYOUNG JUNG

Date of Birth: 06/01/2006
Preferred Hand: Right
Gender: Male

Task	MS	Early Hits	Late Hits
1. Both Hands	231	35	14
2. Right Hand			
3. Left Hand	298	16	9
4. Both Toes			
5. Right Toe	99	15	10
6. Left Toe			
7. Both Heels	282	18	7
8. Right Heel			
9. Left Heel	250	14	11
10. R Hand/L Toe	247	21	6
11. L Hand/R Toe			
12. Bal. Right Foot			
13. Bal. Left Foot			
14. #1 -w Guide ends			
Total Unadjusted	234	119 (67.6%)	57 (32.4%)

IM Long Form Assessment Battery Results:
Millisecond Accuracy
a) Hands ms avg. (includes Task 1, 2, 3, 14) = 264.5
b) Feet ms avg. (includes Task 4, 5, 6, 7, 8, 9, 12, 13) = 210.3
c) Both Hands ms avg. (includes Task 1, 14) = 231.0
d) Both Feet ms avg. (includes Task 4, 7) = 282.0
e) Left Side ms avg. (includes Task 3, 6, 9) = 274.0
f) Right Side ms avg. (includes Task 2, 5, 8) = 99.0
g) Bilateral ms avg. (includes Task 10, 11) = 247.0
h) Adjusted ms avg. ((a + b) / 2) = 237.4

Long Form Assessment Battery Achievements
Highest In-A-Row: 3, Task # 5
Total Number of IAR Bursts: 0
Percentage within 15 MS: 9.1%

Long Form Assessment Calculations

훈련 후

IM Long Form Assessment Date: 10/25/2014
Trainee ID: s
IM Trainer Name: [redacted]

Date of Birth: 08/17/2005
Preferred Hand: Right
Gender: Male

Task	MS	Early Hits	Late Hits
1. Both Hands	47	22	23
2. Right Hand	40	16	6
3. Left Hand	42	13	16
4. Both Toes	72	15	14
5. Right Toe	89	22	7
6. Left Toe	148	20	5
7. Both Heels	58	21	9
8. Right Heel	117	17	13
9. Left Heel	120	20	10
10. R Hand/L Toe	120	17	12
11. L Hand/R Toe	65	20	10
12. Bal. Right Foot	113	18	8
13. Bal. Left Foot	133	21	9
14. #1 -w Guide ends	44	36	16
Total Unadjusted	86	278 (63.8%)	158 (36.2%)

IM Long Form Assessment Battery Results:
Millisecond Accuracy
a) Hands ms avg. (includes Task 1, 2, 3, 14) = 43.3
b) Feet ms avg. (includes Task 4, 5, 6, 7, 8, 9, 12, 13) = 106.3
c) Both Hands ms avg. (includes Task 1, 14) = 45.5
d) Both Feet ms avg. (includes Task 4, 7) = 65.0
e) Left Side ms avg. (includes Task 3, 6, 9) = 103.3
f) Right Side ms avg. (includes Task 2, 5, 8) = 82.0
g) Bilateral ms avg. (includes Task 10, 11) = 92.5
h) Adjusted ms avg. ((a + b) / 2) = 74.8

Long Form Assessment Battery Achievements
Highest In-A-Row: 2, Task # 1, 2, 3, 4, 9, 14
Total Number of IAR Bursts: 0
Percentage within 15 MS: 17.2%

Optional - Attend Over Time Test
Both Hands 500 reps: Not Taken

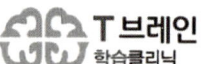

파워 코리아 Power Korea CEO&GLOBAL 2016년 5월호

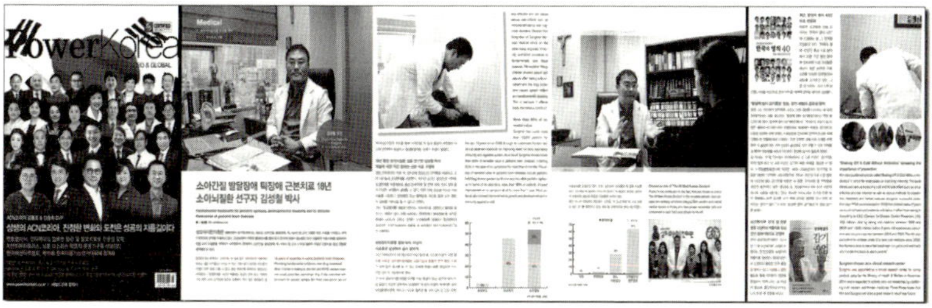

명의(名醫) 특집에 성모아이 한의원 김성철 박사님 관련 기사가 수록되었습니다.

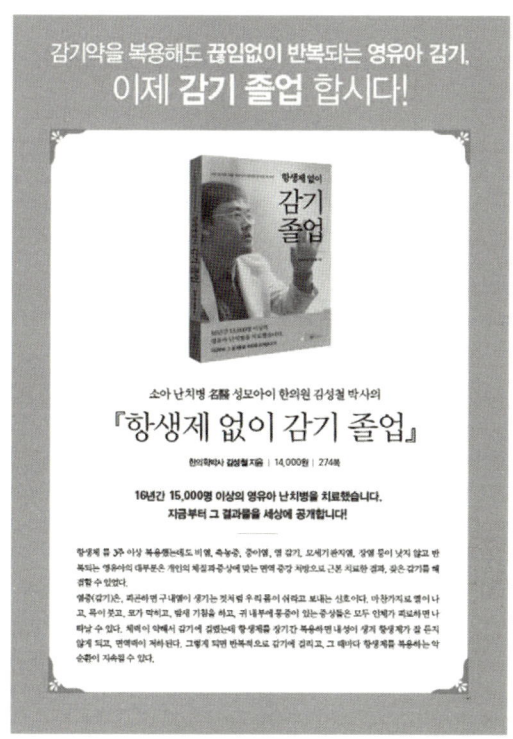

《한국의 명의 40》

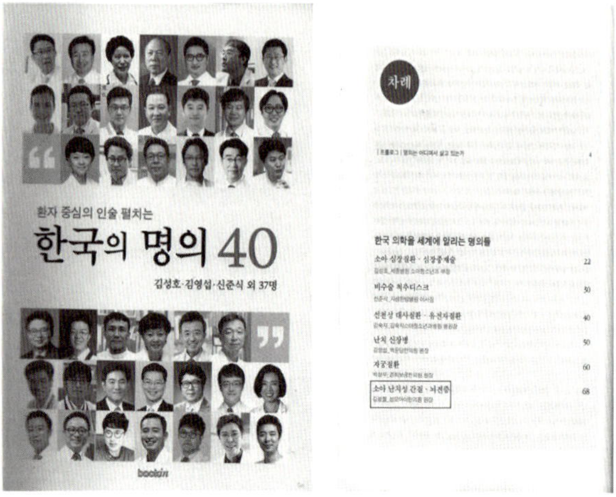

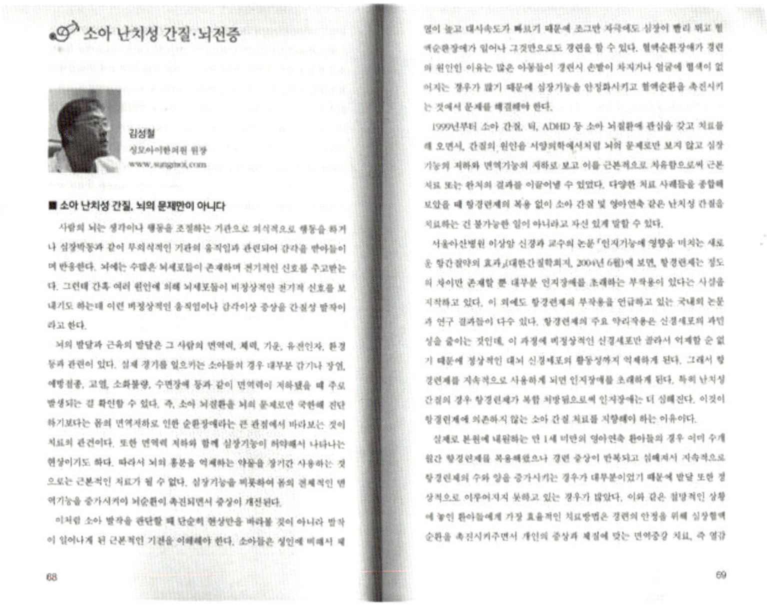

소아 난치성 간질·뇌전증

김성철
성모아이한의원 원장
www.sungmoi.com

■ 소아 난치성 간질, 뇌의 문제만이 아니다

사람의 뇌는 생각이나 행동을 조절하는 기관으로 의식적으로 행동을 하거나 심장박동과 같이 무의식적인 기관의 움직임과 관련되어 감각을 받아들이며 반응한다. 뇌에는 수많은 뇌세포들이 존재하며 전기적인 신호를 주고받는다. 그런데 간혹 여러 원인에 의해 뇌세포들이 비정상적인 전기적 신호를 보내기도 하는데 이런 비정상적인 움직임이나 감각이상 증상을 간질성 발작이라고 한다.

뇌의 발달과 근육의 발달은 그 사람의 면역력, 체력, 기운, 유전인자, 환경 등과 관련이 있다. 실제 경기를 일으키는 소아들의 경우 대부분 감기나 장염, 예방접종, 고열, 소화불량, 수면장애 등과 같이 면역력이 저하됐을 때 주로 발생되는 걸 확인할 수 있다. 즉, 소아 뇌질환을 뇌의 문제로만 국한해 진단하기보다는 몸의 면역저하로 인한 순환장애라는 큰 관점에서 바라보는 것이 치료의 관건이다. 또한 면역력 저하와 함께 심장기능이 허약해서 나타나는 현상이기도 하다. 따라서 뇌의 흥분을 억제하는 약물을 장기간 사용하는 것으로는 근본적인 치료가 될 수 없다. 심장기능을 비롯하여 몸의 전체적인 면역기능을 증가시켜야 뇌순환이 촉진되면서 증상이 개선된다.

이처럼 소아 발작을 판단할 때 단순히 현상만을 바라볼 것이 아니라 발작이 일어나게 된 근본적인 기전을 이해해야 한다. 소아들은 성인에 비해서 체열이 높고 대사속도가 빠르기 때문에 조그만 자극에도 심장이 빨리 뛰고 혈액순환장애가 일어나 그것만으로도 경련을 할 수 있다. 혈액순환장애가 경련의 원인인 이유는 많은 아동들이 경련시 손발이 차지거나 얼굴에 혈색이 없어지는 경우가 많기 때문에 심장기능을 안정화시키고 혈액순환을 촉진시키는 것에서 문제를 해결해야 한다.

1999년부터 소아 간질, 틱, ADHD 등 소아 뇌질환에 관심을 갖고 치료를 해 오면서, 간질의 원인을 서양의학에서처럼 뇌의 문제로만 보지 않고 심장기능의 저하와 면역기능의 저하로 보고 이를 근본적으로 치유함으로써 근본치료 또는 완치의 결과를 이끌어낼 수 있었다. 다양한 치료 사례들을 종합해 보았을 때 항경련제의 복용 없이 소아 간질 및 영아연축 같은 난치성 간질을 치료하는 건 불가능한 일이 아니라고 자신 있게 말할 수 있다.

서울아산병원 이상암 신경과 교수의 논문 「인지기능에 영향을 미치는 새로운 항간질약의 효과」(대한간질학회지, 2004년 6월)에 보면, 항경련제는 정도의 차이만 존재할 뿐 대부분 인지장애를 초래하는 부작용이 있다는 사실을 지적하고 있다. 이 외에도 항경련제의 부작용을 언급하고 있는 국내외 논문과 연구 결과들이 다수 있다. 항경련제의 주요 약리작용은 신경세포의 과민성을 줄이는 것인데, 이 과정에 비정상적인 신경세포만 골라서 억제할 순 없기 때문에 정상적인 대뇌 신경세포의 활동성까지 억제하게 된다. 그래서 항경련제를 지속적으로 사용하게 되면 인지장애를 초래하게 된다. 특히 난치성 간질의 경우 항경련제가 복합 처방됨으로써 인지장애는 더 심해진다. 이것이 항경련제에 의존하지 않는 소아 간질 치료를 지향해야 하는 이유이다.

실제로 본원에 내원하는 만 1세 미만의 영아연축 환아들의 경우 이미 수개월간 항경련제를 복용해왔으나 경련 증상이 반복되고 심해져서 지속적으로 항경련제의 수와 양을 증가시키는 경우가 대부분이었기 때문에 발달 또한 정상적으로 이루어지지 못하고 있는 경우가 많았다. 이와 같은 절망적인 상황에 놓인 환아들에게 가장 효율적인 치료방법은 경련의 안정을 위해 심장혈액순환을 촉진시켜주면서 개인의 증상과 체질에 맞는 면역증강 치료, 즉 열감

68

69

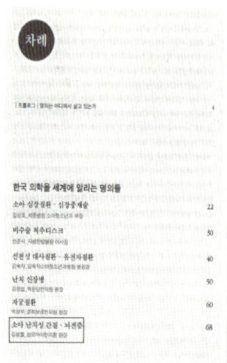

기, 모세기관지염, 가래기침, 식욕부진, 수면장애 등을 동시에 치료하는 것이었다.

실제로 영유아의 뇌전증 치료에 있어서 항경련제 사용보다는 약한 심장기능을 안정시키고 면역력을 증강시키는 것을 중점으로 처방하게 되면 1년 이상 항경련제의 복용 없이도 심한 경련증상이 나타나지 않게 됐다. 즉 경련은 몸의 순환 이상이므로 면역력을 떨어뜨리는 항생제 등의 사용은 줄이고 소화기가 허약한 소아 간질 환자는 소화기를 반드시 함께 치료해야만 소아 간질에서 벗어날 수 있다. 소아 간질 환자들의 경우, 한방치료와 함께 뉴로피드백, 청지각 훈련, 감각통합 훈련을 병행하면 발달장애와 집중력, 학습장애의 치료에도 매우 효과적이다.

■ **사망률이 높은 난치성 간질, 영아연축**

서양의학에서 '웨스트증후군'으로 불리는 '영아연축'은 출생아 10만 명 당 24~42명의 유병률을 보이고 사망률이 15~20%나 되는 난치성 간질이다. 대개 생후 3~8개월 사이에 발생하는 원인불명의 뇌증으로 긴장발작, 무긴장성 발작, 간대성 근경련 발작 등을 동반한다. 강직 또는 무력감이 순간적으로 목 부분에서 나타나 갑자기 푹 고개를 숙이는 것과 같은 증상을 보인다. 60%가 '레녹스가스토증후군'으로 이행된다고 알려져 있다. 점차 강도와 빈도가 증가하여 발작이 시작되면 수십 초 간격으로 반복하여 나타나기도 하며 하루에도 수십 회에서 많으면 하루 20~100회 이상 나타나기도 한다.

70~90%가 정신지체가 되며 다른 유형의 간질발작으로 이어지는 비율이 약 50~70% 정도이고, 10%만이 정상발달을 할 정도로 심각한 난치성 간질이다. 항경련제 치료 중 환자가 약 3년간 경련 없이 잘 지냈을 경우 서서히 항간질제 약물을 줄이면서 약물 중단을 고려할 수 있는데 환자의 80%는 1년 이내, 90%는 2년 이내에 재발하는 것으로 알려져 있다.

■ **성인으로까지 이어지는 레녹스가스토증후군**

약 80%가 성인이 되어서까지 계속 발작을 보이는 레녹스가스토증후군은 1~8세에 주로 발병하여 발달장애 및 정신지체를 동반한다. 여러 유형의 발작이 모두 또는 부분적으로 나타나며 성인이 되어도 정신운동발달 지연을 동반하는 경우가 많다. 약 1/3에서 특별한 원인을 찾을 수 없으며 뇌의 발달기형, 유전성 뇌질환, 유전성 대사질환, 임신 및 출산 전후의 뇌손상, 심한 뇌염, 뇌수막염 등에 의한 것으로 추정된다.

가장 일반적인 발작 유형은 강직, 탈력, 결신발작으로 소수의 환자에서만 간질경련이 조절되고 80% 이상은 경련이 조절되지 않은 상태로 인지장애와 행동장애를 동반하게 된다. 환자의 54~97%에서 비경련 간질지속증이 나타나는 것으로 보고되고 있는데, 벤조디아제핀이라는 항경련제를 주사한 경우 발생하기 쉽다고 알려져 있다.

■ **주요 장기에 종양을 일으키는 결절성경화증**

결절성경화증은 뇌, 눈, 심장, 신장, 폐와 같은 기관에 양성 종양을 일으키는 신경계장애로 대략 인구 3만 명 중 1명꼴로 발생되는 상염색체 우성 유전질환으로 최근에는 발병 빈도수가 훨씬 높아졌다. 제1유전자(TSC1)와 제2유전자(TSC2)의 변이에 의해 세포분화가 빨라져서 몸 전체의 종양 성장을 촉진하게 된다. 대략 33%의 환자들이 TS를 가진 부모로부터 유전되며 50%는 부모와 무관하게 새로운 돌연변이로 생기게 된다. 간질발작, 발달지연과 같은 신경학적 장애와 행동장애, 피부색의 변화 등이 나타나는데 양성 종양이 어느 곳에서 자라느냐에 따라 증상도 달라진다. 가장 흔하고 심각한 증상은 경련으로 결절성경화증 환자의 90%에서 간질발작이 나타나기 때문에 경련을 잘 조절하는 것이 중요하다.

서양의학에서의 치료는, 증상 억제와 합병증 예방에 초점을 맞추어 항경련제를 통해 경련을 억제하고, 항정신병약제를 통하여 과잉행동, 반항성을 낮추고 있다. 하지만 결절성경화증 환자의 경우 발병 초기에는 항경련제 반응

이 양호하더라도 시간이 지나면서 증세가 악화되어 결국 항경련제가 작용하지 않는 난치성 간질의 경향을 보이게 된다.

■ **에너지 대사에 문제가 생기는 사립체질환**

에너지 생산공장 사립체는 세포에 존재하는 세포소기관으로 산화인산화 과정을 거쳐서 세포가 사용하는 에너지의 90% 이상을 공급하는 세포의 에너지 발전소와 같은 기능을 한다. 그런데 사립체의 기능에 이상이 생겨 에너지 발전소 역할을 못하게 되어 뇌신경계, 근육 등에 적절한 에너지 공급을 못하게 되는 것이 바로 사립체질환이다.

정확한 발병 원인은 밝혀지지 않았으나 서토크롬 C산화효소 결핍 환자의 약 40~50%에서 사립체 유전자와 핵 유전자의 돌연변이가 발견되고 있어 유전자로 인한 것으로 추정하고 있다. 몸의 어느 부분이 손상을 받았느냐에 따라 다른 증상이 나타나므로 환자들마다 증상의 종류나 정도는 차이를 보인다. 가장 흔한 증상은 경기, 근육, 발달장애이며 그 외 발육부진, 근력약화, 시력 및 청력의 손상, 심장, 혈관 관련 병, 호흡기질환, 당뇨병 등을 동반한다. 그 중 뇌신경계, 근육, 심장, 간, 신장 등의 증상들이 서서히 악화되어 진행성 경과를 나타낸다.

여러 약물(CoQ10, 티아민, 리보플라빈, 비타민E, 비타민C, 호박산, 카니틴 및 디클로로 아세트산 나트륨) 치료가 시행되고 있으나 많은 환자를 대상으로 약물의 효과를 비교한 연구가 없기 때문에 약물 효과에 대한 공통적인 합의는 없는 실정이다. 또한 현재 사립체질환의 치료에 사용되고 있는 약물로는 세포 손상과 사립체질환의 진행을 막을 수 없다.

■ **뇌의 혈류 감소로 뇌손상이 일어난 백질연화증**

흔히 뇌성마비로 불리는 백질연화증이란, 미숙아의 뇌실 주위에서 자주 나타나는 병리 소견으로 산소 결핍으로 뇌실 주변의 백질 부위가 괴사된 것을 말한다. 주로 조산아(32주 미만) 또는 태내 혈액공급이 원활하게 유지되지

않는 상황에서 발생하는 것으로 알려져 있다. 특히 자궁내 감염, 자궁내 태아의 뇌출혈, 조산, 조기 양수 파열, 분만중의 허혈성뇌증과 뇌출혈, 출생 후 뇌손상과 뇌막염 등이 있으며 조산에 의한 뇌실 주위 백질연화증이 가장 큰 원인으로 추정되고 있다.

대개 운동 조절이나 내부 장기의 기능에 심각한 문제를 초래하며, 시력 손상이나 일시적 호흡정지, 심박감소, 간질발작 등이 일어난다. 모든 백질연화증 환자에서 간질발작이 나타나는 것은 아니지만 이스라엘에서 시행되었던 연구에 따르면 백질연화증 환아 중 약 20%에서 간질발작이 일어나는 것으로 보고되고 있다.

■ **뇌량의 불완전한 형성 때문에 생긴 뇌량무형성증**

뇌량은 백질의 가장 큰 부분으로 양측 반구의 정보 전달 및 통합에 관여하며, 임신 12주에 생기기 시작하여 임신 18~20주에 완성된다. 뇌량무형성증은 전형적으로 대뇌의 좌우 반구를 연결하는 신경섬유의 집합체인 뇌량이 없거나 불완전하게 형성되고 환자의 약 80%에서 중증의 정신지체를 보인다. 다양한 형태의 뇌기형이 동반되는가 하면 손가락과 발가락의 기형, 성장지연, 근육 긴장성으로 인한 정신운동지연 현상이 있다. 대두증, 눈에 있어서의 양안격리증, 내사시, 시신경 위축, 망막색소변성, 구순구개열, 서혜부 탈장, 제대 탈장, 생식기계 이상, 선천성 심장기형, 중추신경계 이상, 간질, 중증의 언어장애 등의 증상이 있다.

■ **항경련제와 멀어지게 하는 성모아이한의원의 근본 치료**

1999년부터 16년 동안 국내외의 소아 난치병 내원환자 1만 명 이상을 치료해왔다. 처음 개원했을 당시 소아 난치성질환을 진료하는 한방의료기관은 거의 전무했던 터라 국내는 물론 해외에서도 많은 분들이 아이와 함께 내원해주었다. 지금은 소아전문을 표방하는 한방의료기관이 많지만 당시만 해도 국내에서 소아 간질, 틱, ADHD 분야만을 특화진료하는 한의원은 거의 유일했

다. 그러다 보니 이 질환으로 고생하는 아이를 둔 부모들의 관심이 컸다. 초기에는 시행착오도 있었지만 임상에서의 치료 예후와 꾸준한 연구를 통하여 소아 난치질환에 대한 근본 치료 매뉴얼을 완성할 수 있었다.

서양의학에서는 소아 뇌전증은 정신과에서, 열감기·비염·중이염·모세기관지염 등의 상기도 감염증상은 소아과와 이비인후과에서, 복통·식욕부진·장염·변비는 내과에서, 아토피·두드러기·수두 등은 피부과에서, 발달장애는 재활의학과에서 치료해야 한다고 규정하고 있다. 하지만 인체가 보여주는 각각의 증상에 주목하기보다 질병의 원인이 기인한 것에 중점을 두는 한의학의 치료 관점에 따라 소아 간질, 발달장애, 틱, ADHD 등을 단순히 뇌만의 문제로 보지 않고 몸의 문제로 보고 접근하면 쉽게 풀린다.

즉, 질환을 구조적인 관점에서만 바라보는 것보다는 심장기능, 수면과 소화기 상태, 잦은 감기의 유무, 가래 기침의 유무, 대소변의 상태, 아토피 등 소아의 체질적 특성에 따른 증상들과 관련지어 이해하는 것이다. 특히 소아 간질의 경우 뇌파검사에 지나치게 중점을 두는 것을 자제해야 한다. 그 동안의 임상 경험에 의하면 소아 뇌전증은 체질 소인으로 발생하는 심장기능의 허약과 면역 저하 그리고 폐에 존재하는 가래(담음) 등과 밀접한 연관이 있었다. 이에 본원에서는 심장기능을 강화하는 처방과 면역증강 처방을 기본으로 하여 순환장애로 인한 경련 증상을 예방하고 있다.

틱, ADHD, 뚜렛증후군은 인체가 허약하다고 보내는 신호이므로, 각 체질에 따른 복합 질환들(수면장애, 잘 놀람, 무서움, 비염, 천식, 소화불량, 야뇨증 등 몸의 면역저하를 나타내는 증상)과 함께 치료해야 한다. 면역력증강 치료를 통하여 몸을 건강하게 만들어주며, 동시에 심장을 안정시켜 과도한 흥분을 줄여줘야 한다. 면역력증강 치료는 불안, 흥분, 갑작스러운 분노, 집중력장애 등의 근본 치료뿐만 아니라 비염, 수면장애 등의 동반 증상 호전도 기대할 수 있다.

가령 치료 도중에 열감기, 가래 기침, 비염, 모세기관지염 등 감기 증상이 나타나면 항생제를 복용하기 이전에 먼저 아동의 체질에 맞춘 면역증강 처방을 해주는 것이다. 화학약품들은 일시적인 증상 억제는 가능하더라도 면역력은 더 저하되어 차후 잦은 감기에 노출되는 악순환이 초래될 수 있기 때문이다. 아토피, 장염, 변비, 복통 등도 난치성질환과 별개의 증상이 아니다. 심장 주변의 호흡기, 소화기의 건강은 뇌전증·발달장애와 밀접한 관계가 있다. 근본적인 경련 치료는 경련증상 호전뿐만 아니라 내부 장기의 개선을 통한 감기 줄임, 위장기능의 회복, 수면장애의 개선 등이 반드시 동반되어야 한다.

소아들은 치료를 받는 와중에도 다양한 형태의 돌발증상이 발생할 수 있다. 처음 내원하는 아이의 부모님께는 항상 양한방 의학의 장단점, 완치 가능성과 한의학적 치료의 한계점을 함께 알려드리고 있다. 내원 환자의 80%는 완치된 경험을 갖고 있지만 난치병이 발생한 지 10년이 넘었거나 면역력이 지나치게 저하되어 있는 영유아들의 경우 돌발적으로 나타날 수 있는 여러 변수들이 나타날 수 있기 때문이다. 항경련제를 장기간 복용한 아이들은 대체로 3가지 경우에 해당한다. 경련이 잡히지 않는 아이, 경련증상은 완화되었으나 정상적으로 발달하지 못하는 아이, 경련도 지속적으로 발생하면서 발달장애까지 있는 아이.

지난 16년간의 치료 경험에 비추어보았을 때 치료 시작 시기가 빠를수록, 아이의 연령이 어릴수록 치료가 용이하고 호전 속도 또한 빨랐다. 소아 뇌전증, 발달장애, 틱, ADHD 등의 난치성질환은 조기 치료시 근본 치료가 가능하다. 만약에 이런 질환을 가진 자녀가 있다면 시간을 지체하지 말고 아이에게 치료를 받을 수 있는 기회를 반드시 만들어주시라고 부탁드린다.

■ **성모아이한의원의 15년간 치료 통계**

1. 항경련제 복용 지속 여부

최근 4년(2010~2013년)간 성모아이한의원에서 소아 간질(뇌전증) 치료를 받은 아동 중 무작위 추출을 통하여 표본통계를 낸 결과로, 본원에서 1개월 이상 한약 치료를 받았으며 6개월 이상의 예후확인이 가능한 아동들의 사례이다. 항경련제 복약 기간에 따른 개인별 차이가 있긴 하지만, 성모아이한의원에서는 1~2개월의 교차복용 기간 후 총 3개월에 걸쳐 항경련제 복용 중지를 권하고 있다. 항경련제를 처방받았으나 복용을 하지 않고 내원하는 아동의 수가 30.4%이며 그 외 항경련제를 복용중이던 아동 중 항경련제 완전 복용중단 비율은 43.6%로 항경련제를 줄인 비율까지 합하면 93.6%에 달한다.

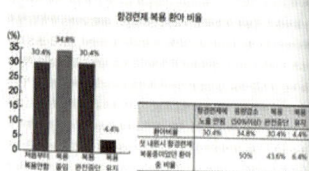

항경련제 복용 환아 비율

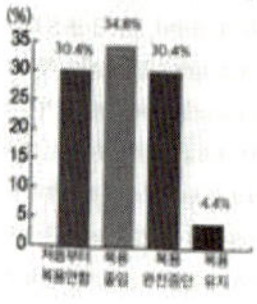

	항경련제에 노출 안됨	용량감소 (50%이상)	복용 완전중단	복용 유지
환아비율	30.4%	34.8%	30.4%	4.4%
첫 내원시 항경련제 복용중이었던 환아 중 비율		50%	43.6%	6.4%

2. 치료 결과

성모아이한의원의 소아 뇌전증(영아연축, 레녹스가스토증후군 포함) 치료 완쾌율(만 6개월 간 경련 전혀 없음)은 64%에 달하며 항경련제를 중단하거나 줄였음에도(93.6%) 60% 이상 경련 횟수가 감소한 경우까지 포함하면 유의미한 치료 효과율이 92%에 이른다.

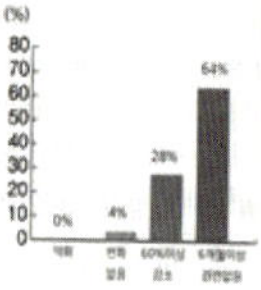

3. 치료 예후

2003년부터 2013년까지 한의원에 내원한 2,243명 소아 환자의 치료 후 경련 예후 통계

가장 많은 50~60%를 차지하는 호전 형태로 치료 1개월 내부터 호전 양상을 보이고 점차적으로 경련 횟수가 줄어든다. 만 1년 이상 호전 기간이 유지되어 관해를 보인 치료율이 50%이다.

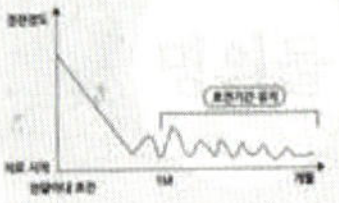

20~30%로 항경련제 복용 중단 후 경련 횟수가 유의미하게 감소된 경우이다. 이 군에 속하는 아동은 장기간 항경련제의 복용 등으로 면역이 약해진 아동이다. 그래프가 상승하는 경우는 경련유발 요인인 상기도 감염, 소화불량(식체), 심장흥분(스트레스)이 극대화될 때이다. 이러한 유발 요인에 얼마나 적게 노출되는지가 예후에 영향을 미친다.

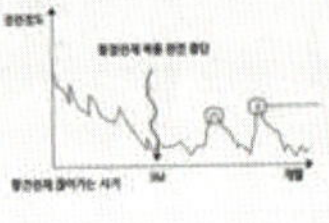

안타깝게 개인적인 사정으로 한 달 내에 치료를 중단한 경우이다.

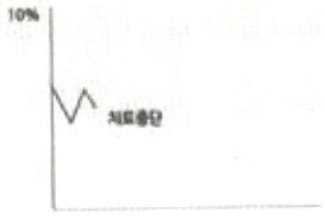